Fach-
buch
Klett-Cotta

Komplexe Krisen und Störungen

Herausgegeben von Prof. Dr. Günter H. Seidler, Dossenheim/Heidelberg, PD Dr. Jonas Tesarz, Heidelberg und Prof. Dr. Annette Streeck-Fischer, Göttingen/ Berlin

Die Reihe setzt sich zur Aufgabe, wichtige psychische Leidenszustände und Störungen in kurzer, überblickshafter und dennoch tiefgehender und wissenschaftlich-umfassender Weise darzustellen. Dazu gehören auch solche, die in den modernen Diagnoseschemata keine Berücksichtigung (mehr) finden, deren Konzepte für ein tieferes Verständnis dennoch wichtig sind.

Die Bände dieser innovativen Reihe bieten hier klinische Orientierung. Große Bedeutung wird der Phänomenologie und der Theorie zum Verständnis des jeweiligen Störungsbilds beigemessen. Die jeweilige Behandlungslehre gibt eine Übersicht über die jeweils in Frage kommenden therapeutischen Möglichkeiten.

Die Autoren sind meist jüngere, in ihren Fachbereichen aber durchaus ausgewiesene ExpertInnen. Adressaten sind die große Zielgruppe der angehenden FachärztInnen unterschiedlicher medizinischer Fachgebiete, insbesondere PsychiaterInnen und PsychosomatikerInnen und Psychologische und Ärztliche PsychotherapeutInnen.

Die Herausgeber

Günter H. Seidler, Prof. Dr. med., war Leiter der Sektion Psychotraumatologie im Zentrum für Psychosoziale Medizin der Universitätsklinik Heidelberg. Er ist Facharzt für Neurologie und Psychiatrie sowie für Psychosomatische Medizin und Psychotherapie, Lehranalytiker, Gruppenlehranalytiker und EMDR-Supervisor.

Jonas Tesarz, PD Dr. med., Arzt und Wissenschaftler am Universitätsklinikum Heidelberg, Klinik für Allgemeine Innere Medizin und Psychosomatik.

Annette Streeck-Fischer, Prof. Dr. med., war Chefärztin der Abteilung »Klinische Psychotherapie bei Kindern und Jugendlichen« in Tiefenbrunn, ist Psychoanalytikerin, Ärztin für Kinderpsychiatrie und Psychotherapeutische Medizin und Hochschullehrerin an der International Psychoanalytic University Berlin (IPU).

Die Einzelbände behandeln folgende Themen:

Digitale Störungen bei Kindern und Jugendlichen (Jan van Loh)
(bereits erschienen)

Menschen mit Demenz und ihre Angehörigen (Vjera Holthoff-Detto)
(bereits erschienen)

Psychosomatik in der Schmerztherapie (Jonas Tesarz) (bereits erschienen)

Obdachlosigkeit (Alex Füller/Sarah Morr) (in Vorbereitung)
Weitere Bände in Vorbereitung

Lydia Kruska

Ängste bei Kindern und Jugendlichen – verstehen und handeln

Klett-Cotta

MIX
Papier aus verantwortungsvollen Quellen
FSC® C014496
www.fsc.org

Klett-Cotta
www.klett-cotta.de

Printed in Germany
Cover: Bettina Herrmann, Stuttgart
unter Verwendung eines Fotos von © Shutterstock/Petr Bonek
Gesetzt von Kösel Media GmbH, Krugzell
Gedruckt und gebunden von GGP Media GmbH, Pößneck
ISBN 978-3-608-96034-1

Bibliografische Information der Deutschen Nationalbibliothek
Die Deutsche Nationalbibliothek verzeichnet diese Publikation in der Deutschen Nationalbibliografie; detaillierte bibliografische Daten sind im Internet über http://dnb.d-nb.de abrufbar.

Inhalt

Geleitwort der Reihenherausgeber

In unserer sich rasch verändernden Welt tauchen häufig Fragestellungen auf, die sich schwer beantworten lassen, und Probleme, mit denen schwer umzugehen ist. Welche Auswirkungen hat etwa die rasant wachsende Internetwelt, in der Virtualität und Realität nicht selten ineinander übergehen, auf die Trieborganisation von Menschen, auf ihre Werte, ihre Wünsche und Beziehungsgestaltungen und damit auch auf die »Krankheiten«, die einzelne Individuen entwickeln mögen? Oder: Was ist, wenn der Körper in seinen einzelnen Funktionen versagt und medizinisch durchaus hilfreiche Eingriffe möglich sind, die aber das Leben und Erleben des Betroffenen völlig auf den Kopf stellen? Welche Bedeutungen haben zunehmende Entgrenzungen in Bezug auf Alter, Geschlecht und gesellschaftliches Leben von Menschen, etwa durch Medizin und Gesetzgebung?

Diagnosen für Krankheitsbilder werden nach der jeweils aktuellen Ausgabe der ICD und des DSM vergeben. Für die jüngeren Kolleginnen und Kollegen ist das selbstverständlich; sie sind darin von Beginn ihrer Aus- und Weiterbildung geschult worden. Ältere Kolleginnen und Kollegen wissen, dass es auch anders geht.

Die Orientierung an den großen Manualen bietet ohne Zweifel viele Vorteile. Eine standardisierte Diagnose etwa ist die Voraussetzung für internationale Studien, die dasselbe Krankheitsbild betreffen. Nur mit ihrer Hilfe sind Aussagen über Inzidenz- und Prävalenzzahlen definierter Krankheitsbilder, ihre Verläufe und über die Ergebnisse therapeutischer Interventionen möglich.

Nun gibt es zahlreiche Lebens- und Erlebensbereiche, die sich in ihrer krankhaften Form der Zuordnung zu lediglich einer ICD- oder DSM-Nummer entziehen. Im Einzelfall kann das sehr unterschiedlich bedingt sein: Ein Leidenszustand kann derart viele Lebensbereiche umfassen, dass es nicht möglich ist, ihn nur einer Person als individuelle Krankheit zuzuschreiben. Es kann aber auch sein, dass eine sich sehr schnell verändernde Welt bislang nicht beschriebene und vielleicht auch nicht mit den bisherigen Ansätzen beschreibbare »Störungsbilder« hervorbringt. Stößt möglicherweise der bisherige Krankheitsbegriff (auch) hier an seine Grenzen?

Mit unserer Buchreihe versuchen wir, uns dieser schwierigen Thematik anzunähern. Es geht uns darum, Leidenszustände oder »Störungsbilder« zu beschreiben, die mit ihren vielen Aspekten nur unzureichend mit lediglich einer – oder additiv mit mehreren – ICD- oder DSM-Nummern abgebildet werden können. Eine sicherlich immer gegebene Nähe zu den entsprechenden Darstellungen in den großen Manualen soll so weit wie möglich deutlich gemacht werden. Es wird aber auch immer einen Bereich geben, der über die »offiziellen« Beschreibungen der jeweiligen Störungsbilder hinausgeht.

Die Reihe bewegt sich mit ihren Themen in Grenzbereichen zwischen Normalität und Pathologie. Es geht um Fragen an der Grenze zwischen Medizin, Psychiatrie. Psychotherapie und Gesellschaft, die unser alltägliches Leben bestimmen.

Unser Anliegen besteht darin, mit jedem Band und zu jeder Thematik Anregungen und Informationen zu geben, die einen hilfreichen Umgang mit der jeweils relevanten Problematik ermöglichen.

Günter H. Seidler (Dossenheim/Heidelberg)
Annette Streeck-Fischer (Göttingen/Berlin)
Jonas Tesarz (Heidelberg)

Geleitwort von Annette Streeck-Fischer

Angstgefühle gehören zum normalen Leben. Sie haben eine wichtige Signal- und Steuerungsfunktion. Angstgefühle helfen dabei, sich in der Welt zurechtzufinden. Nur wer Angst hat, kann Gefahren erkennen. Der Bergsteiger, der Angst nicht kennt, kann kaum abschätzen, wo der Auf- oder Abstieg gefährlich werden, und wo er sich gefahrlos bewegen kann.

Als Kind habe ich mich gefragt, ob es nicht gut wäre, sich – wie in dem Märchen *Von einem, der auszog, das Fürchten zu lernen* – nicht zu fürchten. Das wäre doch vielleicht eine Lösung, wenn ein Kind viel Angst hat. Und dann konnte ich mich nicht mit dem Ende der Geschichte abfinden, in dem der furchtlose junge Mann sich auf einmal fürchtete, nur weil er nachts im Bett mit Grünlingen – das sind kleine Fische – übergossen wurde. Was war da geschehen?

Im Märchen erscheint der furchtlose Zustand als Defizit, als Entwicklungsproblem, das mit Dummheit einhergeht. Aber der junge Mann hat immerhin die Königstochter als Belohnung für seine Furchtlosigkeit bekommen. War das nicht gut so? Erst später wurde mir klar, dass er anfing, sich zu fürchten, als er in einer für ihn neuen, vielleicht liebevollen Beziehung lebte. Die Beziehung zur Königstochter hatte ihn verlebendigt.

Angst zu haben, ist also gut und wichtig. Sie gehört zu Beziehungen und ist Bestandteil des Lebens. Aber wenn ein Kind, statt furchtlos zu sein, gravierende Ängste hat, wenn da ständig Angst vor allem Möglichen auftaucht, wenn das Leben des Kindes aufgrund von Angst zergrübelt wird, dann kommt es ebenfalls zu einer Entwicklungsblockade – und dann entsteht Handlungsbedarf.

Kinderängste werden noch nicht lange als psychische Störung

wahrgenommen und diagnostiziert. Noch in den 1970er Jahren des vergangenen Jahrhunderts gab es keine Diagnose zu Angststörungen im Kindesalter. Nicht selten wurden sie abgetan mit einem »das wächst sich aus« oder so ähnlich. Vergleichbare Vorstellungen sind auch heute noch anzutreffen.

Einschlägige Untersuchungen haben gezeigt, dass 30 Prozent aller Kinder an Angststörungen leiden und etwa 10 Prozent behandlungsbedürftig sind. Man weiß heute, dass Angststörungen chronifizieren können, mit längerfristigen psychischen Beeinträchtigungen und daraus resultierenden sozialen Folgen. Vor diesem Hintergrund ist das Thema »Angststörungen im Kindesalter« dringlich.

Lydia Kruska, die ich in den vergangenen zehn Jahren als kluge, offene und einfühlsame Mitarbeiterin kennenlernen konnte, hat im Rahmen ihrer Tätigkeit an der Internationalen Psychoanalytischen Universität (IPU) viele Kinder mit Angststörungen und deren Eltern gesehen. Sie hat diese Kinder und ihre Eltern nicht nur im Rahmen einer gründlichen Diagnostik kennengelernt, sondern auch ihre Entwicklungen im Verlauf einer Psychotherapie verfolgen können. Kruskas Buch ist eine fundierte Darstellung, die zum Verständnis von Angst im Kindesalter maßgeblich beiträgt. Die Autorin unterzieht die Angststörungen wie Trennungsangst, generalisierte Angst und soziale Phobie mit den jeweiligen Psychodynamiken der betroffenen Kinder und ihrer Eltern einer differenzierten Betrachtung. Dabei bezieht sie sich sowohl auf verschiedene psychoanalytische Ansätze wie auch auf die operationalisierte psychodynamische Diagnostik (OPD-KJ). Mit Blick auf die Psychotherapie macht die Autorin deutlich, wie wichtig es ist, das Beziehungsgeschehen Therapeut – Kind – Eltern in der Behandlung zu einem Fokus zu machen, um die Störung mit ihren Blockaden zu überwinden.

Das Buch informiert umfassend über Angststörungen und zeigt Wege des Umgangs mit kindlichen Ängsten auf. Die Lektüre ist für Psychotherapeuten, Eltern, Lehrer, Erzieher und andere, die mit Kindern beruflich oder persönlich näher zu tun haben, hilfreich und bereichernd.

Annette Streeck-Fischer, im März 2020

Einleitung

> *»Die größte Gefahr im Leben ist, dass man zu vorsichtig wird.«*
>
> *Alfred Adler*

Angststörungen bei Kindern und Jugendlichen[1] sind mit einem hohen Leidensdruck verknüpft und gehen mit starken psychosozialen Beeinträchtigungen für die Betreffenden sowie ihre Familien einher. Wie Depressionen, Zwangserkrankungen und somatische Erkrankungen gehören auch die Angststörungen zu den sogenannten internalisierenden Störungen, d. h., die Symptome sind nicht wie bei Aggressivität und Hyperaktivität auf die Umwelt gerichtet, sondern liegen eher innerhalb der Person (Bilz 2008). Als »stille Störungen« stellen sie besondere Anforderungen an die psychologische Diagnostik und psychotherapeutische Behandlung, da der Leidensdruck und die Beeinträchtigungen dieser Kinder und Jugendlichen oft sehr groß sind, aber nicht erkannt werden. Obwohl Angststörungen die häufigsten psychischen Störungen bei Kindern im schulpflichtigen Alter sind, werden die Betreffenden seltener in Behandlungseinrichtungen und psychotherapeutischen Praxen vorgestellt. Langfristig begünstigt dies eine Chronifizierung und erhöht das Risiko, im Erwachsenenalter an einer psychischen Störung zu erkranken. Es bedarf also wirksamer Behandlungsverfahren, die den besonderen Bedürfnissen von ängstlichen Kindern und Jugendlichen entsprechen. Un-

1 Die in diesem Buch verwendete männliche Form bezieht selbstverständlich andere Formen der Geschlechtsidentität mit ein. Für die alleinige Verwendung der männlichen Form wurde sich ausschließlich mit Blick auf die bessere Lesbarkeit des Textes entschieden.

erkannt gehen Angststörungen mit einer deutlich schlechteren Prognose einher.

Lange Zeit galten verhaltenstherapeutische Verfahren, v.a. die kognitive Verhaltenstherapie, als Mittel der Wahl bei Angststörungen im Kindes- und Jugendalter mit großen Therapieeffekten und einer langfristigen Stabilität der Therapieerfolge (Schneider 2010). Es gibt daher inzwischen eine Reihe von Lehrbüchern, die sich ausführlich mit behavioristischen Erklärungsansätzen und Verfahren auseinandersetzen (Schneider 2004a; In-Albon 2011; Essau 2014). Im Bereich der Psychopharmakotherapie profitierte die Mehrzahl der Kinder und Jugendlichen von einer Behandlung mit selektiven Serotoninwiederaufnahmehemmern (SSRI), allerdings sind hier noch keine Langzeitwirkungen (zu Wirksamkeit und potenzieller Schädigung durch Nebenwirkungen) bekannt (Schneider 2010). Im psychodynamischen Bereich gibt es weitaus weniger Wirksamkeitsstudien und störungsspezifische Behandlungsverfahren (Kronmüller et al. 2005; Hopf 2009). Dennoch zeigt sich bereits auch hier, dass ein breites klinisches Erfahrungswissen existiert. In den vergangenen Jahren gab es vermehrt Forschungsbemühungen, dieses Wissen operationalisiert und/oder manualisiert im Rahmen von kontrollierten Psychotherapiestudien zugänglich zu machen (siehe dafür exemplarisch Muratori et al. 2003 und Weitkamp et al. 2019).

Das vorliegende Buch soll die Leser für die besonders gefährdete Personengruppe der Kinder und Jugendlichen mit Angststörungen sensibilisieren und zu einem tieferen Verständnis beitragen, wie sich ängstliche Kinder und Jugendliche fühlen. In diesem Band wird praxisnah beschrieben, wie sich Ängste entwicklungsbedingt im Kindes- und Jugendalter überhaupt zeigen und wie sie sich im Kontakt zu anderen Menschen ausgestalten und regulieren. Die Leser können anhand von Fallbeispielen nachvollziehen, wie Ängste zu Angststörungen und damit zu einem Hemmnis für die Entwicklung werden können. Das Buch stellt Angststörungen in ihrer komplexen Psychodynamik dar und schildert, wie sich Ängste im Verlauf einer psychotherapeutischen Behandlung innerlich und in Beziehung zu anderen ausdrücken und verändern lassen. Dabei geht es nicht darum, eine Anleitung für eine angststörungsspezifische Psychotherapie zu geben, sondern vielmehr, das Typische in den Beziehungen von ängstlichen Kindern und Jugendlichen mit ihrer Umwelt im Allgemeinen und dem Therapeuten im Speziellen herauszuarbeiten und als Wissen nutzbar zu machen.

Dieses Praxisbuch besteht aus drei Teilen. Im ersten Teil wird auf Angst als Phänomen in seiner Bedeutung für die kindliche Entwicklung eingegangen. Danach wird gesunde Angst von pathologischer Angst bzw. Angststörungen unterschieden. Im Anschluss werden die Angststörungen des Kindes- und Jugendalters nach den gängigen Klassifikationssystemen, v. a. nach ICD-10, vorgestellt. Das besondere Augenmerk hierbei liegt auf der Unterscheidung zwischen ungerichteter und gerichteter Angst, und es werden differentialdiagnostische Überlegungen angestellt.

Der zweite Teil widmet sich den psychodynamischen Angsttheorien aus der Entwicklungsperspektive. Hier geht es v. a. um entwicklungsorientierte und konfliktbezogene Anteile von Angststörungen. Von Freuds Angsttheorien über die Objektbeziehungstheorien bis hin zu modernen psychoanalytischen Beiträgen wird nachvollzogen, welche psychoanalytischen Autoren welche Beiträge zum Verständnis von Angst und Angststörungen im Kindes- und Jugendalter geliefert haben und inwieweit das Verständnis der verschiedenen Angstarten in der Diagnostik für Kliniker hilfreich sein kann. Hierbei bildet die Operationalisierte Psychodynamische Diagnostik im Kindes- und Jugendalter (OPD-KJ-2) (Arbeitskreis OPD-KJ-2 2013) den Referenzpunkt, da mit der OPD-KJ-2 eine störungsübergreifende, gut verständliche Matrix für eine Operationalisierung, v. a. in den Bereichen Struktur, Konflikt und Beziehung vorliegt. Eine abschließende Synopse verbindet die verschiedenen Teile im Hinblick auf die Anforderungen an Kind und Bezugspersonen im Entwicklungskontext miteinander und gibt dem Leser eine Orientierung zur Einordnung von klinischen Fällen.

Der dritte Teil beschäftigt sich mit unterschiedlichen Aspekten vor, in und zum Abschluss der psychodynamischen Behandlung von Angststörungen im Kindes- und Jugendalter. Grundlegend dafür ist die Annahme, dass Beziehungserfahrungen mit den engen Bezugspersonen für Kinder und Jugendliche maßgeblich für die Ausbildung der Persönlichkeit sind, sich auch in der therapeutischen Beziehung abbilden und in ihr als Interaktionsmuster erkannt und verändert werden können (Albani et al. 2008). Für pädagogische Arbeitsfelder können Interventionen entsprechend entlehnt werden, auch, wenn auf diese Kontexte nicht extra eingegangen wird. Dieser Teil soll v.a. praktisches Erfahrungswissen vermitteln und ist mit dem zweiten Teil des Buches insofern verknüpft, dass Verweise zu den theoretischen Hintergründen jeweils mit aufgeführt sind.

Das Praxisbuch versteht sich als Überblick und Hilfestellung für (angehende) professionelle Helfer psychologischer, medizinischer und pädagogischer Fachbereiche in ihrer (psychotherapeutischen) Arbeit mit ängstlichen Kindern und Jugendlichen. Es soll vor allem eine verstehende Haltung vermitteln, um die Ängste der Kinder und Jugendlichen gemeinsam mit ihnen aushalten und bewältigen zu können.

Danken möchte ich an dieser Stelle den Herausgebern, Prof. Dr. Günter H. Seidler, Dr. Jonas Tesarz und Prof. Dr. Annette Streeck-Fischer, für die Möglichkeit, meine Erfahrungen mit Kindern und Jugendlichen mit Angststörungen durch dieses Buch an den Leserkreis weiterzugeben, Dr. Heinz Beyer von Klett-Cotta für die kompetente und immer freundliche Zusammenarbeit sowie Dr. Petra Kunzelmann für das Lektorat. Insbesondere von Frau Prof. Streeck-Fischer habe ich in den vergangenen Jahren viel über Angststörungen gelernt. Als ihre wissenschaftliche Mitarbeiterin im Team des Berliner Studienzentrums der Angststudie für Kinder an der IPU Berlin hatte ich die Möglichkeit, viele Kinder und Jugendliche und ihre Eltern zu begleiten. Die Kinder und Jugendlichen haben mir in vielen Gesprächen einen tiefen Einblick in ihre Welt gegeben und ein ums andere Mal sehr berührend beschrieben, wie sie Ängste empfinden und inwieweit diese sie in den verschiedenen Bereichen ihres Lebens einschränken. Für ihre Offenheit und ihr Vertrauen möchte ich mich von Herzen bedanken. Die Namen und Umstände wurden verändert und die Fallbeispiele auf diese Weise anonymisiert und verfremdet. Auch die behandelnden Kinder- und Jugendlichenpsychotherapeuten der Hochschulambulanz haben mir vor allem im vergangenen

Jahr immer wieder wertvolle Anregungen und Rückmeldungen in persönlichen Gesprächen gegeben: Carmen Eger, Dr. Jan van Loh, Andreas Klöcker, Nina Buchholtz, Anna Paulitschek u.a. Insbesondere mit Carmen habe ich die einzelnen Bereiche des Behandlungsteils mehrfach diskutiert und so von ihrer langjährigen Erfahrung profitieren können.

Mein größter Dank gilt zwei Menschen, die mich die gesamte Zeit der Manuskripterstellung über besonders nah begleitet und mir geholfen haben: meinem Ehemann Reinhard Kruska und meiner Teamkollegin und engsten Freundin Jenny Kaiser. Reinhard ist mir nicht nur dem Namen nach ein guter Berater gewesen, sondern hat auch immer wieder fachlich mit mir diskutiert, mein Manuskript stilistisch verfeinert und damit wesentlich zu seiner Lesbarkeit und Verständlichkeit beigetragen. Jenny und ich haben zusammen über die Patientenbegleitung hinaus viele fachliche Gespräche geführt, Fälle diskutiert und Konzeptionen zu einzelnen Kapiteln entwickelt. Ihre Anregungen zu den Kapiteln haben das Buch und mich wissenschaftlich und persönlich sehr bereichert. Danke, dass ihr mich in dieser Zeit ertragen und mit eurer Unterstützung getragen habt!

Mein Dank gilt auch meiner Familie, also meinen Schwiegereltern, Wolfgang und Barbara, meiner Schwägerin Dorion und den drei Kindern. Ihr Interesse an meiner Arbeit und die Bereitschaft, mir den Rücken freizuhalten, haben mir die Fertigstellung wesentlich erleichtert.

Thomas Abel und Kristin White haben mit ihrem Enthusiasmus für psychoanalytische Theorie, insbesondere der Objektbeziehungstheorie, zu einer Ausformung meiner eigenen psychotherapeutischen Identität beigetragen und mir mit ihrer Ermutigung und Zuversicht eine sichere innere Basis gegeben, auf deren Grundlage ich dieses Buch schließlich beenden konnte.

Prof. Heinrich Deserno, Prof. Lutz Wittmann und Prof. Horst Kächele waren nicht unmittelbar an der Manuskripterstellung beteiligt, von ihnen habe ich aber u.a. über die wöchentlichen Konferenzen der Hochschulambulanz gelernt, bei allem Streben nach wissenschaftlicher Erkenntnis, das Wesentliche, nämlich die Patienten und ihr Wohl, im Blick zu behalten.

Dank auch an Eva Blomert, Kristabel Riemann, Kirsten Hensel, Kathrin Vogt, Kea Sitta, Silke Neumann, Lena Amende, Dorothea und Roger Cires Wagenknecht – ihr habt mich alle an ganz unterschiedlichen Stellen unterstützt und bei Laune gehalten!

TEIL 1

Angst erkennen: Das Phänomen Angst und Angststörungen

Angst ist ein angeborenes Grundgefühl, das uns ein Leben lang begleitet (Ekman 1972; Krause 2012). Unabhängig vom Alter tritt Angst immer wieder in verschiedenen Situationen und Abschnitten unseres Lebens in verschiedenen Stärken und Schattierungen auf. Angst ist in hohem Maße subjektiv: Das, was den einen ängstigt, löst bei dem anderen bspw. Neugier aus. Angst kann eine schützende und motivierende Funktion haben, d. h., uns vor Gefahren bewahren oder uns dazu bewegen, uns besonders anzustrengen, Probleme zu meistern oder Neues auszuprobieren. Ein gesundes Maß an Angst macht uns achtsamer und hilft uns, uns auf eine bestimmte Aufgabe oder Tätigkeit zu fokussieren. Aber Angst kann auch als »zu viel« empfunden werden; dann zweifeln wir an unseren Fähigkeiten, werden vorsichtig, ziehen uns zurück, fühlen uns klein und schwach oder werden sogar überwältigt und panisch. Angst kann Hemmnis oder Antrieb für Entwicklungsschritte sein. Angst ist allen Menschen bekannt und wird zugleich sehr unterschiedlich empfunden und bewältigt.

Damit ergibt sich eine Reihe von Fragen: Was ist Angst eigentlich? Gibt es verschiedene Ängste? Wie empfinden Menschen überhaupt Angst? Wie viel Angst brauchen wir? Wann ist die Angst zu groß? Und wie wird Angst bewältigt?

Definition: Furcht, Angst, Panik – ein etymologischer Zugang

Jeder Mensch kennt Angst. So gibt es auch in unserer Sprache vielfältige Wendungen, in denen sich unterschiedliche Aspekte von Angst wiederfinden: »in Panik geraten«, »sich fürchten«, »fürchterlich«, »furchteinflößend«, »jemanden in Furcht und Schrecken setzen«, »jemanden das Fürchten lehren«, »Schiss haben«, »eine Heidenangst haben«, »ein Angsthase sein«, »Lampenfieber« vor öffentlichen Auftritten, »Angst verleiht Flügel«, »den Flattermann machen«, »Himmelangst werden«, »Blut und Wasser schwitzen«, »Todesangst«, »Panikmache«, »sich ins Hemd machen«, »mir rutscht das Herz in die Hose«, »die Beine in die Hand nehmen«, »kalte Füße bekommen«, »Torschlusspanik«, »mit dem Rücken zur Wand stehen«, »die Angst im Nacken sitzen haben«, »lieber ein Ende mit Schrecken als ein Schrecken ohne Ende«, um nur einige zu nennen. All diese Aspekte beschreiben in Sprachbildern Furcht, Angst und Panik als drei verwandte Phänomene mit fließenden Übergängen. Nähert man sich den Begriffen etymologisch, entdeckt man einige der genannten Aspekte wieder.

Das deutsche Wort »Furcht« hat eine gemeinsame Wurzel mit dem englischen »fear« (angelsächsisch »forahta«). Es bezeichnet ein Gefühl, das entsteht, wenn sich eine Person durch eine bestimmte gegenwärtige oder antizipierte Gefahr bedroht fühlt (Weigand 1909a, S. 30; Kluge 1899, S. 128 f.), und ist damit das deutsche Äquivalent zum griechischen Wort »phóbos«. Nahezu jeder Gegenstand – oder jede Situation – kann Objekt einer übersteigerten Angst, also einer Phobie, sein.

Das Wort »Angst« entwickelte sich aus dem indogermanischen Wort »angh« für »eng« (vgl. englisch »anxious«). Im Mittelhochdeutschen bzw. Althochdeutschen gibt es den gleichen Bezug zu den Worten »angest« bzw. »angust«, die »Enge« bezeichnen. Der Begriff ist urverwandt mit dem lateinischen Wort »angustia« für »Enge« bzw. »angere« für »zusammendrücken, beklommen machen«, bezeichnet das »Engewerden in der Brust, beengendes Gefühl« und spielt damit auf Angst als sehr körpernahen, aber erst einmal recht diffusen Gefühlszustand an (Weigand 1909a, S. 30; Kluge 1899, S. 15). Angst tritt in Situationen auf, die bewusst oder unbewusst durch innere oder äußere Zuschreibungen als gefährlich oder bedrohlich erlebt werden (Ermann 2012). Der Körper ist in Alarmbereitschaft gesetzt, und die Sinne sind geschärft, nur bleibt unklar, worauf sich die Angst richtet.

Das Wort »Panik« kommt vom altgriechischen Wort »panikós« und bezieht sich auf die ohne sichtbare Veranlassung ausbrechende Angst und den Schrecken, der große Menschenmengen wie das griechische Heer erfassen konnte. Die Griechen ordneten die mit der Angst einhergehende plötzliche Massenflucht und sinnlose Verwirrung dem Auftauchen ihres Gottes Pan zu (Weigand 1909b). Das Wort hebt damit nicht nur auf die Heftigkeit der entstehenden Angst, die massiven körperlichen und psychischen Symptome und die daraus resultierende unkontrollierbare Fluchtreaktion, sondern ebenso auf die Plötzlichkeit des Eintretens der Angst ab. Panik bezeichnet die intensivste Form der Angst, quasi den menschlichen »Rettungsinstinkt« für eine Flucht um jeden Preis.

Klassischerweise wird in der Neuro- und Emotionspsychologie Furcht von Angst bzw. Panik unterschieden, da ihnen unterschiedliche neuronale Regulationssysteme zugeordnet werden (Panksepp 1998; Merten 2003; Solms & Turnbull 2010; Krause 2012). Furcht wird dem etymologischen Zugang entsprechend als auf ein konkretes Objekt, eine Situation oder einen Reiz bezogen verstanden und geht einher mit Flucht und Vermeidung – oder, wenn diese nicht mehr möglich ist, mit Kampf. Angst dagegen entsteht, wenn die Vermeidung der Gefahr grundsätzlich nicht möglich ist, da Angst diffuser ist und sich nicht direkt auf einen Gegenstand etc. richtet (Warwitz 2016). Angst kann also auch definiert werden als unaufgelöste Furcht oder ungerichtete Erregung nach der Wahrnehmung einer Bedrohung (Krause 2012), bei der Flucht oder Kampf als Bewältigungsversuche nicht möglich sind. Panik entsteht in einem anderen neuronalen Steuerungssystem (Panksepp 1998). Sie tritt nicht infolge von Furcht oder Angst auf, sondern als Folge der Aktivierung von Trennungsschmerz, und geht einher mit Verlust- und Kummergefühlen (Panksepp 1998; Solms & Turnbull 2010; Krause 2012). Bewältigungsversuche zeigen sich diametral entweder in verstärktem Bindungs- und Nähesuchverhalten oder in forcierter Autonomie, um Gefühle der Einsamkeit zu vermeiden (Krause 2012).

So sehr es auf Grundlage der neurowissenschaftlichen Erkenntnisse sinnvoll erscheint, Furcht und Angst als Begrifflichkeiten zu trennen, wird in diesem Buch dennoch nicht begrifflich zwischen Furcht und Angst differenziert. Umgangssprachlich wird kaum zwischen Angst und Furcht unterschieden. In der klinischen Arbeit mit Kindern und Jugendlichen – bei denen ohnehin häufig eine Schwäche in der Affektdifferenzierung zu beobachten ist – ist es nahezu unmöglich, die Phänomene terminologisch voneinander abzugrenzen. Daher werden in diesem Buch beide Begriffe synonym verwandt, ebenso wie Emotion und Affekt begrifflich nicht unterschieden werden, obwohl es auch hierzu eine Debatte in der Literatur gibt (siehe exemplarisch Krause 2012; Merten 2003).

Angst im Entwicklungsverlauf

In der Psychologie umfasst der Begriff des Lernens »alle Prozesse, die einen Organismus so verändern, dass er beim nächsten Mal in einer vergleichbaren Situation anders – und sei es auch nur schneller – reagieren könnte« (Mielke 2001, S. 12). In den ersten Lebensjahren müssen Kinder besonders schnell und besonders viel lernen. Largo (2010) beschreibt, dass Kinder in den ersten vier Lebensjahren ungefähr die Hälfte ihrer gesamten Entwicklung durchlaufen. Kinder und Jugendliche sind sehr viel stärker einem Lern-, Entwicklungs- oder »Reifungszwang« ausgesetzt als Erwachsene.

Inzwischen ist unbestritten, dass sich die persönliche Entwicklung und Reifung des Menschen über die gesamte Lebensspanne erstrecken, d. h., dass Menschen über die gesamte Lebenspanne hinweg lernen und sich verändern und diese Veränderungen mit spezifischen Entwicklungsaufgaben einhergehen (Benz & Scholtes 2012; Erikson 1966). Angst als angeborene Basisemotion (Ekman 1972; Krause 2012) ist dabei ein ständiger Begleiter, und der Umgang mit der Angst gehört selbst zu den Entwicklungsaufgaben. Entwicklungsbedingte Ängste sind normal und erwartbar. Sie werden meist dadurch ausgelöst, dass ein Kind etwas Neues – Fremdes – wahrnimmt, dieses Neue aber noch nicht in die realen Gegebenheiten oder die gewachsenen Anforderungen der Umwelt einordnen und Bewältigungsmöglichkeiten entwickeln kann. Ängste entstehen daher immer dann, wenn z.B. durch kognitive Reifung neue Entwicklungsschritte anstehen. In dem Maße, in dem z.B. die kognitive Entwicklung voranschreitet, nimmt die Fähigkeit des Kindes zu, potenzielle Gefahren als solche zu begreifen (Essau 2014). Aber auch die körperliche Reifung und soziale Schwellensituationen lösen spezifische Verunsicherungen aus.

Carr beschreibt typische auf das Entwicklungsalter bezogene Ängste (Carr 1999; siehe Tabelle 1). So zeigen fast alle Säuglinge und Kleinkinder Angst, wenn Reize sehr stark sind, etwa bei lauten Geräuschen oder wenn sich etwas schnell nähert. Bei der sogenannten »Achtmonatsangst«, umgangssprachlich auch »Fremdeln« genannt, wollen sich Kinder nicht von der Bindungsperson trennen und empfinden fremde Menschen oder Gegenstände als bedrohlich. In der frühen und mittleren Kindheit überwiegen Ängste vor eingebildeten Dingen, vor Einbrechern, der Dunkelheit oder Gewitter, dem Tod, Alleinsein, Verletzungen, Krankheit und sozialen Situationen. Dies beruht auf der noch fehlenden Fähigkeit, Phantasie und Wirklichkeit zu unterscheiden. Auch im sozialen Bereich, im Kontakt mit Gleichaltrigen und Erwachsenen, gibt es entwicklungstypische Schwellensituationen wie den Eintritt in die Krippe oder Kindertagesstätte, den Übergang in die Grund- oder Oberschule. In diesen Phasen sind die Kinder und Jugendlichen jeweils mit der Steigerung von Leistungsanforderungen oder Ausgrenzungen konfrontiert, sodass soziale Ängste typisch sind, wenn sich Kinder überfordert fühlen. Auch Trennungsängste tauchen häufig auf. Wenn sich das Kind in seine »Peergroup« eingefunden und Anschluss gefunden hat, verringern sich auch die Ängste. Aber auch Umzüge, der Verlust eines Elternteils, Erkrankungen oder die Trennung der Eltern gehören zu typischen Auslösern für Ängste.

Im Jugendalter wachsen die Fähigkeit zur Abstraktion und das Vermögen, zurückliegende Ereignisse zu reflektieren. Hier überwiegen soziale Ängste, z.B. vor negativer Bewertung, Ablehnung und

Beschämung durch Gleichaltrige sowie Ängste in Leistungssituationen im Übergang von Schule zu Ausbildung, Arbeit oder Studium. Körperbezogene Ängste tauchen erfahrungsgemäß oft parallel zu körperlichen Veränderungen auf. So ist der Beginn der Pubertät mit den einhergehenden körperlichen Veränderungen (z. B. Stimmbruch, Veränderung von primären und sekundären Geschlechtsmerkmalen) eine besonders sensible Phase, die sich nicht selten durch starke Schamgefühle und Angst vor Sexualität auszeichnet. Der Jugendliche muss sich immer wieder mit körperlichen Veränderungen auseinandersetzen und das neue Bild von sich selbst in sein früheres gewohntes Körperbild integrieren. In der Zwischenzeit erprobt er die neuen Fähigkeiten und wird darüber gewissermaßen wieder Herr im eigenen Haus.

Die jeweils zu bewältigenden Entwicklungsstufen können als Meilensteine auf dem Lebensweg verstanden werden. Sie gehen mit spezifischen Entwicklungsaufgaben einher und sind mit jeweils spezifischen Angstinhalten verknüpft. Das Kind erschließt sich auf seinem Entwicklungsweg die Welt durch Exploration. Reifungsabhängige Ängste verschwinden häufig von allein, wenn das Kind die Entwicklungsstufe durchschritten hat und sich an die neue Situation gewöhnen konnte. Auch der Umgang mit Ängsten wird mit der Zeit gelernt, wenn das Kind begreift, dass Ängste immer wieder auftauchen, aber auch – erst mit und irgendwann ohne Hilfe durch erwachsene Bezugspersonen – zu bewältigen sind.

Funktionale und dysfunktionale Aspekte von Angst: Wann ist Angst gesund und wann krankhaft?

Angst ist erst einmal ein normaler und notwendiger emotionaler Zustand. Sie ist eine lebensnotwendige Reaktion und ein wichtiges komplexes Phänomen, das sich auf der phänomenologischen Ebene durch sehr unterschiedliche Symptome in Bezug auf verschiedene Komponenten (z. B. Gefühle, Gedanken, Verhalten und Körperreaktionen) zeigen kann. Ermann nennt Angst ein »Paradigma für ein psycho-sozio-somatisches Gesamtgeschehen« (Ermann 2012, S. 11), d. h., der eigentliche Angstaffekt wird durch andere Aspekte ergänzt:

Tabelle 1: Entwicklungstypische Ängste und damit in Verbindung stehende Angstsymptomatik von Kindern und Jugendlichen (modifiziert nach Carr 1999, S. 404)

Alter	Psychosoziale Kompetenzen (angelehnt an Piaget)	Quelle entwicklungstypischer Angst	Klinisch relevante (Angst-) Symptomatik
0–6 Monate	sensorische Fähigkeiten dominieren, kleinkindliche Anpassung z. B. an Tag-Nacht-Rhythmus	intensive sensorische Reize, Verlust von Zuwendung, laute Geräusche	Regulationsstörungen (Schlafstörungen, Fütterstörungen, exzessives Schreien)
6–24 Monate	sensomotorische Schemata, Ursache und Wirkung, Objektpermanenz	fremde Menschen/Gegenstände, Trennung, Achtmonatsangst/»Fremdeln«	Bindungsstörungen
2–4 Jahre	präoperationales Denken, Erlernen von Symbolen und Zeichen, Fähigkeit zu imaginieren, aber noch unfähig, Phantasie und Realität zu trennen	magische Ängste (Phantasiekreaturen, potenzielle Einbrecher, Dunkelheit), Alleinsein, Tiere	Trennungsangst, spezifische Phobien (z.B. Dunkelheit, Tiere)
5–7 Jahre	konkret-operationales Denken Fähigkeit, konkret-logisch zu denken	Naturkatastrophen (Feuer, Überschwemmung, Gewitter/Sturm) Verletzungen, Tiere, medienbasierte Ängste	spezifische Phobien (Tiere, Naturgewalten, Blut/Verletzungen/Spritzen, bestimmte Situationen wie Fahrstuhlfahren), aber auch generalisierte Ängste
8–11 Jahre	stabiler Selbstwert, basierend auf intellektuellen und sportlichen Leistungen	Leistungsversagen in der Schule oder z.B. beim Sport, der eigene Körper (Krankheiten, Verletzungen, medizinische Behandlungen, Tod)	Schulangst, Prüfungsangst, generalisierte Ängste
12–18 Jahre	formal-operationales Denken, Fähigkeit, Gefahr zu antizipieren, Selbstwert wird durch »Peergroup« bestimmt, Abgrenzung von Erwachsenen	Ablehnung durch Gleichaltrige, negative Bewertung, Beschämung, Übergang von Schule zu Ausbildung/Beruf/Studium	soziale Ängste, generalisierte Ängste, Agoraphobie, Panikstörung

Als körperliche Reaktionen zeigen sich bspw. eine Verstärkung von Sinnesempfindungen, eine größere Muskelanspannung, eine erhöhte Herzfrequenz und Anstieg des Blutdrucks, Unruhe mit Zittern oder Schwindelgefühl, Beschleunigung der Atmung, Magenschmerzen, Übelkeit, Harndrang oder Durchfall und Stuhldrang und vieles mehr; Angst ist ein sehr körpernaher Zustand. Die Gedanken verweisen auf eine reale oder antizipierte Gefahr. Hinzu kommt das Verhalten, bei dem Vermeidung oder Erstarrung dominieren.

Auch wenn Angst als Affekt häufig negativ besetzt ist und Angstsymptome meist als unangenehm empfunden und beschrieben werden, kann ein gewisses Maß an Angst auch angenehm sein und Spaß machen (Balint 2009). So lieben Kinder Mutproben, Versteck- oder Fangspiele: »Wer hat Angst vorm Schwarzen Mann?« wird gerade deshalb von Kindern gespielt, weil die Ungewissheit, ob man gefangen wird oder davonkommt, Nervenkitzel bereitet. Einen dunklen Keller oder ein verbotenes Grundstück zu betreten, ist aufregend und löst Abenteuerlust aus, da man nicht weiß, was einen dort erwartet. Über einen Gartenzaun zu balancieren, ist auch deswegen reizvoll, weil die Angst mitschwingt, dass man hinunterfallen könnte. Hat das Kind die Angst überwunden und die Situation erfolgreich gemeistert, fühlt es sich gut und das Vertrauen in die eigenen Fähigkeiten wächst (Kruska & Streeck-Fischer 2017).

Hierbei ist ein wichtiges Kriterium der Unterscheidung, ob Angst gesund oder krankhaft ist, ob die Angst in der entsprechenden Situation funktional oder dysfunktional ist.

Gesunde Ängste zeichnen sich durch ihren motivierenden, leistungssteigernden Charakter aus. Oft sind sie der Ansporn, die Lösung eines Problems aktiv anzugehen. Sie sind auf reale angstauslösende Gefahren bezogen, in ihrem Ausmaß angemessen und verringern sich, wenn der angstmachende Anlass entfällt. Ängste sind im Rahmen der psychischen, kognitiven und körperlichen Entwicklungsschritte von Kindern sogar wichtig und gesund, ihr Fehlen würde ein Hinweis auf eine abweichende Entwicklung oder einen Entwicklungsstillstand geben.

Auch sind Angstreaktionen in augenscheinlich sehr ähnlichen Situationen interindividuell unterschiedlich in Bezug auf Körpersensationen, Verhalten, Kognitionen und den mimischen Affektausdruck. Während ein Kind neugierig auf ein ihm unbekanntes Tier zugehen mag, versteckt sich das nächste hinter einem Erwachsenen, um das Tier lieber aus der Ferne zu beobachten. Es ist daher meist weniger die reale Bedrohung, die Angst auslöst, als vielmehr die Einschätzung der Gefahr, die auf Grundlage der persönlichen Vorerfahrungen und ihrer Erinnerungsspuren stattfindet. Je größer die Differenz zwischen der Einschätzung der Gefahr und der Einschätzung der eigenen Bewältigungskompetenzen oder der zur Verfügung stehenden Hilfe durch bedeutsame Erwachsene ist, desto größer wird die Angst (Benecke & Staats 2017). Es kommt also weniger auf die reale Gefahr und die tatsächlichen Bewältigungskompetenzen an, sondern vielmehr auf die Einschätzung des Individuums, ob und wie es die Angst bewältigen kann, wie stark die Angstreaktion ausfällt.

Ein Beispiel zur Veranschaulichung: Kinder im Kindergartenalter haben erfahrungsgemäß ein großes Interesse an Tieren und Tierfamilien. Sie möchten wissen, wie und wo die Tiere leben, was sie fressen, wie die Tiereltern und ihre Tierkinder aussehen, wie sich die Tiere zueinander verhalten etc. Streichelzoos kommen diesem Interesse entgegen. Die dort lebenden Huftiere können gestreichelt, gefüttert oder gebürstet werden. Schafe und Ziegen gelten gemeinhin als relativ harmlose Tiere, die sich für den Umgang mit Kindern gut eignen. Einzelne Tiere können jedoch sehr hartnäckig werden und sich dem menschlichen Futterspender aufdrängen, in der Erwartung, so mehr Futter zu erhalten. Dennoch ist die reale Gefahr, die von ihnen ausgeht, verhältnismäßig gering. In Streichelzoos lässt sich eine Reihe von Beobachtungen anstellen, wie gefährlich oder ungefährlich Kinder jeweils die verschiedenen Tiere einschätzen und wie sie mit der oder ohne die Hilfe von Erwachsenen versuchen, ängstigende Situationen zu bewältigen.

Ein Kind, das zum ersten Mal einen Streichelzoo besucht und bisher wenig Erfahrung im Umgang mit den Tieren hat, wird wahrscheinlich recht vorsichtig sein und beobachten, wie sich die Eltern und andere Kinder verhalten. Die Tiere sind ihm fremd, daher zeigt es einen gesunden Respekt und hält Abstand. Es bewältigt die Angst, indem es sich hilfesuchend an einen Erwachsenen wendet, wenn ein Tier näherkommt. Sollte sich ein Tier zu nah an das Kind heranwagen, würde das Kind wahrscheinlich auf den Arm eines Elternteils flüchten, woraufhin dieser normalerweise das Verhalten des Tieres erklärt, dem Kind also verständlich macht, wie und warum das Tier so reagiert. Der Erwachsene würde dann wohl Handlungswege aufzeigen, wie sich das Kind schützen kann (z. B. das Futter verstecken oder fallenlassen, auf einen Stein klettern oder das Gehege verlassen, um Abstand zwischen sich und das Tier zu bringen und sich sicherer zu fühlen). Der Erwachsene hilft dem Kind also, das Ausmaß der Gefahr in dieser Situation einzuschätzen, und steht dem Kind hilfreich zur Verfügung, indem er ihm Bewältigungsmöglichkeiten seiner Angst nennt und es dabei begleitet. Hat sich das Kind beruhigt, wird es die Distanz zu einem Tier vorsichtig verringern, vielleicht bei einem weniger ängstigenden Zicklein oder Lamm beginnen und so erste Erfahrungen im Kontakt mit den Tieren sammeln.

Ein Kind, das einem Schaf oder einer Ziege angstfrei entgegenläuft, hat wahrscheinlich bisher gute Erfahrungen mit diesen oder anderen Tieren gemacht. Es richtet seine Aufmerksamkeit neugierig und offen auf seine Umwelt, ohne die Erwartung einer Gefahr. Wahrscheinlich weiß es bereits, dass ein Tier auch zudringlich werden kann, wenn es Futter will, und nimmt vorsorglich das Futter aus dem Blickfeld des Tieres. Im Falle einer drohenden Gefahr, wenn ein Tier zu nah kommt, greift es auf sein Vorwissen und frühere Erfahrungen mit den Tieren zurück, flüchtet auf den Arm eines Elternteils oder bleibt stehen und hält dem Tier die leere, geöffnete Hand hin, woraufhin sich dieses abwendet und woanders Futter sucht. In diesem Fall ist die Einschätzung der Gefahr niedrig und die Einschätzung der eigenen Bewältigungskompetenzen oder Hilfsmöglichkeit bei Erwachsenen hoch.

Ein Kind, das zu einem früheren Zeitpunkt schlechte Erfahrungen mit Tieren gemacht hat, wird die Gefahr wahrscheinlich als sehr groß und seine Bewältigungsmöglichkeiten als gering einschätzen. Hier ist anzunehmen, dass in den zugrunde liegenden früheren Situationen kein Erwachsener ausreichend verfügbar war, zu dem das Kind flüchten und Hilfe bei der Bewältigung seiner Ängste suchen konnte. Selbst wenn das Kind zu einer früheren Gelegenheit ähnliche Ängste schon einmal bewältigt hat, kann es sein, dass es seine Kompetenzen in diesem Moment nicht ausreichend groß einschätzt oder diese in der spezifischen Situation meint, nicht zeigen zu können (Performanz-Kompetenz-Diskrepanz). Die Angstreaktion wird wahrscheinlich sehr viel stärker ausfallen, das Kind wird anfangen zu schreien oder zu erstarren und zukünftig die Tiere meiden.

In diesem Beispiel wird deutlich, wie wichtig die Einschätzung der Gefahr als Angstquelle und der Bewältigungsmöglichkeiten des Kindes ist. Auf ein und dieselbe Situation reagiert jedes Kind unterschiedlich. Unterschiedlich stark fällt demnach auch die Angstreaktion aus. Die Grenze zwischen Varianten gesunder, entwicklungsbedingter und pathologischer Angst können im Alltag oft fließend sein. Nicht jede Angst bedarf der Intervention. Wenn Kinder jedoch längere Zeit unter starken Ängsten leiden, und diese beginnen, ein Hemmnis für die gesunde Entwicklung und altersangemessene Bewältigung der Alltagsanforderungen zu werden, ergibt sich Handlungsbedarf. Entwicklungsaufgaben können dann zu Hemmschwellen werden, an denen sich Angststörungen als Störung der Entwicklung abbilden (Streeck-Fischer 2014). Dann sollten normale Ängste von Angststörungen unterschieden und die Ängste nach einer genauen Diagnostik psychotherapeutisch behandelt werden (Simons & Herpertz-Dahlmann 2012).

Eine richtige Diagnosestellung ist die Voraussetzung für eine passende Behandlung der vorliegenden Ängste, jedoch mitunter schwer zu realisieren. So geben Wittchen et al. bspw. für 16- bis 96-jährige Patienten an, dass nur knapp 35 Prozent der Patienten, die die Kriterien für generalisierte Angststörungen erfüllten, auch entsprechend ärztlich diagnostiziert wurden (Wittchen et al. 2012).

Die im Folgenden genannten Kriterien erleichtern eine genauere Unterscheidung im Alltag (siehe Tabelle 2): Gesunde und krankhafte Ängste können in Bezug auf den Kontext, in dem sie entstehen, auf die Intensität ihrer Ausprägung und ihre Dauer unterschieden werden. Krankhafte Angst ist in der Regel stärker als gesunde Angst und geht damit über entwicklungsbedingte Ängste hinaus. Oft basieren pathologische Ängste auf falschen Einschätzungen, Verkennungen der Situation oder Phantasie, treten unerwartet und ohne erkennbaren Anlass auf. Sie sind schwer zu kontrollieren und dauern noch an, wenn der Angstauslöser bereits entfallen ist. Charakteristisch für krankhafte Angst ist neben einem mehr oder weniger stark ausgeprägten Leidensdruck des Betreffenden oder der Familienmitglieder v.a. die sogenannte Erwartungsangst oder »Angst vor der Angst«. Diese führt besonders häufig zur Vermeidung von ängstigenden Situationen und zu einer funktionalen Einschränkung, die es dem betreffenden Kind oder Jugendlichen erschwert, bestimmte Entwicklungsaufgaben zu meistern. Unbekanntes bleibt schwer einschätzbar und verstärkt die bestehende Angst. Da ängstliche Kinder und Jugendliche ihr Leistungsvermögen oftmals aufgrund ihrer

Tabelle 2: Unterscheidung zwischen gesunden und krankhaften Ängsten

Unterscheidungskriterien	Gesunde Ängste	Krankhafte Ängste
Kontext	realitätsbezogen und erwartbar, was den Auslöser angeht	unangemessen und unerwartet/ohne Anlass in Bezug auf den situativen Kontext (Fehlattributionen)
Intensität	im Ausmaß der Situation angemessen, kontrollierbar	(zu) hohe Intensität, stark übersteigert, nicht kontrollierbar bis überflutend
Dauer	hören auf/gehen zurück, wenn der angstmachende Anlass entfällt	persistieren = gehen nicht oder nur wenig zurück, wenn der Angstauslöser entfällt
Erwartungsangst	Erwartungsangst tritt nicht auf, keine Vermeidung von oder Rückzug aus spezifischen Situationen, in denen einmal Angst aufgetreten ist	Entwicklung einer starken »Angst vor der Angst« oder der Antizipation, dass Angst in einer spezifischen Situation auftauchen wird → Vermeidung oder Rückzug
Leidensdruck	Leidensdruck ist in der Situation hoch, hat aber keinen nachhaltigen Einfluss auf die Lebensqualität	hoher Leidensdruck beim Betreffenden und/oder Angehörigen, Lebensqualität wird beträchtlich geringer

Ängste unrealistisch schlecht oder gut einschätzen, suchen sie sich meist zu leichte oder zu schwere Aufgaben und unter- bzw. überfordern sich (Friedrich & Friebel 2011). Überfordern sie sich, ist Frustration vorprogrammiert, womit die Wahrscheinlichkeit wächst, dass die Aufgabe das nächste Mal vermieden wird oder mit der Erwartung eines erneuten Misserfolgs einhergeht. Unterfordern sie sich, ersparen sie sich zwar die Enttäuschung; in beiden Fällen aber werden die Kinder oder Jugendlichen altersadäquate Lern- und Entwicklungsschritte nicht ausreichend vollziehen können und daher hinter Altersgenossen zurückbleiben.

Während Jugendliche meist schon recht gut ihre Ängste benennen können, zeigen Kinder oft zusätzlich unspezifische Angstsymptome, da sie sich verbal nur eingeschränkt zu ihrem inneren Befinden äußern können (Hopf 2009). Daher ist es auch im therapeutischen Kontext wichtig, auf Verhaltensweisen zu achten, die typischerweise Angst bei Kindern anzeigen, auch wenn diese in den üblichen Klassifikationssystemen nicht direkt Beachtung finden (Kruska & Streeck-Fischer 2017):

Emily, neun Jahre, hat große Angst, allein zu sein. Sie folgt ihrer Mutter überall hin, selbst auf die Toilette darf die Mutter nicht ohne ihre Tochter gehen. Am liebsten spielt sie im Wohnzimmer neben der Mutter. Abends kann Emily nicht einschlafen, wenn ihre Mutter nicht neben ihr liegt. Morgens vor der Schule hat Emily Bauchschmerzen und weint, weil sie lieber zuhause bleiben möchte. Einladungen zu Gleichaltrigen schlägt sie aus, denn auch da müsste sie sich von ihrer Mutter trennen.

Till, sechs Jahre, hat Angst vor Hunden. Am liebsten würde er gar nicht nach draußen gehen. Da sich dies aber nicht vermeiden lässt, besteht er darauf, mit dem Auto gefahren zu werden. Begegnet ihm doch einmal ein Hund, reagiert er wie gelähmt und drängt sich dann nah an seine Eltern. Zu seiner Tante will er nicht gehen, weil sie einen Dackel hat. Selbst wenn der Hund im Schlafzimmer bleibt, bewegt er sich in der Wohnung der Tante ängstlich und wagt sich selten vom Schoß seiner Mutter.

Lea, elf Jahre, geht eigentlich gerne in die Schule. Sie spielt dort jedoch nur mit Mädchen. Vor den Jungs hat sie Angst, sie glaubt, von diesen schnell ausgelacht zu werden. Sie vermeidet es generell, mit Jungen in Kontakt zu kommen, und beobachtet diese nur aus der Ferne. Auch ist sie schüchtern, spricht mit gesenktem Kopf, dreht beim Sprechen die Haare in der Hand und vermeidet Blickkontakt.

Bei Emily sind es z.B. der räumlich enge Kontakt zur Mutter, das Weinen und ihre Bauchschmerzen, die Angst signalisieren. Bei Till fallen in seinem motorischen Verhalten die Erstarrung und die verstärkte Hinwendung zu den Eltern auf. Lea zeigt über ihre Selbstbeschäftigung wie Haaredrehen an, dass sie Angst hat. Auch das Alleinspiel und das bloße Beobachten von Kindern, anstatt aktiv mitzuspielen, können Angstanzeichen sein. Ein gesenkter Kopf und ein auf den Boden gerichteter Blick können über Körperhaltung und Mimik Angst ausdrücken.

Die unspezifischen Symptome sollten als Hinweise auf das Vorliegen einer Angststörung in den diagnostischen Prozess mit einbezogen, aber unbedingt durch eine genaue psychologische Diagnostik ergänzt werden.

Im Folgenden wird auf Prävalenz, Geschlechterverteilung, Risikofaktoren, Komorbidität, Klassifikation und Differenzialdiagnostik bei den häufigsten Angststörungen im Kindes- und Jugendalter eingegangen.

Prävalenz, Geschlechterverteilung, Risikofaktoren, Komorbidität von Angststörungen im Kindes- und Jugendalter

Angststörungen sind die häufigsten psychischen Störungen im Kindesalter und kommen zeitstabil bei gut zehn Prozent der Kinder und Jugendlichen im Schulalter vor (Klasen et al. 2016; Cartwright-Hatton et al. 2006; Ihle & Esser 2002; Essau et al. 2004). Im Erwachsenenalter sind rund 16 Prozent betroffen (Wittchen et al. 2012).

Während Jungen eher zu externalisierenden Störungen wie einer Störung des Sozialverhaltens, oppositionellen Störungen, hyperkinetischen Störungen oder Substanzmissbrauch neigen, prägen sich bei Mädchen im Kindes- und Jugendalter gehäuft internalisierende Störungen wie Angststörungen oder Depressionen aus (Petermann 2005). Es verwundert also nicht, dass Mädchen altersunabhängig zwei- bis viermal häufiger von Angststörungen betroffen sind als Jungen (Essau et al. 2004).

In allgemeinen Erklärungsmodellen zur Entstehung von Angststörungen werden verschiedene Faktoren als Risiken berücksichtigt (Petermann et al. 2000). Zum einen werden genetische und biologische Faktoren wie ein grundsätzlich erhöhtes physiologisches Erregungsniveau und eine familiäre Häufung von Angststörungen in Familien genannt. Zum anderen spielen auch psychische Faktoren wie ein passives, eher schüchternes Temperament oder Verhaltenshemmungen eine Rolle. Zu den kognitiven Risikofaktoren zählen u.a. eine selektive Wahrnehmung von Informationen oder negative soziale Erwartungen sowie irrationale Gedanken, Sorgen und Befürchtungen. Emotionale Faktoren schließen eine niedrige Fähigkeit zur Emotionsregulation und Schwierigkeiten, sich selbst zu beruhigen, mit ein. Merkmale der Eltern wie eine eigene psychische Auffälligkeit oder mangelnde Erziehungskompetenzen können den sozialen Faktoren zugeordnet werden.

Psychodynamische Erklärungsmodelle fokussieren mehr auf die Beziehung. Beruhend auf der eingangs erwähnten Annahme, dass Beziehungserfahrungen mit den engen Bezugspersonen für Kinder und Jugendliche persönlichkeitsbildend sind (Albani et al. 2008), können psychische Störungen dann als Ausdruck vergangener oder gegenwärtiger chronisch-maladaptiver Interaktionsmuster zwischen dem Kind und den Bezugspersonen bzw. ihrer psychischen Niederschläge als intrapsychische Repräsentanzen verstanden werden. Hierauf wird in Teil 2 und 3 dieses Buches näher eingegangen.

In einer US-amerikanischen Studie wurde gezeigt, dass die Hauptrisikoperiode für die Entwicklung einer Angststörung im Kindes- und Jugendalter liegt; 50 Prozent aller Angststörungen traten bei Kindern bis zum Alter von elf Jahren auf, 75 Prozent aller Angststörungen bis zum 21. Lebensjahr der Befragten. Bei den kleineren Kindern überwiegen Trennungsängste und spezifische Phobien, während die älteren Kinder eher klinisch relevante soziale oder generalisierte Ängste oder eine Panikstörung hatten (Kessler et al. 2005). Dies deckt sich mit den alterstypischen Ängsten vor unterschiedlichen Situationen oder Objekten und einer sich daraus möglicherweise entwickelnden klinisch relevanten Angstsymptomatik, wie sie von Carr beschrieben wurden (Carr 1999; siehe S. 25).

Singuläre Angsterkrankungen bei Kindern und Jugendlichen kommen eher selten vor. Häufiger schildern Kinder, Jugendliche oder deren Eltern viele verschiedene Symptome, unter denen ihr Kind oder die Familie leidet. Und auch andere psychische Störungen können mit massiven Ängsten einhergehen, so z. B. Depressionen, Essstörungen oder Zwangserkrankungen. Es gibt daher eine starke parallele Komorbidität – also das gleichzeitige Auftreten von verschiedenen Angsterkrankungen nebeneinander oder von anderen psychischen Störungen zusätzlich zur primären Angsterkrankung – was die Vergabe von verschiedenen Angststörungsdiagnosen mitunter rechtfertigt, auch wenn die ICD-10 dies differenzialdiagnostisch explizit ausschließt (Mittenzwei 2013). Darauf wird im Rahmen der differenzialdiagnostischen Überlegungen genauer eingegangen (siehe S. 71).

Ohne entsprechende frühzeitige Behandlung besteht eine erhöhte Gefahr der Chronifizierung und späteren Beeinträchtigung der sozialen Funktionsfähigkeit, des Bildungserfolgs und der späteren beruflichen Entwicklung. Auch gelten Angststörungen im Kindesalter als potenzieller Risikofaktor und Schrittmacher für psychische Störungen im Erwachsenenalter; die sequenzielle Komorbidität ist also ebenfalls hoch. Die Metaanalyse von Kossowsky et al. bspw. zeigte anhand der Analyse von insgesamt 25 Studien, dass Kinder mit Trennungsangst ein erhöhtes Risiko aufwiesen, später eine Panikstörung (dreimal so hohes Risiko) oder eine andere Angststörung zu entwickeln (Kossowsky et al. 2013). Die häufigsten in Folge von kindlichen Angsterkrankungen auftretenden psychischen Störungen sind v. a. affektive und somatoforme Störungen sowie Suchterkrankungen (Brückl et al. 2007; Schneider 2010; Beesdo et al. 2009; Wittchen & Jacobi 2005; Lieb et al. 1998). Auch wenn es noch keine ausreichend aussagekräftige Untersuchungen dazu gibt, kann ein süchtiger Gebrauch von digitalen Medien zumindest als Belastungsfaktor und Verstärker von Angststörungen gezählt werden (van Loh 2018).

Klassifikation und differenzialdiagnostische Überlegungen zu Angststörungen im Kindes- und Jugendalter

Weltweit werden psychische Störungen phänomenologisch mit Hilfe der Internationalen Klassifikation psychischer Störungen ICD-10 (Dilling et al. 1994) in Gruppen unterteilt. Hierbei werden die Angststörungen im Kapitel »Emotionale Störungen des Kindesalters (F93)« noch einmal unterschieden: die emotionale Störung mit Trennungsangst (F93.0), die phobische Störung (F93.1), die Störung mit sozialer Ängstlichkeit (F93.2) sowie die generalisierte Angststörung (F93.80, nur in den Forschungskriterien, s.u.). Diese Störungen zeichnen sich durch einen »Early-Onset« aus, d.h., ihr Beginn liegt im frühen Kindesalter, also in dem Alter, in dem die entsprechende Angst entwicklungstypisch zu erwarten ist. Die Panikstörung wird nicht im Kapitel F93 behandelt, sondern in den Erwachsenenkriterien unter F41.0. Jugendliche mit Angststörungen können genauso wie Erwachsene über den Abschnitt F4 diagnostiziert werden.

Um eine Angststörung als klinisch relevant einschätzen zu können, folgen die Diagnosekriterien der Klassifikationssysteme einem immer gleichen Aufbau: Sie beinhalten die Hauptmerkmale der jeweiligen Angststörung, weitere Kriterien zu ihrer Beschreibung sowie die Mindestanzahl und den Mindestzeitraum der Dauer der Symptome, Hinweise zur Erstmanifestation und zum klinisch bedeutsamen Leidensdruck und zur Belastung. Zuletzt geben die Diagnosekriterien Ausschlussfaktoren bzw. -diagnosen vor, um das vorliegende Symptombild bestmöglich zu fassen und von verwandten Störungsbildern abzugrenzen.

Auf die Phänomenologie der verschiedenen Angststörungen bei Kindern und Jugendlichen wird im Folgenden unter Anführung der jeweiligen ICD-10-Kriterien eingegangen. Dabei werden auch Spezifika des Altersverlaufs der jeweiligen Angststörungen erwähnt.

Bei Angststörungen gelten Kinder bzw. Jugendliche selbst als zuverlässigste Informationsquelle (Petermann 2005). Es ist daher für den diagnostischen Prozess äußerst wichtig, die Äußerungen von Kindern ernst zu nehmen und sich nicht nur oder hauptsächlich auf ein Fremdurteil zu verlassen. Ausnahmen zeigen sich bei Kindern und Jugendlichen, die ihre Angstsymptomatik als ich-synthon (d.h. als einen normalen und legitimen Teil ihrer Persönlichkeit) wahrnehmen und daraus resultierend nur einen eher geringen Leidensdruck haben. Auch Kinder und Jugendliche mit sehr rigider Abwehr und einem starken Widerstand gegen eine psychotherapeutische Behandlung (siehe S. 212 f.) bagatellisieren oder verneinen Angstsymptome häufig. Hier zeigt sich mitunter erst im therapeutischen Prozess, wie stark und vielfältig die Ängste eigentlich sind. Manchmal kann eine Psychotherapie auch nicht oder erst zu einem späteren Zeitpunkt aufgenommen werden, da sich die Kinder trotz augenscheinlich ausgeprägter Symptomatik einer Therapie verweigern. Im Familiensystem haben diese Kinder und Jugendlichen oft die Funktion, stark sein zu müssen, und werten sich selbst narzisstisch über diese Zuschreibung auf. Dann sollte auch auf Anzeichen für eine typische Parentifizierung (d.h. eine Übernahme eigentlich elterlicher Funktionen durch die Kinder) geachtet werden.

Für jedes Störungsbild findet sich auf den folgenden Seiten eine Tabelle mit typischen Äußerungen von Kindern/Jugendlichen und ihren Eltern, die der klinisch relevanten Angstsymptomatik der ICD-10 gegenübergestellt werden. Auf die DSM-5-Kriterien wird an den Stellen eingegangen, an denen sie sich wesentlich von den ICD-10-Kriterien unterscheiden, da die DSM-Kriterien[2] oftmals die Symptome differenzierter erfassen, mehr auf körperliche Symptome eingehen und daher ergänzend eine Diagnosestellung erleichtern. Die Tabellen sollen als Hilfestellung für Erstgespräche und anamnestische Gespräche dienen, um deutlicher zu machen, welche Hinweise von Kindern, Jugendlichen und ihren Eltern zu Angstsymp-

---

2 Das DSM ist das Diagnose-Manual der US-amerikanischen Psychiatrie, das neben der ICD am häufigsten zur Diagnostik psychischer Störungen herangezogen wird.

tomen gegeben werden, an welchen Stellen vertieft nachgefragt werden sollte und wie die Äußerungen diagnostisch zu verstehen sind.

Trennungsangst

Die siebenjährige Laura schildert schüchtern, nicht allein sein zu können. Immer müsse ihre Mutter oder wenigstens ihre drei Jahre jüngere Schwester anwesend sein. Sie habe Angst vor Hexen, oft könne sie aber auch gar nicht sagen, wovor sie Angst habe. Sie merke dann, wie ihr Herz rase, habe Schwierigkeiten zu atmen und würde übermäßig schwitzen. Laura sagt, sie sei noch nie gern allein gewesen, aber seit einer Grippe im vergangenen Jahr sei ihre Angst noch viel schlimmer geworden. Die Mutter dürfe nun das Haus nicht ohne Laura verlassen. Zuhause folge Laura der Mutter von Raum zu Raum. Laura könne auch nicht außer Haus übernachten. Meist wechsle sie nachts ins Bett der Eltern oder übernachte sowieso dort, da der Vater die meiste Zeit beruflich abwesend sei. Laura habe Angst vor der Dunkelheit, schlafe schlecht – und wenn nur mit Nachtlicht – ein und habe Alpträume. In der Schule habe Laura oft Angst, dass ihren Eltern etwas Schlimmes zustoßen könne, müsse deshalb oft weinend frühzeitig abgeholt werden oder fehle wegen Bauchschmerzen ganz. Freundinnen besuche sie auch kaum, da sie nicht wisse, wie sie sich im Kontakt mit diesen verhalten solle. Im Bus oder der Bahn klammere sie sich an die Mutter. Mutter und Tochter erzählen mit hohem Leidensdruck, wie glücklich ihre Familie einst gewesen sei und inwieweit die Ängste des Kindes das Kind in seiner Entwicklung hemmen und das Familienleben beschränken würden.

Normalerweise zeigen Säuglinge, Klein- und Vorschulkinder ein bestimmtes Maß an Angst, wenn sie vor realen Trennungen von für sie bedeutsamen Bezugspersonen stehen oder diese Trennungen befürchten. Eine Störung mit Trennungsangst verweist auf Ängste von außergewöhnlichem Schweregrad, in der die Furcht vor Trennungen den Angstfokus darstellt, wie im oben genannten Fallbeispiel.

Eine Trennungsangststörung kann frühestens ab einem Alter von etwa drei Jahren auftreten und diagnostiziert werden (Schneider & In-Albon 2004). Leitsymptomatik ist eine ausgeprägte Angst, über einen längeren Zeitraum von den Bezugspersonen getrennt zu sein. Hier dominiert die Angst vor bedrohlichen Ereignissen mit Trennungsfolge, bei denen ihnen oder den Bezugspersonen etwas geschehen könnte. So berichten Betreffende von Alpträumen, in denen sie entführt werden, einen Unfall erleiden, sterben oder den Eltern etwas Schlimmes passiert. Häufig klammern die Kinder, sind weinerlich oder versuchen, die Eltern zu überreden, sie nicht allein zu lassen. Dies betrifft Situationen, in denen das Kind allein oder außer Haus schlafen soll, genauso wie Situationen, in denen der Betreffende tagsüber allein sein soll, indem er sich bspw. allein in der Wohnung aufhält oder getrennt von den Eltern einem Hobby nachgeht. Vor oder in Trennungssituationen können betreffende Kinder und Jugendliche mit somatischen Beschwerden wie Bauch- oder Kopfschmerzen reagieren und ihren Eltern abringen, nur eine bestimmte Zeit wegzubleiben. In den Trennungssituationen selbst kann es zu Kontrollverhalten kommen, indem betreffende Kinder oder Jugendliche z. B. ihren Eltern hinterher telefonieren und diese fragen, wann sie endlich wiederkämen. Die körperlichen Symptome lassen häufig nach, wenn die Eltern versprechen, beim Kind zu bleiben, oder frühzeitig zurückkommen. Der Wunsch, das Kind dadurch vor der Angst zu bewahren oder diese durch ihre Anwesenheit zu verringern, schmälert die Ängste kurzfristig. Langfristig trägt er jedoch zur Aufrechterhaltung der Trennungsangst und der Vermeidung von Trennungen bei.

Laut ICD-10 (WHO 1993) muss die Trennungsangst im Kindesalter vor dem sechsten Lebensjahr begonnen und mindestens vier Wochen angehalten haben. In der Diagnostik nach DSM ist es zu Veränderungen gekommen. Ordnete das DSM-IV die Störung mit Trennungsangst noch in eine Art »Restkategorie« für Störungen mit Beginn im Kleinkindalter, in der Kindheit oder Adoleszenz und einem Alterskriterium bis zum 18. Lebensjahr ein und trug damit dem Umstand Rechnung, dass die meisten der betroffenen Kinder die Trennungsängste zwischen acht und zwölf Jahren, also vor Beginn der Pubertät, entwickeln (Compton et al. 2000), wurde im neueren DSM-5 (APA 2013) die Trennungsangst nun als Angststörung klassifiziert und kann damit auch für erwachsene Patienten vergeben werden. Die kommende ICD-11 scheint sich diesbezüglich in eine ähnliche Richtung zu entwickeln, da in den Online-Entwürfen der WHO von Erwachsenen mit einer Trennungsangststörung gesprochen wird und »typically a romantic partner or children« als nahe stehende Personen benannt werden, auf die sich die Ängste des Betreffenden richten.

Für die Vergabe der Diagnose nach ICD-10 und DSM-5 müssen ansonsten ähnliche Kriterien erfüllt sein. Die Hauptkriterien sind beim Wechsel des DSM-IV (Saß et al. 1996) zum DSM-5 erhalten geblieben. Die ICD-10 geht genauer auf Trennungsschwierigkeiten am Abend ein und benennt bspw. die Weigerung, ohne die Anwesenheit oder Nähe der Bezugsperson schlafen zu gehen, als mögliches Symptom einer Trennungsangst.

Funktionelle Folgen der Störung mit Trennungsangst beziehen sich v.a. auf Aktivitäten, die mit einer Trennung vom Zuhause oder den Bezugspersonen einhergehen. Bei Kindern sind dies z.B. die Vermeidung des Schulbesuchs oder von Klassenfahrten sowie Schwierigkeiten, alleine zu schlafen oder allein bei anderen Kindern und ihren Familien zu bleiben, wie bspw. bei Geburtstagsfeiern. Jugendliche vermeiden es, allein Reisen zu unternehmen, ein Studium oder eine Ausbildung in einer vom Wohnort der Eltern entfernten Stadt aufzunehmen oder generell in eine eigene Wohnung zu ziehen.

Die Trennungsangst kann das Kind oder den Jugendlichen so stark beeinträchtigen, dass der Betreffende – wie Laura im obigen Fallbeispiel – Treffen mit Gleichaltrigen ungern oder gar nicht mehr wahrnimmt oder nur unter starker Angst oder gar nicht in Kindergarten/Kindertagesstätte oder Schule/Ausbildung geht. Trennungsangst kann also mit einer hohen funktionellen Beeinträchtigung verbunden sein. Bei länger bestehenden Trennungsängsten zeigt sich oft eine global ängstliche Haltung der Welt und allem Fremden gegen-

Tabelle 3: Beispiele für typische Äußerungen von Kindern und ihren Eltern zu Trennungsängsten und die dazugehörige Symptomatik in Anlehnung an die ICD-10-Kriterien für die emotionale Störung mit Trennungsangst des Kindesalters

Beispiele für Äußerungen von Kindern	Beispiele für Äußerungen von Eltern	Klinische Symptomatik	Augenmerk (Cave!)
»Ich habe oft Angst, dass meine Mutter Krebs kriegen und sterben könnte.«	»Unser Kind fragt uns immer wieder, wie lange wir noch leben und ob wir auch irgendwann sterben müssen.« – »Wenn wir unser Kind nicht genau zum vereinbarten Zeitpunkt abholen, wird das als katastrophal wahrgenommen.«	Besorgnis über mögliches Unheil, das den Bezugspersonen zustoßen könnte, bis hin zum Verlust durch z.B. den Tod, eine Krankheit, eine Entführung, einen Unfall o.Ä.	Besorgnis muss unrealistisch und anhaltend sein.
»Ich habe im Hort oft Angst, dass meine Eltern vergessen, mich abzuholen.«	»Unser Kind hat Angst davor, dass ein Fremder auf dem Heimweg von der Schule kommen und es mitnehmen könnte.«	Besorgnis, dass ein unglückliches Ereignis das Kind von einer Hauptbezugsperson trennen werde.	Besorgnis muss unrealistisch und anhaltend sein.
»Ich will morgens nicht in die Schule gehen, weil ich Angst habe, dass ich meine Eltern nicht wiedersehe.«	»Wir müssen unser Kind regelmäßig früher aus der Schule abholen, weil es so große Angst hat, dass in der Zwischenzeit etwas passieren könnte.«	Andauernde Abneigung oder Verweigerung, die Schule zu besuchen.	Abneigung/Verweigerung muss auf Trennungsthemen bezogen sein.

»In meinem Zimmer kann ich nicht einschlafen. Dann gehe ich zu meinen Eltern ins Zimmer und lege mich dort auf eine Matratze oder ins Bett. Dann schlafe ich ganz schnell ein.«	»Unser Kind hat noch nie im Kinderzimmer geschlafen. Immer muss einer beim Kind sein, bis es schläft. Auch Übernachtungsversuche bei den Großeltern, einem Kind aus der Klasse (oder eine Klassenfahrt) sind gescheitert.«	Trennungsschwierigkeiten am Abend.	Das Kind kann oder will nicht alleine oder auswärts schlafen oder steht nachts auf, um sich der Anwesenheit der Eltern zu versichern.
»Ich mag es gar nicht, dass Mama oder Papa alleine einkaufen gehen. Dann gehe ich lieber mit, auch wenn ich lieber spielen würde.«	»Wenn ich im Garten die Wäsche aufhängen will, kommt mein Kind immer mit. Es hält nicht aus, alleine in der Wohnung zu sein.«	Angst davor, allein oder tagsüber ohne eine Hauptbezugsperson zuhause zu sein.	Angst muss anhaltend und unangemessen sein.
»Ich träume immer wieder, dass eine Hexe kommt und meiner Mama was Schlimmes antut.«	»Oft wacht unser Kind weinend auf und erzählt, es hätte geträumt, dass unser Haus gebrannt und es uns nicht gefunden hat.«	Wiederholte Alpträume zu Trennungsthemen.	Mitunter werden die Inhalte der Träume nicht erinnert, aber das Kind wacht in heftiger Erregung und Angst auf und sucht die Nähe der Eltern, die es dann nicht mehr allein lassen dürfen.
»Vor der Schule habe ich immer Bauchschmerzen und mir ist schlecht.«	»Unser Kind sagt oft, es hätte Schmerzen, wenn ich mit Freunden abends verabredet bin. Wenn ich zuhause bleibe, sind die Schmerzen schnell wieder besser.«	Wiederholtes Auftreten somatischer Symptome bei Gelegenheiten, die mit einer Trennung von einer Hauptbezugsperson verbunden sind.	Oft unterstellen die Eltern dem Kind »Schauspielerei« oder Erpressungsversuche.

Tabelle 3: Beispiele für typische Äußerungen von Kindern und ihren Eltern zu Trennungsängsten und die dazugehörige Symptomatik in Anlehnung an die ICD-10-Kriterien für die emotionale Störung mit Trennungsangst des Kindesalters *(Fortsetzung)*

Beispiele für Äußerungen von Kindern	Beispiele für Äußerungen von Eltern	Klinische Symptomatik	Augenmerk (Cave!)
»Wenn meine Eltern weg sind und ich alleine bin, dann schließe ich alle Türen ab und mache die Vorhänge zu. Ich verstecke mich dann in meinem Zimmer und bewege mich nicht oder rufe sie an und frage, wann sie wiederkommen.«	»Unser Kind klammert und weint ganz heftig, wenn ich es vor der Schule absetzen möchte. Oft kann ich es nicht beruhigen, sondern nehme es wieder mit nach Hause.«	Extremes und wiederholtes Leiden vor, während oder unmittelbar nach der Trennung von einer Hauptbezugsperson – meist trotz des Wunsches, Trennungen aushalten zu können.	Angst, Weinen, Schreien, Wutausbrüche, Klammern, Unglücklichsein, Apathie, sozialer Rückzug oder Kontrollverhalten, z.B. Hinterhertelefonieren.
»Ich war noch nie gern ohne meine Eltern.«	»Schon die Eingewöhnung in die Kita war sehr langwierig und schwierig, ebenso der Übergang in die 1. Klasse.«	Die Trennungsangst beginnt in der Entwicklungsphase, in der die ängstlichen Reaktionen noch als angemessen angesehen werden.	Beginn vor dem 6. Lebensjahr.

über. Da altersangemessene Autonomieschritte ausbleiben, entwickeln die Kinder und Jugendlichen bestimmte soziale und psychische Kompetenzen weniger gut. Es besteht das Risiko einer Ausweitung der Angstproblematik auf andere Bereiche wie soziale, agoraphobe oder generalisierte Ängste.

Spezifische Phobie

Die zwölfjährige Luca hat große Angst vor Spritzen. Sie sagt, sie sei sich völlig im Klaren darüber, dass es manchmal nötig sei, sich von einem Arzt behandeln zu lassen und eine Impfung zu erhalten oder Blut abgenommen zu bekommen. Dennoch gerate sie in große Panik, wenn sie dann bei der Kinderärztin sei. Schon im Wartezimmer spüre sie große Angst und fange an zu zittern, ihr werde übel und sie schwitze sehr stark. Wenn sie dann zusammen mit ihrer Mutter ins Sprechzimmer gehen soll, werde die Angst immer größer, sie könne einfach nichts dagegen tun und beginne, heftig zu weinen. Im vergangenen Jahr wollte die Familie eine Auslandsreise machen, für die eine vorherige Impfung notwendig gewesen wäre. Zwei Anläufe, Luca impfen zu lassen, seien gescheitert, weil das Mädchen in Panik schreiend die Kinderarztpraxis verlassen habe, obwohl sie vorher sehr einsichtig und motiviert gewesen sei, die Angst auszuhalten. Die Familie habe daraufhin den Auslandsaufenthalt abgesagt und sei an die Ostsee gefahren. Nun stünden Auffrischungsimpfungen an, und die Kinderärztin habe dringend empfohlen, Lucas Angst vor Spritzen psychotherapeutisch behandeln zu lassen.

Kinder und Jugendliche mit einer Phobie zeigen eine anhaltende und wiederkehrende Angst vor spezifischen Objekten (wie Spritzen oder Fahrstühlen), Situationen (wie Bus- oder Bahnfahren) oder Tieren (wie vor Hunden, Spinnen oder Schlangen) über einen Zeitraum von mehr als vier Wochen. Die Objekte und Situationen können quasi beliebig gewählt werden. Neben körperlichen Reaktionen wie Schwitzen, Zittern, Bauchschmerzen oder Herzklopfen äußert sich die Angst auch im Verhalten durch Weinen, Schreien, Klammern,

Erstarren oder Flucht. Gleichzeitig erwarten die Betreffenden das gefürchtete Ereignis mit Gedanken wie »Die Spinne wird mich anspringen!« oder »Der Fahrstuhl wird stecken bleiben!« Die Angstreaktion kann durch die tatsächliche Konfrontation mit dem angstauslösenden Reiz oder auch durch die reine Antizipation ausgelöst werden.

In der ICD-10 werden separate Kriterien für spezifische Phobien im Kindesalter (F93.1) im Vergleich zu spezifischen Phobien im Jugend- und Erwachsenenalter (F40.2) aufgestellt, während im DSM-5 diese Unterscheidung fehlt. Dies begründet sich v.a. damit, dass angenommen wird, bei den meisten phobischen Ängsten im Kindesalter handle es sich um sehr verstärkte, entwicklungsspezifische Ängste und die Mehrheit der Kinder würde in der Phase des Onsets der spezifischen Phobie ebenfalls ähnliche Befürchtungen haben. Darüber hinaus wird argumentiert, die meisten Kinder mit spezifischen Phobien seien im Erwachsenenalter unauffällig (Remschmidt et al. 2001). Es liegt also nahe, mit dem bisherigen Klassifikationssystem ICD-10 bei Kindern und einem frühen Beginn der spezifischen Phobie nach F9 sowie bei einem späteren Beginn ohne deutlichen Bezug zu einer entwicklungsspezifischen Angst bei älteren Kindern und Jugendlichen nach F4 zu diagnostizieren. Die ICD-11 scheint sich dem DSM-5 anzugleichen und unter Angabe kinder- und jugendspezifischer Kriterien auf eine in Ziffern getrennte Unterscheidung zu verzichten – zumindest wird in dem bisherigen Entwurf auf keine Unterscheidung hingewiesen.

Insgesamt ist über den Verlauf von spezifischen Phobien noch wenig bekannt. Der Beginn von spezifischen Phobien wird jeweils unterschiedlich angegeben, je nachdem um welchen Inhalt es sich handelt. Dabei haben Tierphobien den frühesten Onset, gefolgt von Phobien in Bezug auf medizinische Themen (z.B. Blut, Ärzte) sowie Klaustro- und Agoraphobien (Schneider 2004b). Sowohl die ICD-10-Erwachsenenkriterien also auch das DSM-5 unterscheiden Subtypen: Tier-, Umwelt- (z.B. Gewitter, Wasser), Blut-Spritzen-Verletzungstypus, der situative Typus (z.B. Fahrstuhl, Brücken, Flugzeuge) und andere Typen (Restkategorie).

Tabelle 4: Beispiele für Äußerungen von Kindern und ihren Eltern zu spezifischen Phobien am Beispiel einer Tierphobie und die dazugehörige Symptomatik in Anlehnung an die ICD-10-Kriterien für die phobische Störung des Kindesalters

Beispiele für Äußerungen von Kindern	Beispiele für Äußerungen von Eltern	Klinische Symptomatik	Augenmerk (Cave!)
»Ich habe große Angst vor Hunden. An kleinen Hunden kann ich noch vorbeigehen, wenn Mama mich an die Hand nimmt. Aber bei großen Hunden geht das nicht!«	»Wenn unser Kind einen Hund sieht, will es auf den Arm und klammert sich heftig an uns. Kommt das Tier näher, dann beginnt unser Kind zu weinen und erstarrt völlig.«	anhaltende, wiederkehrende und übermäßige Furcht vor einem bestimmten Objekt oder einer bestimmten Situation	z. B. Tiere, Höhen, Donner, Flüge, kleine geschlossene Räume, Anblick von Blut oder Verletzungen, Injektionen, Zahnarzt- oder Krankenhausbesuche (bei Kindern kann sich die Furcht oder Angst durch Weinen, Wutanfälle, Erstarren oder Anklammern ausdrücken)
»Wenn ich einen großen Hund sehe, dann gehe ich auf die andere Straßenseite. Am liebsten bleibe ich aber gleich zuhause.« – »Eigentlich bin ich schon zu groß, um solche Angst zu haben. Aber wenn der Hund vor mir steht, ist mir das egal.«	»Unser Kind weigert sich, Verwandte zu besuchen, die einen Hund haben; selbst, wenn dieser im Nachbarzimmer eingesperrt ist. Auch in den Park können wir kaum noch gehen.«	führt zu deutlichen sozialen Beeinträchtigungen	z. B. Vermeidung solcher Objekte und Situationen, von denen keine reale Gefahr ausgeht – Situationen können mitunter zeitweise auch unter starker Angst und dem Bewusstsein, dass die Angst unverhältnismäßig ist, ertragen werden
»Mir ist dann ganz schlecht und schwindlig und ich hab Angst, ich könnte sterben – alles fühlt sich ganz komisch an.«	»Unser Kind zittert dann, atmet ganz schnell, wird blass im Gesicht und fängt an zu schwitzen.«	Angst wird erkennbar über unterschiedliche Symptome in den gefürchteten Situationen.	z. B. Herzklopfen, Zittern, Schwitzen, trockener Mund, Übelkeit, Atemnot, Schwindel, Angst zu sterben oder verrückt zu werden o. Ä.

Tabelle 4: Beispiele für Äußerungen von Kindern und ihren Eltern zu spezifischen Phobien am Beispiel einer Tierphobie und die dazugehörige Symptomatik in Anlehnung an die ICD-10-Kriterien für die phobische Störung des Kindesalters *(Fortsetzung)*

Beispiele für Äußerungen von Kindern	Beispiele für Äußerungen von Eltern	Klinische Symptomatik	Augenmerk (Cave!)
»Eigentlich bin ich mutig. Aber wenn ich mir vorstelle, einen Hund streicheln zu müssen, wird mir schon ganz anders.«	»Wenn das Tier weg ist, dann hat unser Kind auch keine Angst mehr. Generell ist es eher mutig – nur bei Hunden nicht.«	Die Symptome sind auf die gefürchtete Situation oder auf Gedanken an diese beschränkt und nicht Teil einer anderen psychischen Störung.	Das Kind erlebt sich in anderen Bereichen angstfrei (ansonsten: Abklärung einer möglicherweise bestehenden generalisierten Angststörung).
»So richtig schlimm ist es erst seit dem neuen Schuljahr.«	»Schon als kleines Kind mochte unser Kind keine Hunde. Es wurde dann immer schlimmer.«	Zeitraum ist überdauernd	mindestens 4 Wochen

Kinder bzw. Jugendliche mit Phobien und ihre Familien haben oft einen großen Leidensdruck und eine reduzierte Lebensqualität, da wichtige Funktionsbereiche durch die Angst bzw. ihre Vermeidung eingeschränkt sind, so z. B. wenn Betroffene nicht mehr aus dem Haus gehen, weil sie Angst haben, dem gefürchteten Objekt, wie bspw. einem Hund, zu begegnen. Luca aus dem Fallbeispiel verunmöglicht der gesamten Familie den Urlaub im Ausland, was in diesem Fall weniger beim Kind als bei den Eltern zu einem Leidensdruck führt. Im Gegensatz zu Jugendlichen und älteren Kindern fehlt jüngeren Kindern meist die Einsicht, dass ihre Angst situationsunangemessen und unangemessen stark ist. Das Ausmaß des Leidensdrucks steigt aber mit zunehmender Anzahl der gefürchteten Situationen oder Objekte.

Soziale Phobie

Der 13-jährige Florian hat seit einigen Monaten große Ängste, in der Schule ausgelacht zu werden. Im vergangenen Schuljahr habe er sich immer weniger gemeldet, weil er befürchte, etwas Falsches zu sagen, erzählt er errötend. Auch vor Referaten habe er große Angst, weil er sich dabei lächerlich machen, stottern oder den Faden verlieren könnte. Er bereite sich dann besonders gut vor, gehe den Stoff immer wieder durch oder lerne ihn auswendig, leide vor dem Referat aber dennoch mehrere Tage lang unter heftigen Bauchschmerzen und Übelkeit. Als Kind sei Florian nicht so ängstlich gewesen, erzählt die Mutter, erst seit Beginn der Pubertät seien diese Ängste aufgetreten und hätten sich im vergangenen Jahr sehr verstärkt. In dieser Zeit sei er mehrmals der Schule ferngeblieben, besonders vor Prüfungen in bestimmten Fächern, weil er Bauchschmerzen gehabt, Durchfall bekommen oder sich erbrochen habe, sodass er nicht das Haus habe verlassen können. Die Lehrerin habe daraufhin um ein Gespräch mit den Eltern gebeten und eine psychologische Abklärung empfohlen, weil sie sich immer mehr Sorgen um Florian und seinen schulischen Erfolg mache. Insgesamt sei der Junge ein guter Schüler, seine Angst behindere ihn jedoch immer mehr, und die Lehrerin sehe seinen Verbleib auf dem Gymnasium inzwischen als gefährdet an.

Kinder und Jugendliche mit sozialen Ängsten[3] haben meist ein ausgeprägtes Misstrauen gegenüber Fremden und Angst in neuen, fremden oder sozial bedrohlichen Situationen. Generell haben diese Kinder und Jugendlichen oft Kontaktängste, sind schüchtern und zurückhaltend. Vor allem Jugendliche haben große Befürchtungen, vor anderen Menschen etwas falsch zu machen. Dann überwiegt die Angst vor negativer Beurteilung, bspw. vor anderen zu sprechen, da sie fürchten, für dumm gehalten zu werden, zu erröten oder zu verstummen, wenn sie im Mittelpunkt der Aufmerksamkeit stehen. Situationen, in denen diese Kinder und Jugendlichen in der Schule vor dem Lehrer und/oder Gleichaltrigen sprechen oder etwas vortragen (Gedichte, Referate) sollen, sind daher besonders angstbesetzt. Bei diesen Gelegenheiten wirken die Betreffenden oft steif oder befangen. Es ist schwierig, mit ihnen ein lockeres Gespräch zu beginnen. Manche Kinder essen nicht gerne vor anderen, da sie Sorge haben, sich zu bekleckern und dafür ausgelacht zu werden. Vorherrschend ist ein großes Schamgefühl, weswegen soziale Situationen – auch mit Gleichaltrigen – oft vermieden werden. Kleinere Kinder verstecken sich gern hinter den Eltern, meiden Blickkontakt, weinen oder zittern (Essau 2014).

Obwohl Jugendliche mit einer sozialen Phobie ihre Angst normalerweise als übertrieben und unbegründet einschätzen, muss dies bei Kindern nicht zutreffen. Manche älteren Kinder und Jugendlichen verweigern auch den Kontakt direkt oder stellen es so dar, als hätten sie kein Interesse daran, Gleichaltrige kennenzulernen oder zu treffen. Die soziale Phobie geht insofern mit einer deutlichen Beeinträchtigung bis hin zur Reduktion von sozialen Beziehungen und sozialen Isolation der Betreffenden einher.

Die diagnostische Kategorie F93.2 sollte nur verwendet werden, wenn solche Ängste vor dem sechsten Lebensjahr – also in der Entwicklungsphase, in der diese ängstlichen Reaktionen als angemessen angesehen werden – für mindestens vier Wochen auftreten, ungewöhnlich stark ausgeprägt sind und durch die Vermeidung von so-

3 In der ICD-10 bezeichnet die Störung mit sozialer Ängstlichkeit soziale Ängste des Kindesalters, während bei Jugendlichen von sozialer Phobie gesprochen wird. In diesem Buch werden die Begriffe synonym verwandt.

zialen Situationen zu deutlichen Problemen in der sozialen Funktionsfähigkeit führen. Im Vergleich zum DSM-5 verlangt die ICD-10 für Jugendliche, die über die Erwachsenenkriterien (F40.1) diagnostiziert werden, zusätzlich bestimmte körperliche Symptome, damit die Kriterien einer sozialen Phobie erfüllt sind, wie bspw. Herzrasen, Atembeschwerden, Schwitzen, Erröten, Zittern oder Angst zu erbrechen. Sehr oft sind diese Symptome nicht objektiv in der gleichen Intensität beobachtbar, in der Jugendliche mit sozialer Phobie diese aus ihrem subjektiven Erleben heraus wahrnehmen, wie im Fallbeispiel von Florians Angst vor einem vermeintlichen Stottern deutlich wird.

Im DSM-IV wurden noch zwei Subtypen der sozialen Angststörung unterschieden: Beim nicht-generalisierten Subtyp ist die Angst mit bestimmten sozialen, leistungsbezogenen Situationen wie Prüfungen, Vorträgen, Präsentationen, Essen, Schreiben, sportlicher oder künstlerischer Betätigung vor anderen verbunden. Beim generalisierten Subtyp steht die Angst in Zusammenhang mit den meisten sozialen Interaktionen, z.B. Gespräche oder Kontakte mit dem anderen Geschlecht. Dieses Spezifikum wurde jedoch wegen der mangelnden Operationalisierung als problematisch eingestuft und daher im DSM-5 (APA 2013) ersetzt durch »nur in Leistungssituationen«. Es bezieht sich nun auf Ängste, die auf das Sprechen vor anderen Menschen beschränkt sind. Hier scheint es eine Patientengruppe zu geben, die sich eindeutig von anderen Patienten mit sozialen Ängsten unterscheiden lässt.

Das DSM-5 kennt kein Äquivalent für Kinder, sondern gibt in der allgemeinen Klassifikation der sozialen Angststörung bei Erwachsenen entsprechende Hinweise auf die Symptomatik der sozialen Angststörung bei Kindern. So wird z.B. darauf verwiesen, dass sich Angstreaktionen in sozialen Situationen bei Kindern in Schreien, Wutanfällen, Erstarren, Sichverkriechen oder einer Unfähigkeit zu sprechen äußern können. Während in der ICD-10 entweder die deutliche Angst oder ihre Vermeidung als Diagnosekriterien von Bedeutung sind, betont das DSM-5 beide Kriterien, also sowohl die Furcht als auch ihre Vermeidung, als für die soziale Angststörung charakteristisch. In der ICD-10 findet sich ansonsten eine dem

Tabelle 5: Beispiele für Äußerungen von Kindern bzw. Jugendlichen und ihren Eltern zu sozialen Ängsten und die dazugehörige Symptomatik in Anlehnung an die ICD-10-Kriterien für die Störung mit sozialer Ängstlichkeit des Kindesalters

Beispiele für Äußerungen von Kindern/Jugendlichen	Beispiele für Äußerungen von Eltern	Klinische Symptomatik	Augenmerk (Cave!)
»In meiner Klasse fühle ich mich oft unwohl. Ich mag mich nicht melden und vor den anderen sprechen oder an der Tafel etwas vorrechnen.«	»Wenn wir z. B. zu einem Familienfest gehen, dann versteckt sich unser Kind hinter uns und sagt fast gar nichts mehr. Selbst nicht, wenn andere Kinder da sind.«	anhaltende Ängstlichkeit in sozialen Situationen mit fremden Erwachsenen, aber auch mit Gleichaltrigen	Vor allem soziale Situationen sind Auslöser (wie Essen oder Sprechen in der Öffentlichkeit, Teilnahme an Gruppenaktivitäten wie Partys oder in der Schulklasse).
»Auch wenn ich die Antwort weiß, melde ich mich meist gar nicht.« – »Ich gehe nicht gerne zu Geburtstagspartys, wo Kinder sein können, die ich nicht gut kenne.«	»Die Lehrerin hat uns gesagt, unser Kind melde sich fast nie. Zuhause ist das ganz anders, wir kennen unser Kind gar nicht so gehemmt.« – »Unser Kind wird oft zu anderen Kindern auf Partys eingeladen, weigert sich aber hinzugehen.«	deutliche Vermeidung	Vermeidung hat die Funktion, die Schamgefühle oder antizipierte Zurückweisung durch andere gar nicht erst aufkommen zu lassen. – Situationen können mitunter auch unter starker Angst ertragen werden.
»Wenn ich mich im Unterricht melden soll, habe ich Angst, dass ich nicht die richtige Antwort gebe und die anderen Kinder dann über mich lachen oder die Lehrerin schimpft.«	»Unser Kind ist extrem schüchtern und hat anderen gegenüber ständig Angst, etwas falsch zu machen.«	Befangenheit, Verlegenheit oder übertriebene Sorge über die Angemessenheit des Verhaltens fremden Personen gegenüber	Angst vor negativer Bewertung durch andere → bei Jugendlichen häufig übermäßige Sorge um ihr Aussehen oder ihre Kleidung
»Wenn ich fremde Kinder kennenlerne, habe ich einen Kloß im Hals und kann nicht sprechen. Ich mag keine neuen Kinder kennenlernen. Deshalb will ich auch nicht in den Ferienhort.«	»Inzwischen laden die anderen Kinder unser Kind gar nicht mehr ein. Auch in den Hofpausen ist unser Kind immer häufiger allein und sondert sich ab.«	starke Beeinträchtigung oder Reduktion sozialer Beziehungen, auch mit Gleichaltrigen	z.B. deutliches Leiden in neuen oder erzwungenen sozialen Situationen mit Weinen, Rückzug oder Fehlen von Spontanäußerungen

»Wenn ich ein Referat halten soll, dann schwitze ich ganz doll und mein Herz pocht ganz laut. Ich habe Angst, dass ich rot werde oder meine Stimme zittern könnte.«	»In Situationen mit fremden Kindern oder Erwachsenen fängt unser Kind an zu zittern, kriegt ganz nasse Hände und ihm ist schlecht.«	mitunter Auftreten von körperlichen Symptomen in Leistungssituationen oder im Kontakt mit unbekannten Menschen	z. B. Herzklopfen, Schwitzen, trockener Mund, Schwindel u. Ä. sowie Zittern, Erröten, Angst zu erbrechen, Durchfall oder Harndrang → Körperliche Symptome können aber auch fehlen und werden in der ICD-10 nicht erfragt.
»Meine Noten sind schlechter geworden, weil ich in der Schule nichts sage. Ich würde ja gern mehr sagen und nicht so schüchtern sein, aber ich kann meinen Arm dann nicht heben, weil die Angst so groß ist.«	»Bisher hatten wir immer Verständnis und wollten unserem Kind Zeit lassen, aber wie soll das in der Oberschule werden?«	deutliche emotionale Belastung oder Funktionseinschränkung durch die Angstsymptome oder das Vermeidungsverhalten	Einsicht, dass die Symptome oder das Vermeidungsverhalten übertrieben und unvernünftig sind. → Diese Einsicht kann bei kleineren Kindern fehlen.
»Wenn ich die Kinder oder Erwachsenen kenne, bin ich nicht aufgeregt.«	»Vor dem Referat war unser Kind wochenlang aufgeregt, konnte nicht schlafen und hat viel geweint. Danach war alles wieder gut.«	Die Symptome beschränken sich ausschließlich oder vornehmlich auf die gefürchteten Situationen oder auf Gedanken daran.	Das Kind bzw. der Jugendliche erlebt sich in anderen Bereichen angstfrei (ansonsten: Abklärung einer möglicherweise bestehenden generalisierten Angststörung).
»Ich war schon immer schüchtern.«	»Schon die Eingewöhnung in die Kita war sehr langwierig und schwierig, ebenso der Übergang in die 1. Klasse.«	Die soziale Ängstlichkeit beginnt in der Entwicklungsphase, in der die ängstlichen Reaktionen als angemessen angesehen werden.	Manifestation vor dem 6. Lebensjahr

DSM-5 weitgehend vergleichbare Definition der sozialen Angststörung. Die ICD-11 scheint sich dem DSM-5 anzugleichen und schließt in den Online-Entwürfen ebenfalls sowohl die soziale Angst als auch die Vermeidung mit ein.

Schulabsentismus

Schulabsentismus bezeichnet allgemein ein Verhalten, wobei Kinder und Jugendliche aus individuellen Gründen der Schule regelmäßig fernbleiben. Knollmann et al. geben an, dass jeder zehnte bis zwanzigste Schüler wiederholt nicht zur Schule geht (Knollmann et al. 2013).

Das Schwänzen – als Vermeidung von unlustvollen Anforderungen ohne Wissen der Eltern und ohne Angstsymptomatik – wird dabei von einer angstbedingten Schulverweigerung unterschieden (Hopf 2007; Lenzen et al. 2013).

Die Schulverweigerung lässt sich unterteilen in Schulängste und schulphobisches Verhalten. Schulängste beziehen sich direkt auf die Schulsituation und äußern sich in Ängsten vor negativer Bewertung in sozialen und Leistungssituationen oder Hänseleien durch andere mit einer Vermeidung von Klassenarbeiten, Schulevents, des Schulhofs oder anderen Anforderungen. Schulphobisches Verhalten bezieht sich mehr auf die Angst vor Trennungen von den Eltern und zeigt sich in der Weigerung, den Schulweg alleine zu gehen, den Klassenraum ohne Elternteil zu betreten oder an Ausflügen oder Klassenfahrten teilzunehmen (Last & Strauss 1990; Wolke 2008; Ricking 2006).

Grundschüler verweigern sich eher durch emotionale Ausbrüche mit Schreien, Festklammern oder, indem sie sich auf den Boden werfen, während Oberschüler lediglich über körperliche Symptome klagen. Oftmals wird die Schulverweigerung von Angststörungen, Essstörungen, Schlafstörungen und depressiver Stimmung begleitet. Hier sollte geprüft werden, ob die Trennungsangststörung, die soziale Phobie, beide Diagnosen gemeinsam oder, bei einem vorherrschenden Sorgen, die generalisierte Angststörung die Symptomatik des Kindes oder Jugendlichen am besten abbilden und diagnostisch vergeben werden sollten.

Generalisierte Angststörung

Die elfjährige Katharina erzählt, sie mache sich generell viele Gedanken. Sie habe z. B. Angst, andere Personen könnten von ihr denken, sie stelle sich dumm an. Katharina beobachte sich und andere sehr genau. Ihr Aussehen sei ihr wichtig, vor der Schule verbringe sie daher viel Zeit vor dem Spiegel und ziehe sich mehrmals um, bis sie das richtige Outfit gefunden habe. Sie habe auch Angst, in der Schule nicht gut genug zu sein, und grüble über kleine Fehler in Klassenarbeiten stundenlang nach. Die Mutter erzählt, Katharina brauche viel Bestätigung und frage ihre Eltern und Lehrer so lange, ob das, was sie gemacht habe, gut und richtig gewesen sei, bis diese von Katharina genervt seien. Auch habe Katharina körperbezogene Ängste entwickelt, sie könne eine schwere Krankheit wie einen unentdeckten Hirntumor haben und daran sterben. Regelmäßig habe sie Bauchschmerzen, sodass die Familie zur Abklärung schon verschiedene Fachärzte aufgesucht habe. Täglich male sich Katharina Horrorszenarien aus, was in Zukunft alles Schlimmes passieren könne. Wenn der Tag dann vorüber sei, mache sie sich gleich Sorgen um das nächste zukünftige Ereignis. Oft grübele sie über vergangene Dinge, könne nicht entspannen, fühle sich schnell überfordert. Besonders in den Abendstunden nähmen Katharinas Ängste noch einmal merklich zu. Sie zögere das Zubettgehen stundenlang hinaus. Das Mädchen sagt: »Morgens ist es mit der Angst nicht so schlimm, da ist es hell, da beginnt ein neuer Tag. Aber abends, wenn es dunkel ist, habe ich Angst, was alles passieren könnte. Und darauf muss ich doch vorbereitet sein!«

Kinder und Jugendliche mit generalisierter Angststörung machen sich an mindestens der Hälfte der Tage für mindestens ein halbes Jahr in mehreren Bereichen ihres Lebens übermäßige Sorgen. Sie sind typische Grübler, wirken perfektionistisch und wie »kleine Erwachsene« und bereiten sich innerlich auf alle negativen Möglichkeiten einer Situation vor, egal, wie unwahrscheinlich diese sein mögen. Ihre Sorgen gehen über alterstypische Sorgen hinaus und drehen sich um Themen wie Gesundheit, finanzielle Fragen, Naturkatastrophen oder Pünktlichkeit. Den Betreffenden fällt es schwer, die Sorgen zu kontrollieren. Die Angst ist nicht begrenzt auf bestimmte Umgebungsbedingungen oder Situationen und wird deshalb auch als freischwebend oder frei flottierend bezeichnet.

Typisch für diese Kinder und Jugendlichen ist ein Antizipieren in furchtsamer Erwartung, d.h., sie erwarten v.a. negative Konsequenzen und überschätzen die Wahrscheinlichkeit für das Eintreten von negativen Ereignissen in der vollen Überzeugung, dass ihre Sorgen realistischerweise auch eintreffen könnten (ich-synthones Sorgen und Katastrophieren). Kinder und Jugendliche mit generalisierter Angststörung bringen ihren Kummer und die Sorgen v.a. mit ihren (schulischen) Kompetenzen und ihrer Leistungsfähigkeit, aber auch mit möglichen Katastrophen wie Erdbeben oder Meteoriteneinschlägen in Verbindung. Auch ein ständiges Rückversichern, etwas richtig gemacht zu haben, kommt häufig vor, da diese Kinder meist sehr selbstunsicher sind, wie man am Fallbeispiel von Katharina sehen kann. Über Rückversichern und Bestätigung erhalten sie eine kurze Beruhigung, bis sie sich erneut zu sorgen beginnen. Auffällig oft wird über somatische Beschwerden wie Kopf- oder Bauchschmerzen, Konzentrationsprobleme, Einschlafschwierigkeiten oder Nervosität geklagt.

Die kinderspezifische generalisierte Angststörung der ICD-10 (F93.80) wird nicht in den klinisch-diagnostischen Leitlinien (WHO 1993), sondern erst in den Forschungskriterien (WHO 1994) aufgeführt. Die generalisierte Angststörung im Erwachsenenbereich (F41.1) enthält insgesamt 22 Symptome, von denen vier erfüllt werden müssen (mindestens eines davon aus der Liste der vegetativen Symptome). Im DSM-5 gibt es keine Unterscheidung in eine generalisierte Angststörung des Kindes- und des Erwachsenenalters. Es wurde jedoch der Hinweis mit aufgenommen, dass nur mindestens eines von sechs Symptomen bei Kindern erfüllt sein muss, die sich v.a. auf innere Anspannungen, d.h. Muskelverspannungen, Ruhelosigkeit und Nervosität sowie unspezifische Symptome wie Reizbarkeit, Ein- und Durchschlafstörungen und Konzentrationsprobleme beziehen. Dies trägt dem Umstand Rechnung, dass sich die generalisierten Ängste bei Kindern bzw. Jugendlichen und Erwachsenen insofern unterscheiden, als Kinder und Jugendliche in der Regel kaum über die typischen Beschwerden der generalisierten Angststörung berichten.

Funktionell sind Kinder und Jugendliche mit generalisierter Angststörung v. a. eingeschränkt, weil alle Bereiche des Lebens durch das ständige Grübeln und Sichsorgen betroffen sind. So ist v. a. ihre Fähigkeit beschränkt, Aufgaben zuhause oder in der Schule schnell und fehlerfrei zu erledigen. Das Sorgen benötigt Zeit und Energie. Müdigkeit und Konzentrationsprobleme verstärken diese Dynamik zusätzlich. Allerdings sind Kinder und Jugendliche mit generalisierten Angststörungen wesentlich länger als Kinder und Jugendliche mit Trennungsängsten, sozialen oder spezifischen Phobien bzw. Panikstörung fähig, ein hohes Funktionsniveau aufrechtzuerhalten. Während die Vermeidung der anderen Angststörungen in mindestens einem Lebensbereich starke Einschränkungen mit sich bringt, ist es bei der generalisierten Angststörung so, dass Betreffende mit einer eher globalen Begrenztheit konfrontiert sind, dafür aber im familiären, schulischen und Freizeitbereich über lange Zeit Aktivitäten und Kontakte wahrnehmen. Trotz eines hohen inneren Leidensdrucks wirken sie äußerlich wenig eingeschränkt. Mitunter sind die Sorgen sogar ich-synthon und werden nicht als störend, sondern als Kompetenz wahrgenommen: »Keines der anderen Kinder durchdenkt zukünftige Ereignisse so wie ich!« »Ich kenne es gar nicht anders.«

Tabelle 6: Beispiele für Äußerungen von Kindern bzw. Jugendlichen und ihren Eltern zu generalisierten Ängsten und die dazugehörige Symptomatik in Anlehnung an die ICD-10-Kriterien für die generalisierte Angststörung

Beispiele für Äußerungen von Kindern/Jugendlichen	Beispiele für Äußerungen von Eltern	Klinische Symptomatik	Augenmerk (Cave!)
»Ich bin jemand, der sich mehr Sorgen macht als andere. Eigentlich mache ich mir immer über irgendetwas Sorgen.«	»Unser Kind grübelt ständig. Wenn eine Sache erledigt ist, dann macht es sich gleich um die nächste Sache Sorgen.«	intensive Ängste, Sorgen oder ängstliche Erwartung über einen Zeitraum von mindestens 6 Monaten an mindestens der Hälfte der Tage	Spontan werden meist nur wenige Inhalte beschrieben, oder die Frage nach Sorgen wird verneint. Erst auf Nachfrage nach der Art des Nachdenkens (»Gedankenkarussel«) oder auf die Bitte hin, dies zu schildern, wird das Charakteristikum generalisierter Ängste deutlich.
»Ich kann erst aufhören, mir über eine Sache Sorgen zu machen, wenn sie erledigt ist.«	»Die Sorgen sind immer da. Unser Kind kann nicht aufhören, sich Sorgen zu machen.«	Die Betreffenden finden es schwierig, mit den Sorgen fertig zu werden.	Innerlich kann sich kaum vom ständigen Sorgen distanziert werden, die Sorgen führen ein »Eigenleben«. → Es geht mehr um das Sorgen an sich, als um die Inhalte der Sorgen.
»Andere Kinder ärgern mich ständig in der Schule. Dann ist mir alles zu viel. Vorm Schlafengehen kommen die Gedanken, dann kann ich lange nicht einschlafen, obwohl ich schon total müde bin.«	»Unser Kind ist ständig hibbelig und wirkt angespannt. Nach der Schule muss es sich erst einmal ausruhen, sonst ist es schlecht gelaunt. Bei den Hausarbeiten braucht es ewig und ist schnell ablenkbar.«	Ruhelosigkeit/Nervosität, Müdigkeit/Erschöpfung, Konzentrationsprobleme/»leerer Kopf«, Reizbarkeit, Muskelverspannung, Schlafprobleme	mehrere Symptome an mindestens der Hälfte der Tage, die sich bei einem Bezug zu einem Sorgenthema verstärken können; bei Kindern können die Symptome weniger stark ausgeprägt

			sein oder benannt werden, hier werden oft spezifische körperliche Symptome genannt (Bauch-, Kopf-, Gliederschmerzen)
»Ich mache mir oft Gedanken, was andere über mich denken, ob ich mich blöd anstelle oder so.« – »Ich habe oft Angst, dass ich eine schlimme Krankheit habe.«	»Alles, was die Routine stört, macht Angst! Wenn irgendwas Unerwartetes passiert oder nicht stattfinden kann, wie geplant, fängt unser Kind an, sich Sorgen zu machen. Da ist es egal, ob es die Schule betrifft, eine Klassenfahrt oder ein Ausflug ansteht oder wir irgendwas am Wochenende machen wollen.«	Die vielfältigen Ängste und Befürchtungen treten in mindestens 2 Situationen, Zusammenhängen oder Umständen auf.	Hauptsorgen beziehen sich auch nicht auf ein einzelnes Hauptthema, sondern auf mindestens einige zukünftige und vergangene Ereignisse und Aktivitäten, wie z.B. die Wirkung auf andere, Schulleistungen, Fehlermachen, den eigenen Körper (oft als Ausdruck des Gefühls »Mit mir stimmt etwas nicht.«).
»Ich mache mir schon immer über viele Dinge Sorgen.«	»Unser Kind war früher sehr anhänglich. Jetzt ist das besser. Aber die Sorgen sind geblieben.«	Beginn in der Kindheit oder in der Adoleszenz → Das Sorgen wird häufig als ich-synthon beschrieben und gibt Sicherheit.	vor dem 18. Lebensjahr

Panikstörung

Der 14-jährige Andrey wird wegen heftiger Panikattacken vorgestellt. Ohne jeden Anlass habe er plötzlich das Gefühl, nicht mehr atmen zu können, spüre einen starken Druck auf der Brust und bekomme Herzrasen. Er schwitze und zittere gleichzeitig und habe das Gefühl, sterben zu müssen. Angstanfälle habe er schon vor einigen Jahren gehabt. Nach einem Telefonanruf seines Vaters habe der damals zehnjährige Andrey plötzlich heftige Angst bekommen. Der Angstanfall sei so schlimm gewesen, dass er panisch nach seiner Mutter gerufen habe, die aus dem Nachbarzimmer gelaufen gekommen sei, um ihren Sohn zu beruhigen. Nach etwa einer halben Stunde habe sich Andrey soweit beruhigt, dass er wieder sprechen konnte. In den folgenden Wochen habe Andrey noch mehrere Panikattacken erlitten. Andrey habe es nur durch die Anwesenheit der Mutter geschafft, sich zu beruhigen, sodass diese dann bei jedem Anfall fluchtartig angerannt gekommen sei, ihrer Arbeit nicht mehr unbelastet habe nachgehen können oder auf eigene Aktivitäten verzichtet habe, um bei ihrem Kind zu sein. Mit der Zeit habe die Häufigkeit der Ängste abgenommen und sich die Situation für Mutter und Sohn zunächst entlastet. Seit einigen Wochen jedoch hätten sich die Anfälle nun wieder gehäuft. Nach einem Anfall sei Andrey sehr erschöpft, weine manchmal und brauche einige Zeit, um sich zu beruhigen. Es helfe ihm dann, wenn seine Mutter da sei.

Kinder und Jugendliche, die Panikattacken erleben, leiden unter episodisch auftretender sehr starker Angst, die mit einer Reihe von körperlichen und psychischen Symptomen wie Herzklopfen, Schwitzen, Atemnot, Übelkeit, Zittern, einem Gefühl der Unwirklichkeit oder sogar Todesangst einhergeht. Charakteristisch ist, dass die Angstsymptome plötzlich auftreten und von den Betreffenden normalerweise nicht mit bestimmten Auslösern in Verbindung gebracht werden können. Erfahrungsgemäß sind die Symptome innerhalb der ersten zehn Minuten am stärksten und nehmen dann soweit ab, dass die durchschnittliche Dauer einer Panikattacke auf etwa eine halbe Stunde beschränkt ist. Typischerweise suchen betroffene Kinder und Jugendliche Hilfe bei Erwachsenen, hier insbesondere bei den Eltern, in manchen Fällen aber auch beim (Not-)Arzt.

Die Kriterien der Panikstörung in der ICD-10 und im DSM-5 sind nahezu identisch. Eine Panikstörung laut ICD-10-Kriterien ist dann zu diagnostizieren, wenn es innerhalb eines Monats wiederholt zu Panikanfällen gekommen ist, die spontan aufgetreten sind und sich nicht auf eine spezifische Situation oder ein spezifisches Objekt beziehen lassen. Darüber hinaus müssen mehrere körperliche oder psychische Angstsymptome vorliegen. Betroffene mit einer Panikstörung sind typischerweise von schädigenden Konsequenzen der Anfälle überzeugt und befürchten körperliche, psychische oder soziale Einschränkungen wie die Infektion mit einer lebensbedrohlichen Krankheit. In Folge der Panikattacken entwickelt sich eine starke Erwartungsangst, d. h., die Betreffenden haben Angst vor dem Auftreten von weiteren Angstanfällen und passen ihren Lebensstil insofern an, als vermeintliche Auslöser zukünftig gemieden werden, um auch die Panikattacken zu vermeiden.

Die Panikstörung ist eine Diagnose, die in den F93er-Kriterien der ICD-10, also den emotionalen Störungen des Kindesalters, nicht extra erfasst ist, sondern unter F41.0 beschrieben wird (unterschieden in eine mittelgradige Panikstörung mit mindestens vier Panikattacken in vier Wochen und eine schwere Panikstörung mit mindestens vier Panikattacken pro Woche über einen Zeitraum von mindestens vier Wochen). Im Kindesalter treten Panikstörungen äußerst selten auf. Zwar gibt es immer wieder Kinder, die von Panikanfällen berichten, jedoch lässt sich bei näherer Betrachtung feststellen, dass die Panikanfälle durch bestimmte Situationen wie eine anstehende räumliche Trennung von den Eltern oder eine Konfrontation mit phobischen Objekten und Situationen wie Alpträumen, Dunkelheit o. Ä. ausgelöst werden (Schneider 2004c). Auch im oben genannten Fallbeispiel ließ sich bei Andrey erst keine Panikstörung diagnostizieren, sondern die Panikattacken traten bei näherer Betrachtung im Rahmen von Trennungssituationen von der Mutter auf. Später kam es auch zu Panikattacken ohne diesen Bezug. Die

Tabelle 7: Beispiele für Äußerungen von Jugendlichen und ihren Eltern zu Panikattacken und die dazugehörige Symptomatik in Anlehnung an die ICD-10-Kriterien für die Panikstörung

Beispiele für Äußerungen von Jugendlichen	Beispiele für Äußerungen von Eltern	Klinische Symptomatik	Augenmerk (Cave!)
»Ganz plötzlich kriege ich ganz heftige Angst. Ich weiß gar nicht, woran das liegt.«	»Wie aus dem Nichts heraus fing unser Kind an, diese starken Angstzustände zu haben. Einige Minuten vorher war noch alles okay.«	wiederholte Panikanfälle (mindestens 4), die nicht auf eine spezifische Situation oder ein spezifisches Objekt bezogen sind und oft spontan, d. h. nicht vorhersagbar auftreten	Die Panikanfälle sind nicht mit besonderer Anstrengung, gefährlichen oder lebensbedrohlichen Situationen verbunden.
»Bisher hatte ich ungefähr eine Handvoll dieser Anfälle. Dazwischen ging es mir super!«	»Unser Kind ist in solchen Zuständen völlig außer sich. Ich weiß kaum, wie ich es beruhigen kann.«	Eine Panikattacke ist eine einzelne Episode von intensiver Angst oder Unbehagen.	keine dauerhafte Anspannung, wie bspw. bei der generalisierten Angststörung
»Zuerst dachte ich, ich hab einen Herzinfarkt – wie mein Opa damals.«	»Die ersten Male hat unser Kind sehr heftig nach den Angstanfällen geweint und gesagt, es habe Angst, das sei das Ende.«	Der Betreffende macht sich Sorgen über die Bedeutung der Anfälle oder ihre Konsequenzen.	z.B. die Kontrolle zu verlieren, einen Herzinfarkt zu erleiden, verrückt zu werden, zu sterben
»Meistens wird die Angst ganz plötzlich ganz stark. Irgendwann geht sie dann aber wieder weg.«	»Wenn die Angst unser Kind überfällt, ist sie wirklich sehr heftig. Nach 20 – 30 Minuten hat es sich dann wieder beruhigt.«	Die Angst steigert sich innerhalb weniger Minuten und geht dann wieder zurück.	im Durchschnitt 30 Minuten

»Mein Herz klopft dann ganz doll, mir ist schlecht, ich kann nicht atmen und alles um mich rum dreht sich.«	»Unser Kind schwitzt und zittert dann sehr stark. Der Atem geht schnell. Oft habe ich Sorge, unser Kind könnte ohnmächtig werden, weil es wie benommen wirkt.«	Eine Panikattacke geht mit mehreren spezifischen (körperlichen) Angstsymptomen einher.	z.B. Herzklopfen, Zittern, Schwitzen, trockener Mund, Übelkeit, Atemnot, Schwindel etc.
»Beim ersten Mal fuhr ich gerade zum Training. Ich habe Angst, dass die Angst immer öfter kommt und stärker wird …«	»Bevor wir z. B. einkaufen gehen, sagt unser Kind oft, dass es hofft, nicht ausgerechnet im Supermarkt wieder einen Anfall zu kriegen.«	Erwartungsangst (Angst vor der Angst)	anhaltende Besorgnis oder Sorgen über das Auftreten weiterer Panikattacken
»… deshalb versuche ich, so selten wie möglich Bus zu fahren.«	»Wenn unser Kind es vermeiden kann, dann bleibt es zuhause. Bisher hatte es dort noch nicht so starke Angst.«	deutliche fehlangepasste Verhaltensänderung infolge der Attacken	Vermeidung von Situationen und Objekten, die vermeintlich Panikattacken auslösen

Trennungsangst kann auch als kindliche Variante der Panikstörung gesehen werden und geht nicht selten einer Panikstörung voraus (Schneider 2004c).

Plötzliche Panikanfälle ohne situativen Bezug treten meist erst nach Pubertätsbeginn im Jugendalter auf. Dann jedoch ist ein Anstieg der Häufigkeit zu beobachten, wobei die Kriterien der Panikstörung zumeist erst im jungen Erwachsenenalter voll erfüllt werden (Reed & Wittchen 1998). Schneider vermutet, dass die sich im Jugendalter weiter ausbildenden kognitiven Fähigkeiten zu diesem Anstieg beitragen (Schneider 2004c) – indem die Jugendlichen etwa durch den Biologieunterricht über ein größeres Wissen über Körpervorgänge verfügen und in der Folge körperliche Angstsymptome mit schweren körperlichen Erkrankungen in Verbindung bringen, von denen sie gehört oder gelesen haben.

Die Panikstörung geht mit einer hohen funktionellen Beeinträchtigung in sozialen, schulischen und körperlichen Bereichen einher. Jugendliche mit einer Panikstörung fehlen häufiger wegen Arztbesuchen oder Inanspruchnahme des Notarztes in der Schule und sind dadurch auch gefährdeter, im schulischen Bereich Nachteile zu erleiden. Häufig entwickeln Jugendliche mit Panikanfällen eine Agoraphobie (F40.00) und vermeiden bestimmte Situationen, in denen bei Auftreten einer Panikattacke keine Hilfe zu erwarten ist oder der Betreffende Sorge hat, sich lächerlich zu machen. Typische Orte, die deshalb vermieden werden, sind öffentliche Verkehrsmittel, Fahrstühle, Supermärkte, Kaufhäuser oder Kinos. Nach dem DSM-5 sollten dann beide Diagnosen, die Panikstörung und die Agoraphobie, vergeben werden. Nach der ICD-10 wird die Agoraphobie der Panikstörung vorgeordnet und gemeinsam unter F40.01, Agoraphobie mit Panikstörung, gefasst.

Differenzialdiagnostische Überlegungen

Neben einer körperlichen Erkrankung, die vor der Aufnahme einer Psychotherapie im Rahmen des Konsiliarberichts, z. B. durch einen Kinderarzt, ausgeschlossen wird, muss die vorliegende Angst von anderen psychopathologischen Auffälligkeiten abgegrenzt werden.

Die in der ICD-10 angegebenen Ausschlusskriterien sind für alle Angststörungen recht ähnlich: Die auftretende Angst darf v. a. nicht treffender erklärbar sein durch eine andere Angststörung, andere internalisierende oder externalisierende Störungen. Differenzialdiagnostisch ist es in der Praxis jedoch mitunter schwierig, die verschiedenen Angststörungen voneinander abzugrenzen.

Im Folgenden werden Überlegungen zur Differenzialdiagnostik, zur Gerichtetheit von Angst und zur generalisierten Angst als Sonderfall angestellt.

Wie lassen sich Angststörungen differenzialdiagnostisch abgrenzen?
Aufgrund der hohen Komorbidität und Überschneidungen der Symptome mit anderen psychischen Störungen werden Angststörungen häufig nicht korrekt diagnostiziert.

Beispielsweise finden sich die Symptome der Reizbarkeit nicht nur bei der generalisierten Angststörung, sondern situativ auch bei Trennungsängsten oder einer sozialen Phobie, bei affektiven Störungen sowie bei einer oppositionellen Störung. Konzentrationsprobleme und innere Unruhe treten bei generalisierten Ängsten genauso wie bei ADHS und Depressionen auf. Grübeln über vergangene und zukünftige Ereignisse ist sowohl bei den generalisierten Ängsten als auch bei der Depression anzutreffen. Die Angst, dass andere negativ über die eigene Person denken könnten, und eine (über-)genaue Selbstbeobachtung lassen sich bei der generalisierten Angst, aber auch bei der sozialen Phobie feststellen. Somatische Symptome wie Bauchschmerzen, Zittern oder Herzklopfen kommen bei allen Angststörungen vor. Angst in ganz bestimmten Situationen mit vielen Menschen findet sich sowohl bei der sozialen Phobie, der Agoraphobie als auch beim situativen Typ der spezifischen Phobie.

Für eine genauere Einschätzung der Angst hilft es, bei Eltern und Kind bzw. Jugendlichem nachzufragen, auf welche Situationen genau sich die Ängste beziehen, wann sich ein bestimmtes Symptom verstärkt, in welchen Lebensbereichen es auftritt und wie sich der Betreffende sorgt. Dies kann in einem offenen Gespräch, einem mehr oder weniger strukturierten klinischen Interview oder über

Fragebögen als Instrumente der Selbst- oder Fremdbeurteilung geschehen.[4]

(Semi-)strukturierte klinische Interviews wie das K-SADS-PL[5] (Delmo et al. 2001) sind weit verbreitete Erhebungsverfahren, um möglichst standardisiert Informationen zur bestehenden Symptomatik in Abgrenzung zu anderen Störungsbildern zusammenzutragen. Zeitsparender, aber weniger umfassend ist der Einsatz von Fragebögen wie dem SCARED[6] (Birmaher et al. 1997) als Screening-Instrument. Sowohl Interviewverfahren als auch Fragebögen ermöglichen neben einer Befragung des Kindes oder Jugendlichen auch eine Befragung der Bezugspersonen und verbreitern damit das Spektrum der Informationsquellen, um das klinische Urteil möglichst umfassend zu begründen. Klassischerweise werden sie im klinischen Setting sowie in klinischen Forschungsstudien eingesetzt. Im ambulanten Bereich erfolgt der Einsatz eher zögerlich, da Kinder- und

4 Aufstellungen zu diagnostischen Verfahren und ihren Anwendungen wie zu den gängigen semi-strukturierten klinischen Interviews sowie Selbst- und Fremdbeurteilungsbögen zur Erfassung von Angst finden sich bei Essau et al. 2004, In-Albon 2011 und Essau 2014.

5 Das K-SADS-PL (Kiddie-Sads-Present and Lifetime Version) in der deutschen Version von Delmo et al. ist ein online verfügbares semi-strukturiertes diagnostisches Interview mit dem gegenwärtige und zurückliegende Episoden psychischer Störungen bei Kindern und Jugendlichen nach DSM-IV und ICD-10 erfasst werden können (Delmo et al. 2001). Mit Hilfe sogenannter Screening-Fragen findet eine Voreinschätzung statt, inwieweit die erfragte Symptomatik nicht vorhanden, subklinisch ausgeprägt oder klinisch relevant ist. Diese kann dann in entsprechenden Erweiterungsinterviews vertiefend eruiert werden.

6 Der SCARED (Screen for Child Anxiety Related Emotional Disorders), in der deutschen Version als Fragebogen für Angststörungen FAS in der Kinder- (FAS-K) bzw. Elternversion (FAS-E) von Steinhausen, ist ein ebenfalls online verfügbarer Fragebogen mit 41 Items und erfragt Symptome der generalisierten Angst, der sozialen Phobie, der Trennungsangst, der Panikstörung und der Schulphobie (Steinhausen 2005a; Steinhausen 2005b). Es gibt sowohl eine Version für Kinder bzw. Jugendliche als auch eine Version für erwachsene Bezugspersonen. Mit dem SCARED kann eine umfangreiche Einschätzung der Angstsymptomatik vorgenommen werden, wobei allerdings Kinder und Jugendliche mit generalisierten Ängsten wie auch Kinder und Jugendliche mit komorbiden Depressionen hohe Werte im Bereich Panikstörung haben, auch wenn keine klinisch relevante Panikstörung vorliegt (Hensel 2018). Dieser Teilbereich deckt damit v. a. bedeutsame somatische Symptome ab, die der Panikstörung, der generalisierten Angst oder der Depression zugeordnet werden können und im klinischen Gespräch genauer hinterfragt werden sollten.

Tabelle 8: Typische Angstsymptome und Überschneidungen zu den häufigsten komorbiden Störungsbildern mit Entscheidungshilfen

Symptom	Entscheidungshilfe	Störungsbild
Reizbarkeit	verstärkt sich in ängstigenden Situationen, z. B. vor dem Schlafengehen, vor Trennungssituationen oder vor der Schule, vor Tests	generalisierte Angststörung oder je nach Situation Trennungsangst oder soziale Phobie
	verstärkt sich in Phasen von gedrückter Stimmung und Antriebslosigkeit	Depression
	verstärkt sich, wenn das Kind sich provoziert fühlt	oppositionelle Störung
innere Unruhe	verstärkt sich in ängstigenden Situationen, z. B. vor dem Schlafengehen, vor Trennungssituationen oder vor der Schule, vor Tests	generalisierte Angststörung oder je nach Situation Trennungsangst oder soziale Phobie
	verstärkt sich in Phasen von gedrückter Stimmung und Antriebslosigkeit	Depression
	tritt in allen Lebensbereichen auf	ADHS
	tritt nur in bestimmten Leistungssituationen auf, z. B. Mathe- oder Deutschunterricht	Teilleistungsstörungen
schlechtes Konzentrationsvermögen	verstärkt sich in ängstigenden Situationen, z. B. vor dem Schlafengehen oder vor der Schule	generalisierte Angststörung
	verstärkt sich in Phasen von gedrückter Stimmung und Antriebslosigkeit	Depression
	tritt in allen Lebensbereichen auf	ADHS
Grübeln	bezieht sich v. a. auf zukünftige Ereignisse	eher generalisierte Angststörung
	bezieht sich v. a. auf vergangene Ereignisse	eher Depression

Tabelle 8: Typische Angstsymptome und Überschneidungen zu den häufigsten komorbiden Störungsbildern mit Entscheidungshilfen *(Fortsetzung)*

Symptom	Entscheidungshilfe	Störungsbild
genaue Selbstbeobachtung	geht mehr darum, WIE sich ein Kind verhält	generalisierte Angststörung
	geht v. a. um befürchtete negative Bewertung	soziale Phobie
somatische Symptome (Bauch-/Kopfschmerzen, Zittern, Übelkeit, Herzrasen)	häufig und ohne somatische Ursache	generalisierte Angststörung
	vor/in Trennungssituationen	Trennungsangst
	in sozialen oder Leistungssituationen	soziale Phobie
	nur in Bezug auf den angstauslösenden Gegenstand bzw. die Situation	spezifische Phobie
	unerwartet und heftig	Panikstörung
	nicht hinreichend organmedizinisch erklärbar	möglicherweise somatoforme Störung
Angst in bestimmten Situationen mit vielen Menschen	Angst vor Entwertungen	soziale Phobie
	Angst, keine Fluchtmöglichkeit zu finden	Agoraphobie
	situativ, z.B. auf öffentliche Verkehrsmittel bezogen	spezifische Phobie, situativer Typus

Jugendlichenpsychotherapeuten in der Regel befürchten, der Aufbau der therapeutischen Beziehung könne durch eine strukturierte Befragung erschwert werden (In-Albon 2011). Ihr Einsatz wird jedoch von Patienten gut akzeptiert und als hilfreich empfunden, da sie sich durch das genaue Nachfragen eher verstanden fühlen (Suppiger et al. 2009). Die genannten Methoden eignen sich als diagnostische Instrumente in ambulanten Praxen v.a. dazu, ich-synthone Symptomatiken nicht zu übersehen, die möglicherweise vom Kind bzw. vom Jugendlichen oder von den Eltern (noch) nicht als störend genug im Sinne des Leidensdrucks empfunden werden. Gerade bei der generalisierten Angststörung kommt dies aber gehäuft vor, wenn eine andere Symptomatik, z. B. die der Trennungsangst oder der Depression, augenscheinlich im Vordergrund steht. Eine dahinterliegende generalisierte Angststörung kann leicht übersehen werden, wenn nicht explizit nach den Hauptkriterien gefragt wird.

Wann sind Ängste (un-)gerichtete Ängste?

Darüber hinaus ist es für eine prognostische Einschätzung wichtig herauszufinden, ob das Kind oder der Jugendliche die Angst an etwas festmacht. Kann es Auslöser nennen, auf die sich die Angst dann richtet?

In den vorangehenden Kapiteln wurde herausgearbeitet, inwieweit es Kindern und Jugendlichen mit Trennungsängsten große Sorgen bereitet, von den Bezugspersonen räumlich getrennt zu sein. Auch die Angst, dass ihnen oder ihren Familienmitgliedern etwas Schlimmes zustoßen könnte, wurde betont. Kinder und Jugendliche mit spezifischen Phobien fürchten sich vor einzelnen, spezifischen Objekten oder Situationen wie Tieren, Arztbesuchen, großen Menschenmengen, Dunkelheit etc. Bei der sozialen Phobie herrscht eine große Angst vor, sich vor anderen zu blamieren oder negativ bewertet zu werden. Auch haben Kinder und Jugendliche mit sozialer Phobie oft eine große Furcht vor fremden Personen, egal, ob es sich um Gleichaltrige oder um Erwachsene handelt.

Trennungsängsten, den sozialen und den spezifischen Phobien ist gemein, dass sie sich auf spezifische Objekte beziehen oder durch bestimmte Situationen ausgelöst werden. Diese Angststörungen werden deshalb zu den gerichteten Angststörungen gezählt. Oft haben das phobische Objekt oder die spezifischen Situationen für den Betreffenden eine ganz besondere individuelle symbolische Bedeutung. Lebensgeschichtlich kann mitunter ein Bezug zum Auftauchen der Phobie hergestellt werden. Dann zeigt sich, dass z. B. eine bestimmte entwicklungsspezifische Angst nicht ausreichend bewältigt und auf das phobische Objekt oder die ängstigende Situation verschoben wurde. Die Bindung zwischen der Angst und dem Gegenstand oder der Situation ist also klar und stabil, ebenso die Funktion der Vermeidung: Wenn der gefürchtete Gegenstand oder die gefürchtete Situation vermieden wird, verschwindet in Folge auch das ängstliche Gefühl. Das Kind kann sich daraufhin wieder freier bewegen. Bezugspersonen haben eine steuernde Funktion, d.h. sie werden als Hilfe zur Regulation dieser Ängste eingesetzt. Erst wenn die Personen nicht anwesend oder emotional verfügbar sind, tritt die Angst auf oder wird stärker. Im Falle von spezifischen Phobien, u.a. bei der Agoraphobie,[7] aber auch bei Trennungsangst nimmt die Angst erfahrungsgemäß rasch ab, wenn eine Bezugsperson zur Verfügung steht und das Kind oder den Jugendlichen beruhigt. Auch soziale Ängste fallen normalerweise schwächer aus, wenn eine Bezugsperson präsent ist. Das Alltagsleben kann bei gerichteten Ängsten – wenn auch mit Einschränkungen durch die Vermeidung der angstauslösenden Situationen oder Gegenstände – recht gut aufrechterhalten werden. Mitunter ist die Vermeidung so in die Abläufe der Familie integriert, dass über lange Zeit kein bis ein nur geringer Leidensdruck vorhanden ist, was die formalisierte Diagnostik bisweilen sehr erschwert. Erst wenn der Alltag durch die jeweilige Angst so stark eingeschränkt wird, dass normale Aktivitäten nicht mehr möglich oder der Schulbesuch und die -leistungen problematisch sind, wird der Leidensdruck stark.

Die generalisierte Angststörung und die Panikstörung gehören dagegen zu den ungerichteten Angststörungen. Diese Ängste treten meist aus keinem für die Betreffenden offensichtlichen Grund zu verschiedenen Anlässen auf und beziehen sich scheinbar nicht nur auf bestimmte Ereignisse oder Themen.

Es wurde bereits darauf eingegangen, dass Jugendliche (während Kinder nur in sehr seltenen Fällen die Kriterien für eine Panikstörung erfüllen) mit einer Panikstörung unter plötzlicher, anfallsartiger Angst mit einer Reihe von heftigen körperlichen und psychischen Symptomen leiden, ohne dass sie eine reale Gefahr ausmachen könnten. Auftretende Panik ist ein Zeichen dafür, dass die Angstbindung zumindest zeitweise zusammengebrochen ist. Das innere Angstsystem versagt in diesem Moment, es gelingt nicht mehr, die

---

7 Bowlby bezeichnet die Agoraphobie als »Pseudophobie«, da es sich nicht um die Furcht vor einem bestimmten Objekt, sondern um die Furcht vor der Abwesenheit eines bestimmten Objekts handelt, das in der Regel eine sicherheitsspendende Bezugsperson ist (Bowlby 2006b).

Tabelle 9: Gerichtetheit von Angststörungen nach ICD-10 im Kindes- und Jugendalter und ihre Hauptmerkmale (modifiziert nach Schuck & Schneider 2017, S. 19)

Gerichtetheit	Angststörung	Hauptmerkmal
gerichtet	emotionale Störung mit Trennungsangst im Kindesalter (F93.0)	übermäßig starke und unrealistische Angst bei bevorstehenden Trennungssituationen von Eltern oder Bezugspersonen (z.B. in die Schule oder den Kindergarten gehen, alleine bleiben, im eigenen Bett schlafen, auswärts übernachten)
gerichtet	phobische Störung des Kindesalters (F93.1)	anhaltende exzessive Angst in Anwesenheit oder in Erwartung spezifischer Objekte, Situationen oder Tiere (z. B. Spinnen, Hunde, Insekten, Arztbesuche, Höhen, Aufzüge, Wasser, Dunkelheit)
gerichtet	Störung mit sozialer Ängstlichkeit im Kindesalter (F93.2)	anhaltende und starke Angst in sozialen Situationen oder Leistungssituationen; Angst sich zu blamieren, vor anderen zu versagen oder durch andere negativ bewertet oder abgelehnt zu werden (z. B. bei Geburtstagen, Gruppenaktivitäten, Sprechen vor der Klasse, Sprechen mit unbekannten Personen)
ungerichtet	generalisierte Angststörung des Kindesalters (F93.80)	übermäßig starke, unbegründete und unkontrollierbare Sorgen in verschiedenen Lebensbereichen, meist über Kleinigkeiten mit vermeintlich weitreichenden Folgen (z. B. unpünktlich zu sein, kleinere Fehler zu machen, nicht gut genug in der Schule oder beim Sport zu sein, zu wenig Freunde zu haben, krank zu werden)
ungerichtet	Panikstörung (F41.0)	übermäßige, anfallsartige Angst, ohne dass objektiv gesehen eine reale Gefahr oder ein Anlass besteht, mit starken körperlichen und psychischen Angstsymptomen (z. B. Herzklopfen, Zittern, Übelkeit, Kurzatmigkeit, Schweißausbrüche, Schwindelgefühle, Angst zu sterben oder Derealisation)

Gefahr zu identifizieren und daraufhin zu vermeiden. Die Gefahr hat den Jugendlichen eingeholt, er fühlt sich von ihr überwältigt. Die befürchtete Situation ist tatsächlich oder gefühlt eingetreten. Der Jugendliche reagiert mit anfallsartiger Angst, die vom Gedanken begleitet sein kann, jetzt sterben zu müssen oder verrückt zu werden. Es besteht aufgrund der starken Angst und der körperlichen sowie kognitiven Begleitsymptome während der Panikattacken ein sehr heftiger Leidensdruck.

Kinder und Jugendliche mit generalisierten Ängsten machen sich die meiste Zeit über starke, unbegründete Sorgen in mehreren Lebensbereichen und vermuten dabei weitreichende Folgen, vor denen sie sich ebenfalls fürchten. Wenn kein Objekt gefunden werden kann, auf das sich die Angst verschieben lässt – wenn also kein Objekt ausreichende symbolische Bedeutung erlangt – kann dieses Objekt auch nicht vermieden werden. Die Angst verbleibt dabei in ungebundener Form oder ist »frei flottierend«. Die Angstbindung ist in dem Fall fragiler als bei einer gerichteten Angst und geht mit größeren funktionellen Einschränkungen einher: Scheinbar unbegründet werden dauerhaft Ängste empfunden, die mit starken psychovegetativen Symptomen einhergehen. Dies kann verstanden werden als Versuch der Psyche, die Angst in irgendeiner Form zu binden, ihr also eine Gestalt oder einen Namen zu geben. Oft macht sich die Angst dann an der Stelle fest, an der die Angst zu spüren ist: dem eigenen Körper – und dort am Herzen (Herzklopfen), der Atmung (Enge im Brustraum, schnelle Atmung), dem Bauchraum (flaues Gefühl, Übelkeit, Durchfall). Der Körper bietet dann aber keine ausreichende Sicherheit mehr, sondern wird selbst zur Quelle der Angst. Im Unterschied zu gerichteten Ängsten sind körperbezogene Ängste immer präsent. »Das gefürchtete Objekt kann, weil man mit ihm identisch ist, nicht vermieden werden.« (Thomä 2002, S. 98). Kinder und Jugendliche mit frei flottierenden Ängsten berichten oft von der Befürchtung, Herzinfarkte zu erleiden oder eine Krebserkrankung zu entwickeln. Die Angst vor Gehirntumoren kann dabei z. B. als Hinweis auf die Wahrnehmung der Unangemessenheit ihrer Angst und die Angst des Kindes verstanden werden, dass etwas mit ihrem Kopf nicht stimmt. Selbst medizinische Untersuchungen können die betreffenden Kinder und Jugendliche meist nur zeitweise beruhigen.

Was sind die Grenzen der klassifikatorischen Diagnostik?

Vor allem in Bezug auf die generalisierte Angststörung stellt sich in der klinischen Praxis häufig das Problem, dass unklar ist, ob es sich bei der generalisierten Angst eindeutig um ein eigenes Störungsbild oder wie noch im DSM-III um eine Art »Restkategorie« handelt, wenn die Kriterien für andere (Angst-)Störungen nicht eindeutig oder nicht mehrere Kriterien zur Diagnosestellung erfüllt sind. Die ICD-10 bspw. gibt vor, dass die Diagnose der generalisierten Angststörung zu vergeben ist, wenn fokussierte Ängste in mindestens zwei verschiedenen Bereichen vorherrschend sind. So würde ein Kind mit einer klinisch relevanten sozialen Phobie und klinisch relevanten Trennungsängsten mit einer generalisierten Angststörung diagnostiziert werden, anstatt mit einer sozialen Phobie und einer Trennungsangst. Oder ein Kind leidet an einer Trennungsangst und gleichzeitig an sozialen Ängsten, erfüllt jedoch nicht alle Kriterien der generalisierten Angst, also z.B. anhaltende somatische Symptome oder ein ständiges Sichsorgen. Die Diagnose der generalisierten Angststörung deckt dann weniger gut ab, was dem Kind Schwierigkeiten bereitet, als die beiden Störungen Trennungsangst und soziale Phobie es einzeln tun, muss aber laut ICD-10 vorrangig vergeben werden. Das folgende Fallbeispiel ist typisch dafür.

Die achtjährige Milena wirkt auf den ersten Blick gehemmt und schüchtern. Mit leiser, zittriger Stimme erzählt sie, dass sie in den Ferien nicht in den Schulhort gehen möchte. Dort kenne sie einen Großteil der Kinder nicht und die Kinder, die sie kenne, würden zwar ihre Klasse besuchen, aber sie sei mit keinem der Kinder befreundet. Die Eltern haben große Mühe, ihre Tochter abwechselnd bei den beiden Großelternpaaren unterzubringen. Hier langweile sich Milena die größte Zeit der Ferien über, weil es, wie sie sagt, keine Kinder im Umkreis gebe, die sie kenne und mit denen sie spielen könne. Dies nehme sie aber lieber in Kauf als potenziell fremde Kinder im Schulhort zu treffen. Zu Geburtstagsfeiern von Gleichaltrigen gehe sie nur, wenn sie vorher wisse, wer eingeladen sei, und sie mit dem Geburtstagskind gut befreundet sei. Dann habe sie eine Person, bei der sie sich sicher fühle. In ihrer Schulklasse fühle sich Milena wohl und gut aufgehoben, weil sie die Kinder kenne und wisse, was die Kinder über sie dächten. Sie unterhalte enge Freundschaften und sei in diesen offen und ausgelassen. Sobald aber neue Kinder hinzukämen, reagiere sie extrem zurückhaltend. Sie vermeide nach Möglichkeit, sich im Unterricht zu melden, und sei vor Diktaten und Tests in großer Anspannung, auch wenn diese noch nicht benotet würden. Wovor genau sie Angst hat, kann sie nicht benennen. Die Mutter beschreibt eine Seite an Milena, an der deutlich wird, wie genau das Mädchen versucht, sich selbst mit den Augen der Anderen zu sehen. Kleinere Fehler fallen bei ihr überdurchschnittlich hoch ins Gewicht. Milena traue sich auch nicht, bei anderen Kindern zu übernachten. Einmal habe es einen Übernachtungsversuch bei einem Jungen gegeben. Sie habe jedoch nicht einschlafen können und sich auch nicht getraut, über die Treppe ins untere Stockwerk zu gehen, wo die Eltern des Jungen schliefen. Sie habe zu weinen begonnen, während ihr Freund schon tief und fest geschlafen habe, bis sie schließlich vor Erschöpfung ebenfalls eingeschlafen sei. Diese Erfahrung sei für sie so furchtbar gewesen, dass sie bisher jede weitere Einladung zum Übernachten bei anderen Kindern ausgeschlagen habe. Auch bei den Großeltern übernachte sie nur ungern. Am liebsten sei sie einfach zuhause bei ihrer Mutter.

Milena ist eines der Kinder, die Ängste in verschiedenen Bereichen haben. Sie fürchtet sich sowohl vor Trennungssituationen von den Eltern als auch vor sozialen Situationen sehr. Dennoch erfüllt sie nicht die Kriterien einer generalisierten Angststörung. Einige der Symptome sind zwar bereits vorhanden: Sie beobachtet sich selbst sehr genau und grübelt viel über Fehler, zeigt aber nur sehr selten somatische Symptome, z. B. nach den Ferien, wenn sie am nächsten Tag in die Schule gehen soll. Dann reagiert sie mit Bauchschmerzen. Auch beschäftigen sie keine Zukunftssorgen oder Grübeln über Vergangenes. Sie kann sich gut entspannen, von ihren Sorgen distanzieren und wirkt eher kindlich als kognitiv zu weit entwickelt. In Milenas Fall ist es wahrscheinlich, dass sich das Vollbild einer generalisierten Angststörung noch ausbildet, falls keine therapeutische Intervention erfolgt.

Schon zu Beginn der Grundschule bzw. am Ende der Zeit im Kindergarten zeigte Milena verschiedene Symptome von Angststörungen. Sie reguliert sich am besten, indem sie die Nähe zur Mutter aufsucht. Es würde ihr auch ausreichen, eine Freundin in der Nähe zu wissen. Sie ist also immer noch vermehrt auf die Sicherheit durch die Anwesenheit einer anderen Person angewiesen. Auch ist es für sie wichtig, ob sie selbst aktiv entscheiden kann, wann sie alleine ist, oder ob der andere sie verlässt, was sie dann passiv ertragen muss. So schlägt sie ihrer Mutter regelmäßig vor, allein auf den Spielplatz zu gehen, wo die Mutter sie nicht mehr sehen kann, oder im Supermarkt für die Mutter einzukaufen. Dies bewältigt sie dann auch problemlos. Um angstfrei zu sein, muss Milena also optimalerweise selbst bestimmen können, wann und wohin sie geht und wen sie dort trifft. Möchte die Mutter dagegen zum Briefkasten gehen, den Müll herunterbringen oder ein Paket bei einer Nachbarin abholen, kann Milena nur schwer ertragen, allein in der Wohnung zurückgelassen zu werden. Dann vermeidet sie das Alleinsein, indem sie der Mutter zur Nachbarin oder zum Briefkasten folgt. Dies alles spricht für das Vorliegen einer Trennungsangststörung mit folgender Beeinträchtigung im sozialen Bereich und starken sozialen Ängsten.

In der psychotherapeutischen Behandlung stellt sich typischerweise folgendes Phänomen ein: Die Trennungsangst als gerichtete Angst scheint das vorrangige Symptom des Kindes zu sein, insofern wird die Behandlung auf die Trennungsangst ausgerichtet. Sobald sich jedoch die Symptome der Trennungsangst verringern, weil die Familie Trennungen weniger vermeidet, treten die Symptome der generalisierten Angststörung und damit von ungerichteten Ängsten in den Vordergrund. Diagnostisch käme es zu einer Verschiebung von der Trennungsangst- zur generalisierten Angststörung. Hier stellt sich dann die Frage, inwieweit die klassifikatorische Diagnostik mit ihrem Fokus auf die Phänomenologie an ihre Grenzen gerät. Eine psychodynamische Diagnostik würde die gerichteten Trennungsängste eher verstehen als unbewussten Versuch, über die Sicherung der Objektbeziehung – also in Milenas Fall die Sicherung der engen Beziehung zur Mutter – die ungerichteten, generalisierten Ängste im Zaum zu halten, also abzuwehren (siehe S. 153 f.).

Benecke und Staats weisen zu Recht darauf hin, dass sich auch für scheinbar grundlos auftauchende Ängste fast immer intrapsychische oder interpersonelle Auslöser finden lassen, die dem Patienten (noch) nicht oder nur in Teilen bewusst sind (Benecke & Staats 2017). Auch Thomä nimmt unbewusste Attribuierungen in den Blick: »Aufgrund unbewusst gesteuerter Zuschreibungen werden harmlosere äußere oder körperliche Reize als lebensbedrohlich deshalb erlebt, weil der Teufelskreis neurotischer Ängste durch eine große Unbekannte gesteuert wird. Es handelt sich kurz und bündig um die Angst vor sich selbst. Die unbekannten Selbstanteile, denen man nicht entkommen kann und denen man also überall und in vielen Gestalten begegnet, zu akzeptieren und sich mit ihnen zu versöhnen, ist nicht leicht.« (Thomä 2002, S. 99)

Dennoch lässt sich auf die Weise verstehen, welches Krankheitskonzept ein Kind oder Jugendlicher und seine Eltern haben, wie sie sich die Angst also erklären. Auch lassen sich darüber bereits erste Hinweise dazu finden, inwieweit das Kind oder der Jugendliche fähig ist, seine Angst an ein oder mehrere spezifische Objekte oder Situationen zu binden, d. h. inwieweit der Betreffende fähig ist, der Angst eine symbolische Gestalt zu geben. Vor allem die Kombination von Trennungsangststörung mit oder ohne soziale Ängste und (subklinischer) generalisierter Angststörung ist in der klinischen Praxis häufig bei Kindern zu finden. Bei diesen Fällen ist zu vermuten, dass die Kinder mit Hilfe der Trennungsangst und ihren (psychosozialen) Folgen – wenn etwa ein Erwachsener daraufhin in ihrer Nähe bleibt oder fremde Personen erfolgreich gemieden werden – darunterliegende generalisierte Ängste abwehren und im Zaum halten, wie oben beschrieben. Die rein phänomenologische Betrachtung der Symptome kann also über die eigentliche Art der Angst und die seelischen Verarbeitungsmöglichkeiten hinwegtäuschen.

Es drängen sich also noch weitere Betrachtungsebenen auf. Auf diese soll im zweiten Teil dieses Buches eingegangen werden.

TEIL 2

Angst verstehen: Psychodynamische Modelle von Angststörungen im Entwicklungsverlauf

Über die klassifikatorische Diagnostik der ICD-10 und des DSM-5 lassen sich dem Symptomkomplex eines Patienten bestimmte Störungsbilder operationalisiert zuordnen, d. h., es gibt explizite Kriterien für Störungsbilder wie Angststörungen. Darüber hinaus sind klare Entscheidungsregeln für den diagnostischen Prozess über die Ein- und Ausschlusskriterien oder Verknüpfungsregeln vorgegeben.

Von Vorteil ist, dass sich durch die Klassifikationssysteme mit ihrem deskriptiven Ansatz die Vergleichbarkeit und Unterscheidung von Diagnosen erhöhen (Reliabilität). Symptome von Kindern und Jugendlichen auf Grundlage der allgemeinen Kenntnisse über verschiedene Symptomkomplexe einschätzen und bestimmte Störungsbilder diagnostizieren zu können, ist eine wesentliche Voraussetzung für die psychotherapeutische Behandlung von Kindern und Jugendlichen.

Würden wir uns in der klinischen Arbeit aber allein auf die Symptomatik und ihre Beschreibung konzentrieren, ginge damit ein großer Informationsverlust einher. So könnten kaum Aussagen über die Entstehung und die aufrechterhaltenden Faktoren einer Störung getroffen werden (Caspar et al. 2018). Um Kinder und Jugendliche mit Angststörungen zu verstehen, braucht es daher Erklärungsansätze, warum das Kind oder der Jugendliche zu einem bestimmten Zeitpunkt eine spezifische Angst entwickelte und wieso diese aufrechterhalten wird. Dies ist für die klinische Arbeit v. a. deshalb bedeutsam, weil »diejenigen seelischen Faktoren, die beim Aufkommen dieses Problems oder bei der Auslösesituation einer Symptomatik beteiligt waren, häufig auch diejenigen Faktoren sind, an denen die Konzepte der Veränderungen ansetzen können« (Arbeitskreis OPD-KJ-2 2013, S. 13 f.). Das Wissen um die ätiopathogenetischen Faktoren (also die an der Entstehung einer Krankheit beteiligten Faktoren) bildet damit eine weitere Säule in der Behandlung von Kindern und Jugendlichen mit Angststörungen.

Im ersten Teil dieses Buches wurde darauf hingewiesen, dass die ICD-10 im Kapitel F93 verschiedene Angststörungen als emotionale Störungen des Kindesalters zusätzlich zu den Angststörungen des Jugend- und Erwachsenenalters ausweist, die unter F40 und F41 zu finden sind. Begründet wird dies damit, es sei für diese Angststörungen charakteristisch, dass die zugrunde liegenden Ängste in einer Entwicklungsphase beginnen, in der entsprechende ängstliche Reaktionen als angemessen angesehen werden, dann aber (unangemessen) persistieren, was eine eigene Kategorisierung rechtfertige. Hierbei wird eine Entwicklungsperspektive eingenommen, die auch innerhalb der psychoanalytischen Erklärungsansätze bis heute von hoher Relevanz ist. Die Beschäftigung mit Angst als psychischem Phänomen hat innerhalb der psychoanalytischen Krankheitslehre eine zentrale Stellung inne (Zerbe 1990). Freud nannte sie »das Grundphänomen und Hauptproblem der Neurose« (Freud 1926, S. 175). Die Theoriegeschichte der Psychoanalyse kann insofern auch als Geschichte der psychoanalytischen Angsttheorie(n) verstanden werden. Diesen Theorien ist die Annahme gemein, dass eine bestimmte Lebensphase jeweils mit einem bestimmten Lebensthema und spezifischen Arten von Angst assoziiert ist, die in der entsprechenden Phase vorherrschend sind (Hartmann 1997). Gelingt die Bewältigung der spezifischen Phase nicht ausreichend, kommt es in krisenhaften Situationen zu einem Persistieren oder einer Reaktualisierung dieser Themen und der damit verbundenen Ängste, die sich zu Angststörungen auswachsen können.

Insofern konzentriert sich der zweite Teil dieses Buches auf das psychoanalytische Verständnis der Angst und auf die Darstellung der psychoanalytischen Modelle zur Entstehung von Angststörungen. Dafür nehme ich eine historische Perspektive auf die Modellannahmen verschiedener Ängste ein. Das Wissen um die historischen Grundlinien und Konzepte ist eine wesentliche Voraussetzung für das heute aktuelle Verständnis von psychischen Störungen im Kindes- und Jugendalter, wie sie in der OPD-KJ-2 abgebildet werden. Diese Diagnostik stützt sich auf den Konflikt- und Strukturbegriff unter Fokussierung auf die Entwicklungsperspektive von Kindern und Jugendlichen und soll am Ende des Abschnitts vorgestellt werden.

Historische Betrachtungen

Im Folgenden soll, ausgehend vom triebtheoretischen Verständnis Freuds, dargestellt werden, wie verschiedene Aspekte von Angst im Rahmen der frühen psychoanalytischen Theorien verstanden werden können und inwieweit nachfolgende Theoretiker im weiteren Entwicklungsverlauf zu einem erweiterten Verständnis in Bezug auf verschiedene Arten von Angst beigetragen haben.

Triebtheorie

Sigmund Freud war davon überzeugt, dass dem psychischen Geschehen von Menschen verschiedene Triebe als konstante psychische Kräfte oder Energien zugrunde liegen. Ihr Zusammenspiel würde den Menschen zu bestimmten Handlungen drängen – heute würden wir vielleicht eher sagen: motivieren (Benecke & Brauner 2017).

Freuds Vorstellungen haben eine lange theoretische Entwicklung erfahren, die sich historisch nachverfolgen lässt. In über 30 Jahren beschäftigte er sich immer wieder mit Angst als Phänomen und revidierte seine Grundannahmen sukzessive.

In seinen ersten Überlegungen ist die Entstehung von Angst mit der psychischen Energie des Lebenstriebes, der Libido, verbunden. Als junger Assistenzarzt bei Charcot beobachtete Freud bestimmte Symptome bei den Patientinnen wie Anfälle mit Zähneknirschen, aggressiven Ausbrüchen und Stöhnen, aber auch Bewusstlosigkeit,

Lähmungen oder Ausfall von Sinnesorganen ohne organische Ursache. Diese Symptome ließen sich bis dato nicht erklären und wurden unter dem Namen Hysterie als neurotische Symptome zusammengefasst.

Unter anderem trat der sogenannte »Arc de Cercle« als Rückbeuge, d.h. eine kreisbogenartige Überstreckung des Körpers nach hinten bei Patientinnen auf. Dem Beobachter präsentierte sich in diesen Kreisbögen das Dekolleté der Patientinnen, während sie selbst bewusstlos waren. Freud erkannte, dass die sexuellen Bedürfnisse und Wünsche dieser Frauen den gesellschaftlichen Normen zuwiderliefen und dass die pathologische Lösung dieses Konflikts das Symptom war, durch das die Frauen unbewusst ihre Phantasien zum Ausdruck bringen konnten. Laut Freud wünschten sich diese hysterischen Patientinnen bspw., von Männern sexuell begehrt und angesehen zu werden. Freud nahm an, dass sich die Patientinnen die Befriedigung dieser Wünsche aus Angst, für diese verurteilt zu werden, versagten. Tatsächlich war eine offene, aktive Sexualität im Europa der Jahrhundertwende besonders für unverheiratete Frauen verpönt. So schlussfolgerte Freud, die Libido suche sich unbewusst andere, regressive Wege und kehre zu früheren Formen der Befriedigung zurück, z.B. über auf den Körper verschobene Symptome und eine sozial akzeptierte Krankenrolle. Diese Annahmen waren der Ausgangspunkt für Freuds Modell der Hysterie.

Später verallgemeinerte er diese Auffassungen und legte sie auch seinem Verständnis anderer Neurosen zugrunde. Freud beobachtete Ende des 19. Jahrhunderts Patientinnen mit anderen Symptomen, die er alle in Beziehung zu Angst setzte. Hierbei unterschied er ausgehend von den Neurasthenien die »Phobie« als Verschiebung der unbewussten Angst auf bestimmte äußere, situative Auslöser der »Angstneurose«, die sich nicht auf bestimmte Objekte richtete. Zur Symptomatik der Angstneurose gehörten ihm zufolge u.a. eine allgemeine Reizbarkeit mit Geräuschempfindlichkeit und Zustände ängstlicher Erwartung bzw. eine chronische Ängstlichkeit, in der immer vom Schlimmsten ausgegangen wird. Er beschrieb diese Ängste als frei flottierend, also ohne situative Auslöser, und einhergehend mit verschiedenen somatischen Symptomen im Rahmen von Angstanfällen – Symptome, die wir heute der generalisierten Angststörung und z.T. der Panikstörung zuordnen würden (Freud 1895).

Aus seinen Beobachtungen formulierte er seine erste Angsttheorie (Freud 1895): Die Libido als im Körper aufgestaute Sexualenergie werde ohne adäquate Abfuhr in Angst umgewandelt. Angst definierte er als Ergebnis der »Ablenkung der somatischen Sexualerregung vom Psychischen und einer dadurch verursachten abnormen Verwendung dieser Erregung« (Freud 1895, S. 334). Die Angstneurose grenzte er insofern von der Hysterie ab, als er meinte, die Angst der Angstneurose sei eine rein somatische, während es sich bei der Hysterie um eine psychische, durch Konflikt hervorgerufene Angst und in Folge um eine von ihm später so benannte Psychoneurose handle. Später gestand er jedoch, dass sich in der klinischen Praxis meist Mischformen mit unterschiedlichen ätiologischen Momenten, also nicht nur sexuellen Ursachen, zeigen würden (Freud 1898). Wegweisend waren an dieser Stelle jedoch schon Freuds Überlegungen zu einer Verankerung der Neurosen in vergangenen Lebensereignissen und den daraus resultierenden inneren Fixierungen. So ging es ihm in den nächsten Jahren mehr und mehr um eine Besinnung auf die innere Welt.

Neben seiner Beschäftigung mit erwachsenen Patienten setzte sich Freud auch mit Kindern und infantiler Angst auseinander. Hierbei erkannte er die Bedeutung der Trennung von der Mutter als angstauslösenden Faktor für das Kind: »Die Angst der Kinder ist ursprünglich nichts anderes als der Ausdruck dafür, daß sie die geliebte Person vermissen.« (Freud 1905, S. 125). Die Angst vor Trennungen – oder Verlassenheitsangst – wurde von ihm als die ursprüngliche Form der Angst angesehen. Bei Trennungsängsten der Kinder handele es sich mithin um Realängste vor Situationen, die wegen der existenziellen Abhängigkeit kleiner Kinder von ihren Eltern eine tatsächliche Bedrohung für das Kind darstellen. Allerdings fügte Freud auch hier ein sexuelles Moment hinzu, wenn er sagte, »zur Ängstlichkeit neigen nur Kinder mit übergroßem oder vorzeitig entwickeltem oder durch Verzärtelung anspruchsvoll gewordenem Sexualtrieb.« (Freud 1905, S. 125). Freud ging also zu Beginn seiner Überlegungen zu Angst bei Kindern – genau wie bei Erwachsenen – hauptsächlich von einem inneren Geschehen aus, nämlich dass sich unbefriedigte (weil gehemmte) Libido in Angst verwandeln würde.

Der kleine Hans

In dem Fallbeispiel »Der kleine Hans« (Freud 1909) beschrieb Freud die Angst eines fünfjährigen Jungen, der eine starke Furcht davor entwickelte, ein Pferd könne ihn beißen, und in Folge das Haus kaum mehr angstfrei verlassen konnte. Hauptsächlich per Brief von Freud angeleitet, führte Hans' Vater die Analyse seines Sohnes selbst durch.
In der Beschäftigung mit der Symptomatik des Jungen und der Dynamik in der Familie fiel Freud eine augenscheinliche Ähnlichkeit zwischen dem Vater und den Pferden auf. Er zog eine Parallele zwischen der Brille und dem Schnurrbart des Vaters und den Scheuklappen und Halftern der Pferde. Dann stellte er eine These auf, wie Hans versuche, sich unbewusst zumindest teilweise von der Angst zu befreien: Der Junge verschiebe seine unbewusste Angst vor dem Vater auf Pferde. Diese könne er vermeiden, indem er kaum noch auf die Straße ging. Damit war die Angst an ein Objekt gebunden. Zwar ging die Angst mit einer gewissen Lebensbeeinträchtigung einher, der Junge konnte jedoch angstfrei mit seinem Vater umgehen. Hier erkannte Freud also das der Phobie typische Muster, nämlich der Verschiebung der Angst auf ein bestimmtes Objekt, das gemieden werden kann, sodass die Angst in Folge geringer ist.
Freud vermutete einen inneren Auslöser für die Ängste des Jungen: Die Angst entstünde als Folge der Verdrängung eines unbewussten Wunsches, der nicht akzeptabel sei. Was war dieser Wunsch und woraus resultierte die Angst? Vorausgegangen war eine Begebenheit, bei der die Mutter den damals Dreieinhalbjährigen beim Spiel mit seinem Penis erwischt hatte. Sie habe gedroht, seinen Penis, den »Wiwimacher«, von einem Arzt abschneiden zu lassen: für einen Jungen eine äußerst bedrohliche Vorstellung! Kurz nach der Geburt seiner Schwester wurde der inzwischen Fünfjährige Zeuge, wie eine Kutsche umfiel und ein Pferd schwer stürzte. Ab da entwickelte sich die Furcht des Jungen vor Pferden. Freuds Annahme war, dass für Hans mitten in der ödipalen Phase erstens der Penis das Hauptorgan libidinöser Befriedigung wurde und er zweitens unbewusst seine Mutter libidinös begehrte und für sich haben wollte. Als störend im Kontakt mit der Mutter erwiesen sich sowohl die neugeborene kleine Schwester als auch

der Vater, die ebenfalls in der gemeinsamen Wohnung wohnten. Auf der bewussten Ebene konnte Hans die Eifersucht auf die Schwester offenbar eher ausdrücken, indem er Phantasien äußerte, sie möge sterben. Dem Vater gegenüber konnte Hans seine Eifersucht und Todeswünsche jedoch nicht ausdrücken, da er ihn einerseits sehr liebte und die einsetzende Gewissensbildung ihm andererseits auch verbot, seinem Vater Böses zu wünschen. Freud nahm an, dass Hans diese Todeswünsche jedoch unbewusst hegte und diese im auslösenden Moment, als das Kutschenpferd stürzte, unbewusst mit dem Vater in Verbindung brachte. Die Bewusstwerdung der unbewussten Wünsche wurde also abgewehrt, auf das Pferd als Objekt verschoben und verwandelte sich damit in die neurotische Angst, ein Pferd könnte ihn aus Rache für seine Todeswünsche in den Finger, d. h. in Analogie zur Androhung in den Penis beißen und damit kastrieren (Meyer 2005). Als Freud die Zusammenhänge soweit verstanden hatte, deutete er dem Jungen, »er fürchte sich vor seinem Vater, eben weil er die Mutter so lieb habe. Er müsse ja glauben, daß ihm der Vater darob böse sei, aber das sei nicht wahr, der Vater habe ihn doch gern, er könne ihm furchtlos alles bekennen.« (Freud 1909, S. 41). Mit der Zeit ließ sich die Pferdeangst nach und nach auflösen und der Junge ging wieder aus dem Haus. Aus heutiger Sicht würde der Fall sicher anders und mehr in Bezug auf die Trennungsangst des Kindes von der Mutter akzentuiert werden, dennoch ist es Freuds Verdienst, hier als Erster die Analyse einer Kinderangst detailliert dargestellt zu haben.

Eine zweite Angsttheorie bildete Freud auf Grundlage seines Strukturmodells aus (Freud 1923).[8] Deren Kernannahme, dass Angst immer die Reaktion auf eine Gefahr sei, führte auch zur Bezeichnung Signalangsttheorie. Hier ging Freud davon aus, dass das Ich »die eigentliche Angststätte« sei und quasi die Angst in Antizipation von inneren und äußeren Gefahren als Signal selbst produziere, um tätig werden und sich vor Anforderungen der anderen Instanzen schützen zu können. Dies betreffe sowohl Phantasien und Handlungsimpulse als auch die Anforderungen der äußeren Welt (Freud 1926,

8 Freuds triebtheoretische Überlegungen und sein grundlegendes Strukturmodell aus Ich, Es und Über-Ich kann ich im Rahmen dieser Arbeit nicht umfassend wiedergeben. Ich verweise hierzu auf die umfangreiche Literatur und die Erläuterungen der einschlägigen Einführungs- und Handbücher (exemplarisch auf Mertens & Waldvogel, 2000 und List, 2014).

S. 171). Angst war für Freud damit nicht mehr nur Folge, sondern auch Ursache der Verdrängung. Mit Hilfe der Verdrängung könne das Ich die Angst vermeiden und abwehren und damit die Anforderungen des Über-Ichs oder die Triebansprüche des Es moderieren und handlungsfähig bleiben (Benecke & Staats 2017).

In der Theoriebildung Freuds bezüglich der Entstehung und Bewältigung von Angst standen damit Konflikte zwischen den innerpsychischen Instanzen im Zentrum. Dem Ich wurde die zentrale Stelle als regulativer Vermittler sowohl zwischen den Instanzen als auch der Außenwelt, von denen mögliche Gefahren ausgehen, zugedacht. Zu diesen Gefahren stellte Freud eine Angsthierarchie auf, die er mit phasentypischen Entwicklungskonflikten verband (Plänkers 2003). Er klassifizierte die Ängste in »Urangst«, »Angst vor Trennung von der Mutter«, »Verlustangst«, »Verletzungs- bzw. Kastrationsangst« und »Über-Ich-Angst« entsprechend der sexuellen Phasen von der Geburt bis zum Ende der ödipalen Phase. Allerdings sei die Angst vor diesen Gefahren unbewusst (Ermann 2012). Versage die Abwehr oder sei die Angst überwältigend, erfolge ein Angstanfall und das Individuum erlebe Hilflosigkeit und Panik. Diese die erste Angsttheorie revidierenden Auffassungen vertrat Freud bis zu seinem Lebensende. Freuds Tochter Anna nahm diese Gedanken ebenfalls auf und entwickelte sie im Rahmen des ichpsychologischen Ansatzes stärker in Bezug auf andere Abwehrprozesse weiter. Bis heute sind sie allen psychodynamisch arbeitenden Psychotherapeuten als Konfliktmodell vertraut. (Später ergänzte Freud seine Theorie dahingehend, dass das Auftreten von Angst in der Angstneurose auch eine Reaktion auf eine traumatische Situation sein könne (Freud 1933)).

Individualpsychologie

Auch in der von Alfred Adler begründeten Individualpsychologie finden sich Überlegungen zu Angst, der Adler für das Leben eines Menschen überragende Bedeutung zuschrieb. Seinem Verständnis nach sind alle Menschen aufgrund ihrer Unsicherheit und Schwäche der Natur gegenüber mit einer Urangst ausgestattet. Ferner haben sie ein angeborenes Bedürfnis nach Nähe und Zuwendung, welches er »Zärtlichkeitsbedürfnis« nennt (Adler 2008). Viele Jahre vor Formulierung der Bindungstheorie durch John Bowlby und Mary Ainsworth (ab S. 99) stellte Adler damit das grundsätzliche Bedürfnis von Kindern nach Schutz und Zuwendung, also nach Bezogenheit, heraus. Auch betonte Adler die Funktion der vertrauten Personen, dem Kind emotionale und reale Sicherheit zu geben, um das Mangel- oder Minderwertigkeitsgefühl, noch nicht für sich selbst sorgen zu können, auszugleichen (Adler 2007; Pap 2011).

Im angeborenen Zärtlichkeitsbedürfnis des Kindes sah Adler den Vorläufer des »Gemeinschaftsgefühls«, eines Gefühls der Verbundenheit mit anderen Menschen oder der Zugehörigkeit zu einer Gruppe. Als Gegenpol dazu führte er ein Streben nach (individueller) Geltung, Überlegenheit und Macht an, das dazu diene, das Minderwertigkeitsgefühl auszugleichen oder zu kompensieren.

Adler rückte damit von Freuds Vorstellung, alles Handeln und Erleben von Menschen sei durch die Triebe bestimmt, ab und sah im sozial getönten Machtstreben den wichtigsten Motor für die psychische Entwicklung des Einzelnen.

Er verstand neurotische Konflikte als Ergebnis kompensatorischer Versuche des Ichs, erlebte Minderwertigkeitsgefühle zu überwinden und konflikthafte Beziehungsepisoden zu verarbeiten. Die Funktion neurotischer Entwicklungen lässt sich im individualpsychologischen Verständnis Adlers knapp und pragmatisch im Hinblick auf die Bedeutung der Selbststeuerung fassen: Die Neurose ist demnach »in erster Linie Sicherung« (Adler 1973, S. 104). Adler hob somit anerkennend auf die Funktion der maladaptiven neurotischen »Lösung« als eines psychischen Bewältigungsversuchs zur Selbstregulation (Wengler 2009) ab. Damit räumte Adler als erster der psychoanalytischen Theoretiker der Funktion der Selbstregulation Vorrang vor der der Triebregulation ein. Er formulierte damit Überlegungen, wie sie sich auch in der Analytischen Psychologie Jungs (Jung 2015) und der späteren ich-psychologischen Theoriebildung wiederfinden sollten. Wo bei Adler von Sicherungen oder Sicherungstendenzen die Rede ist, wird Anna Freud später in ihrem großen Überblickswerk von Abwehrmechanismen sprechen (Freud 1969).

Nach Adler führen bedeutsame Ereignisse im Leben des Kindes dazu, dass es bestimmte gefilterte Wahrnehmungsweisen oder Bewertungsschemata der Welt gegenüber entwickelt und zukünftige Ereignisse v.a. durch diese Filter wahrnimmt und bewertet. Aus dieser Wechselwirkung ergäben sich ein inneres Steuerungsprogramm und eine Stabilisierung hin zu einem sehr individuellen Lebensstil, der sich gewissermaßen wie ein roter Faden durch das Leben des Einzelnen ziehe.

Um diesen sichtbar und für die Behandlung nutzbar zu machen, arbeitete Alfred Adler mit der sogenannten Lebensstilanalyse (Adler 1979). Dabei spielen die frühesten Lebenserinnerungen eines Patienten eine besondere Rolle. Adler schreibt dazu: »Es gibt keine ›zufälligen Erinnerungen‹; aus der unberechenbar großen Anzahl von Eindrücken, die den Menschen treffen, wählt er nur jene als Erinnerungen aus, von denen er – wenn auch nur dunkel – spürt, dass sie für seine Entwicklung wichtig waren. So stellen seine Erinnerungen seine ›Lebensgeschichte‹ dar, eine Geschichte, die er sich selbst erzählt, um sich zu warnen oder zu trösten, sich die Ausrichtung auf sein Ziel zu erhalten und sich darauf vorzubereiten, mit Hilfe verflossener Erfahrungen der Zukunft mit einem bereits erprobten Handlungsstil zu begegnen« (Adler 1979, S. 65). Die frühesten Lebenserinnerungen sind für Adler innere (Ab-)Bilder der Beziehungen zu den wichtigen Personen in seiner Umwelt und Vorbilder dafür, wie der Mensch seit der Kindheit Beziehungen zu anderen strukturiert.

Hier deuten sich bereits Gedanken an, wie sie für die Objektbeziehungstheorie mit ihren verinnerlichten Objektbeziehungen als Selbst- und Objektrepräsentanzen und Selbst-Objekt-Affekt-Einheiten zentral sind.[9] Aus bindungstheoretischer Sicht ist hier an die »Inneren Arbeitsmodelle« zu denken (siehe dazu z. B. Lehmhaus &

---

9 Für den Hinweis auf die Lesrichtung, dass die Individualpsychologie als eine frühe Form der Objektbeziehungstheorie verstanden werden kann, u. a. da sich in den frühesten Lebenserinnerungen gleichzeitig auch Abbildungen von Objektbeziehungen finden, danke ich Thomas Abel, der dies in seinem Vortrag »Von inneren Bildern zu Objektrepräsentanzen – Lebensstilanalyse und ZBKT« (gehalten am 02. November 2019 im Rahmen der Jahrestagung für Individualpsychologie 2019) überzeugend darstellte.

Reiffen-Züger 2017; Kernberg 2001; Kächele et al. 1999). Eine Weiterentwicklung ist auch für die OPD-KJ-2, insbesondere in der Beziehungsachse (Arbeitskreis OPD-KJ-2 2013), zu konstatieren.

Adlers Gedanken bezüglich der Selbstwertregulation finden ihre Entsprechung in der Selbstpsychologie (Kohut 1976). So war für ihn das Ziel der Sicherungstendenz v. a. der Schutz vor dem Erleben von Minderwertigkeitsgefühlen. Kompensationen (über den Willen zur Macht) wie das Ausüben von Aggression dienen ihm zufolge der Abwehr dieser Gefühle und der damit verbundenen Ängste. Außerdem betonte er die Bedeutung eines ausreichend ausgebildeten Selbstwerts für die psychische Gesundheit des Einzelnen und betrachtete Scham als das Gefühl, das auftaucht, wenn der Wert eines Menschen innerlich oder äußerlich in Frage gestellt wird (Adler 2007).

Ich-Psychologie

Die von Freud ausgearbeitete Theorie zur Konfliktpathologie ist eng an die Voraussetzung eines intakten Ichs gebunden. Anna Freud, deren Schwerpunkt auf der therapeutischen Behandlung von Kindern lag, postulierte, dass misslungene Entwicklungsprozesse zu »Ich-Defekten« oder dem Verlust von Ich-Funktionen führen könnten und von konfliktbedingten Neurosen unterschieden werden müssten. Vor allem kleinere Kinder und Kinder mit stärkeren strukturellen Einschränkungen könnten Konflikte noch nicht als solche wahrnehmen, da ihnen das Verständnis dafür fehle, dass überhaupt zwei oder mehr einander widersprechende Intentionen gleichzeitig vorherrschen können. Damit beschrieb sie eine Pathogenese von Angststörungen v. a. aufgrund von strukturellen Mängeln, d. h. wegen bisher zu wenig ausgebildeter Ich-Funktionen.

Für Anna Freud spielte Angst in Bezug auf das Ich ebenfalls eine wichtige Rolle. Um sich vor Unlust und Angst zu schützen, bediene sich das Ich verschiedener Abwehrprozesse, die sie anhand einer Reihe von Abwehrmechanismen darlegte. Je nach Entwicklungsstand der Ich-Funktionen herrschten bestimmte Abwehrmechanismen vor. Freud führte folgende, in der Psychoanalyse zu diesem

Zeitpunkt bereits beschriebene Abwehrmechanismen an: Verdrängung, Regression, Reaktionsbildung, Isolierung, Ungeschehenmachen, Projektion, Introjektion, Wendung gegen die eigene Person, Verkehrung ins Gegenteil und Sublimierung. Die »Identifizierung mit dem Angreifer« und die »altruistische Abtretung« arbeitete sie selbstständig und zusätzlich aus (Freud 1969; Bayer & Logé 2018).

Heute besteht weitgehend Einigkeit darüber, dass je nach Reifegrad der psychischen Struktur bestimmte Abwehrmechanismen gehäuft vorkommen. So herrschen bei geringer Strukturierung »unreife« Abwehrmechanismen wie Projektion, Spaltung und projektive Identifikation vor, während bei besserer Strukturierung etwa Verdrängung und Sublimierung als eher »reife« Abwehrmechanismen überwiegen.

Anna Freud unterschied in Anlehnung an die Vorarbeiten ihres Vaters drei Arten von Angst: Die »Angst vor der Triebstärke«, die »Über-Ich-Angst« und die »Realangst«. Sie und später auch Hartmann befassten sich mit den Fragen, inwieweit das Ich versucht, die Umwelt und seine Beziehungen zu ihr zu beeinflussen, und welche entwicklungsfördernde Anpassungsleistungen das Ich durch Abwehrleistungen erbringen kann (Hartmann 1997).

Erik Erikson folgte Freuds ursprünglichem Modell der Phasen der psychosexuellen Entwicklung (orale Phase, anale Phase, phallisch-narzisstische Phase, phallisch-ödipale Phase, Latenzperiode, genitale Phase; siehe dazu auch Bayer & Streeck-Fischer 2018), konzentrierte sich bei der Ich- und Identitätsentwicklung jedoch nicht nur auf die ersten Lebensjahre, sondern den gesamten Lebenslauf. In seinem Stufenmodell der psychosozialen Phasen legte er weniger Wert auf unbewusste Dynamiken als auf sozio-psychologische Dimensionen. Für ihn ergaben sich die Entwicklungsaufgaben aus dem Spannungsfeld zwischen den Bedürfnissen und Wünschen des Einzelnen und den sich im Laufe der Entwicklung ständig verändernden Anforderungen der sozialen Umwelt (Erikson 1966). Der Einfluss und die Rolle des realen Anderen und der Umwelt auf die bzw. in der psychischen Entwicklung rückten zeitgleich im Rahmen der an Bedeutung gewinnenden Objektbeziehungstheorie weiter in den Mittelpunkt.

Objektbeziehungstheorie

Die psychoanalytische Schule, die sich am intensivsten mit sehr frühen Ängsten beschäftigte, war die Objektbeziehungstheorie, zu deren prominenten Vertretern u.a. Klein, Bion, Winnicott und Balint gehörten. Ihr Fokus lag neben den frühen Objektbeziehungen und ihren Niederschlägen auf der Angstentwicklung im Rahmen der ersten Lebenserfahrungen.

Das Konzept von Angst bei Melanie Klein unterscheidet sich von dem Anna Freuds in theoretischer, aber auch in behandlungstechnischer Hinsicht (Bovensiepen 2007). Klein postulierte, der Säugling würde die Mutter in den ersten Monaten lediglich körperlich als wärmend und nährend erleben. Im Gedächtnis des Kindes werde die Mutter als Vorstellungsobjekt des Ichs über frühe Prozesse von Introspektion und Projektion gebildet und gespeichert. Da die Mutter jedoch nicht immer unbegrenzt zur Verfügung stehen und die Bedürfnisse des Säuglings unmittelbar decken könne, erlebe das Kind angeborene aggressive Regungen wie Neid, Gier und Hass als heftige negative Gefühle. Klein sah in den aggressiven Regungen des Kindes unmittelbare Äußerungen des »Todestriebs«, den Freud in seiner dritten Triebtheorie unter dem Eindruck des Ersten Weltkriegs beschrieben hatte (Freud 1920; Heim 2018). In ihrer Analyse von infantilen Angstsituationen stellte Klein aber fest, dass es, wenn es einen Todestrieb gäbe, als unbewusste Reaktion darauf auch die »Angst vor Vernichtung« geben müsse (Klein 2006). Diese müsse abgespalten werden, da es zu bedrohlich für den Säugling sei, diese Angst zu erleben. Auf diese Weise gerieten die Integration des Abgespaltenen und die Überwindung der Angst in Kleins behandlungstechnischen Fokus.

Vom Partialobjekt zum Gesamtbild

Das noch ungeborene Kind erlebt die Mutter als von sich ungetrennt. Im Bauch wird es über die Nabelschnur mit allem versorgt, was es braucht. Auch nach der Geburt nimmt der Säugling die Mutter anfänglich als Teil seiner selbst wahr. Über die Nähe zur Mutter beim Kuscheln und Stillen fühlt er sich sicher und wohl. Doch die Mutter ist nicht immer unmittelbar verfügbar und legt den Säugling zwischendurch ab. Auf eine unangenehme Empfindung reagiert der Säugling mit Schreien. Die Mutter hört mit der Zeit schon am Schreien, was der Säugling braucht. Aber immer wieder stellen sich Frustrationen ein, da die Mutter nicht unmittelbar auf alle Bedürfnisse eingehen kann. In dieser Zeit erlebt der Säugling die Mutter nicht als abwesend, sondern als anwesend und ihm das Gute, z.B. die Milch, vorenthaltend. In der Vorstellung des frustrierten Kindes ist die Mutter also nicht weg, sondern böse. Es reagiert mit Wut auf die Frustration. Zu dieser Zeit bestehen noch keine vollständigen inneren Bilder realer Objekte. Anstatt dass die Mutter als ganze Person wahrgenommen wird, nimmt der Säugling z.B. nur die Brust als Partialobjekt war. Zur Veranschaulichung, wie der Prozess der Bildung von ganzheitlichen inneren Bildern objektbeziehungstheoretisch erklärt wird, mag das Beispiel eines Puzzles als Metapher helfen: Die »Puzzleteile« (Partialobjekte), die das Kind wahrnehmen kann, ergeben kein kohärentes Gesamtbild, sondern immer nur einen kleinen Ausschnitt, der oft eher bedrohlich als beruhigend wirkt. Erst wenn das Kind immer wieder die Erfahrung macht, dass die Mutter wiederkommt und seine Bedürfnisse erfüllt, kann es die inneren »Puzzleteile« zu einem Puzzle als Gesamtbild von der Mutter zusammensetzen.

Klein sah damit das Hauptziel des analytischen Verfahrens darin, »die Integration des Ichs und gleichzeitig die Synthese der Objektbeziehungen zu fördern« (Klein 2006, S. 239). Damit wies sie darauf hin, dass die Spaltung von guten und schlechten inneren Selbst- und Objektanteilen mit der Zeit aufgehoben und diese zu einem stimmigen Gesamtbild zusammengesetzt werden sollen (siehe Kasten). Dies versuchte sie, konzeptuell v.a. über die Analyse der in einer Therapiesitzung am stärksten auftauchenden latenten Angst zu realisieren (Klein 2017). Klein sprach mit den Kindern über ihre Phantasien und ihre Ängste und deutete diese direkt in der Überzeugung, dass sich diese dadurch abmildern ließen. Dabei folgte ihre Arbeitsweise dem Grundmuster »Angst – Deutung – Reaktion«, bestehend aus einer Spielsequenz, der Deutung durch Klein und der anschließenden Reaktion des Kindes im weiteren Spielverlauf (Bovensiepen 2007). Sie meinte, erst wenn in der Überwindung der »paranoid-schizoiden Position« hin zur »depressiven Position« der geliebte und der gehasste Teil des Objekts integriert würden und beide nebeneinander bestehen könnten, relativiere sich auch die Angst vor Vernichtung oder Verfolgung. Das Kind, das die depressive Position erreicht hat, habe Sorge, der Mutter Schaden zugefügt zu haben. Es empfinde Schuldgefühle und sei bestrebt, den Schaden wiedergutzumachen. Durch Klein wurde mithin die Angst im Kontext innerer Objektbeziehungen analysiert.

In der Folge beschäftigte sich Wilfred Bion v. a. mit der Frage, wie das Denken auf Grundlage früher Objektbeziehungen und der damit verbundenen Emotionen entsteht. Er legte eine sehr differenzierte Theorie der Entstehung, Funktion und Bewältigung von Affekten vor, wobei er Affekte als »die erste Verbindungsstelle zwischen dem Ich und seinen inneren und äußeren Objekten« definierte (Focke et al. 2018, S. 19). Bion unterschied zwischen psychotischen und nicht-psychotischen Anteilen der Persönlichkeit und brachte diese mit zwei grundlegend verschiedenen Ängsten in Zusammenhang (Bion 1962; Bion 1998a; Bion 1998b; Ermann 2012): erstens die psychotische oder »namenlose Angst« und zweitens die »Angst vor Erkenntnis und Veränderung«. Die erstgenannte Angst ist für ihn die Urangst des Menschen, eine existenzielle Angst vor der eigenen Zerstörung. Die letztgenannte Angst brachte er mit nicht-psychotischen Persönlichkeitsanteilen in Verbindung und betonte ihre Relevanz für die spätere Entwicklung. Ein wesentlicher Grundbegriff Bions in diesem Zusammenhang ist die emotionale Erfahrung. Er postulierte, das Kind brauche für seine psychische Entwicklung ein Objekt, das ihm als »Container« für die noch nicht verarbeitbaren Affekte zur Verfügung stehe und an welchem das Kind diese emotionale Erfahrung machen könne (Bion 1962).

Containing

Die affektiven Zustände des Kindes sind nach Bion gewissermaßen psychisches Rohmaterial. Bion nennt sie Beta-Teilchen. Das Kind kann sie allein nicht ertragen und verarbeiten. Über Schreien versuche das Kind, diese Affekte loszuwerden. Mit Hilfe der sogenannten »Alpha-Funktion« fühle sich die Mutter als primäres Objekt in den Säugling und seinen Affektzustand (etwa seine Angst) ein. Die Mutter nehme die Beta-Teilchen, also z. B. die Angst, in sich auf (to contain –

aufnehmen), verdaue sie quasi und gebe sie dem Säugling dann in für ihn verträglichen Portionen als kommensurable Alpha-Teilchen wieder zurück. So werde die Angst von der namenlosen Angst zu einer benannten Angst, z. B. der Angst alleine zu sein, der Angst vor einem Tier, der Angst vor Dunkelheit etc., die mit Erinnerungen und Assoziationen einhergehe, wodurch sie nicht nur gespürt werde, sondern auch eine kognitive Komponente bekomme. Durch diesen affektiven »Verdauungsvorgang« zwischen Mutter und Kind könne letzteres die Angst ertragen und darüber nachdenken. Das Kind verinnerliche aber nicht nur die Bezeichnung für das Gefühl, sondern auch die Fähigkeit der Mutter, aus dem Alpha-Teilchen ein Beta-Teilchen zu machen, identifiziere sich also mit der Mutter und ihrer verarbeitenden Alpha-Funktion. Damit könne sich das Kind zukünftig selbst beruhigen und sei langfristig nicht mehr auf die Anwesenheit der Mutter und ihre Zuwendung zur Regulation seiner Gefühle angewiesen.

Versagt demnach diese interpersonelle Abstimmung zur Bewältigung der Affekte oder empfindet das Kind die daraus entstehende Abhängigkeit als zu bedrohlich, kann es zu Ängsten von katastrophalem Ausmaß kommen, die später bis zur Psychose führen oder sich in leichterer Form in Phobien oder Verfolgungsängsten äußern können (Focke et al. 2018).

Auch Donald Winnicott fokussierte auf die frühe Mutter-Kind-Beziehung und kritisierte Freud für seine Betonung der infantilen Sexualität und der Rolle der Triebtheorie: »Auf den ersten Blick scheint es, als beschäftige sich ein Großteil der psychoanalytischen Theorie mit der frühen Kindheit und dem Säuglingsalter, aber in gewissem Sinn kann man sagen, Freud habe das Säuglingsalter als Zustand vernachlässigt« (Winnicott 2006b, S. 49). In seiner Theorie der menschlichen Entwicklung versucht er zu erklären, wie sich das Baby aus der absoluten Abhängigkeit von den primären Bezugspersonen heraus zu einem Individuum mit einer eigenen Persönlichkeit entwickelt und welche Rolle die kontinuierliche Förderung der Umwelt dabei spielt (Kruska 2018).

Winnicott formulierte das bekannte Zitat: »›There is no such thing as a baby‹ – meaning that if you set out to describe a baby, you will find you are describing a *baby and someone*. A baby cannot exist alone, but is essentially part of a relationship« (»›So etwas wie ein Baby gibt es nicht‹ – d.h. wenn man das Baby beschreiben möchte, wird einem auffallen, dass man immer ein *Baby und jemand anderen* beschreibt. Ein Baby alleine kann nicht existieren, sondern ist im Wesentlichen Teil einer Beziehung.« – Übersetzung der Autorin) (Winnicott 2001, Kap. 13). Damit ein Säugling psychisch wachsen, also sich nach und nach eine innere und äußere Realität erwerben könne, müsse es eine fördernde, haltende Umwelt geben. Diese müsse dem Säugling im richtigen Augenblick jeweils die Fürsorge zukommen lassen, die dieser brauche. Winnicott betonte damit die Bedeutung der mütterlichen Umgebung als existenziell für die Entwicklung eines Säuglings (Becker 2014), insbesondere in den ersten Lebensmonaten, wenn die Abhängigkeit des Säuglings am größten ist. Winnicott beschrieb die Funktion, die die Mutter in dieser frühen Lebensphase des Säuglings einnehme, mit dem Begriff der »primären Mütterlichkeit« (Winnicott 2008, S. 137). Damit ist ein »Zustand erhöhter Sensibilität [gemeint], in dem die Mutter so sehr mit dem absolut abhängigen Baby identifiziert ist, dass sie die Bedürfnisse, die das Baby ihr durch projektive Identifizierung vermittelt, erfühlen kann« (Feurer 2011, S. 32). Die primäre Mütterlichkeit entwickele sich während der Schwangerschaft, erreiche während des Wochenbetts nach der Geburt ihren Höhepunkt und nehme dann in den kommenden Wochen und Monaten allmählich wieder ab. Die Mutter gebe sich und ihre Bedürfnisse für eine Zeit lang auf, um sich voll und ganz den (Körper-)Bedürfnissen des Kindes hinzugeben. In dieser Zeit sei sie eins mit dem Säugling, spüre, was dieser brauche, und erfülle seine Bedürfnisse. Die Erinnerung an diesen Zustand werde später aber normalerweise verdrängt, wenn der Säugling weniger auf die Mutter angewiesen sei und diese wieder mehr eigene Bedürfnisse entwickele (Winnicott 2008). Eine normale, hingebungsvolle Mutter – Winnicott nennt diese auch »good enough«, also »hinreichend gut« (Winnicott 2008, S. 267) – schaffe es, diesen Zustand zu erreichen und später auch wieder aufzugeben. Sie stelle mit ihrer aktiven Anpassung an den Säugling eine »vollkommene Umwelt« zur Verfügung, d.h., sie ermögliche es dem Kind, sich »wie angelegt« zu entwickeln. Nach und nach könne dieses eine Vorstellung von der Mutter als einer eigenen Person bilden, sich von ihr getrennt erleben und sich und seine Affekte selbst regulieren. Nur durch die hinreichend gute Umgebung also werde dem Kind »die Möglichkeit gegeben, überhaupt zu sein, zu erleben, ein persönliches Ich aufzubauen, Triebe zu beherrschen und den zum Leben gehörenden Schwierigkeiten zu begegnen« (Winnicott 2008, S. 140).

Holding

Winnicott stellte heraus, wie wichtig es sei, dass die Mutter den Säugling halte, streichele und trage, denn nur dann könne das Kind seinen Körper positiv besetzen und sich in ihm wohl fühlen (Diem-Wille 2015). Halten im Sinne Winnicotts geht aber über das Im-Arm-Halten des Babys hinaus und meint auch die zugewandte, auf die Bedürfnisse abgestimmte Haltung der Mutter dem Kind gegenüber. Bei einem fehlenden Halten – im Sinne einer fehlenden Abstimmung zwischen den Bedürfnissen des Kindes und der Befriedigung derselben durch die Mutter – erlebe der Säugling die Mutter oder Umwelt als »Übergriff«, auf den er reagieren müsse, was seine »Seinskontinuität« störe (Winnicott 2008). Dies bilde dann den Ausgangspunkt für die Entwicklung eines »falschen Selbst«, wobei der Säugling im Blick der Mutter gar nicht sich selbst finde, sondern die Mutter und deren Wünsche (Winnicott 2006b; Altmeyer 2005).

Winnicott ging davon aus, dass das bei einem fehlenden Halten im Kind auftauchende Gefühl große Angst sei. Diese Angst des Kindes würde sich anfühlen wie ein unaufhörliches Fallen bzw. käme einem Gefühl drohender Vernichtung oder einem Zusammenbrechen gleich (Winnicott 1991; Dulz 2004). Er bezeichnet die früheste Angst des Kindes auch als unvorstellbare oder »archaische Angst« (Winnicott 2006b).

Nach und nach kann das Kind sich also eine Vorstellung von der Mutter als einer eigenen Person bilden, sich von ihr getrennt erleben und sich und seine Affekte selbst regulieren.

Dabei hilft in der Phase der relativen Abhängigkeit, etwa zwischen dem vierten und zwölften Lebensmonat, die Beschäftigung des Säuglings mit Übergangsobjekten (Winnicott 2008). Das Übergangsobjekt kann eine Schmusedecke sein, ein Bettzipfel, ein Kuscheltier oder Ähnliches – wichtig ist, dass es weich und kuschelig ist, denn es markiert den Übergang von der Autoerotik des Daumenlutschens zum Beginn einer zärtlichen Objektbeziehung und repräsentiert die frühe Mutter-Kind-Beziehung. Auch spielt es eine wichtige Rolle für die Abgrenzung des Säuglings und steht gewissermaßen an der Grenze zwischen Innen und Außen. Es stellt eine erste Verbindung zwischen der inneren und der äußeren Welt des Kindes dar und wird nach den Bedürfnissen der inneren Struktur des Säuglings geschaffen – dabei ist das Übergangsobjekt für das Kind weder Teil seines eigenen Körpers noch Teil der Außenwelt, es ist Teil eines intermediären Raumes. Sein Auftauchen markiert, dass das kindliche Selbst eine Beziehung zur Außenwelt aufgenommen hat (Davis & Wallbridge 2015). Über das Übergangsobjekt als Platzhalter kann sich das Kind eine konstante Repräsentation von Objekten und schließlich von sich selbst bilden. Mit der Zeit wird das Selbst des Kindes immer unabhängiger. Es befindet sich dann in der Phase der relativen Unabhängigkeit, in der es die Getrenntheit von der Mutter aushalten kann, ohne existenziellen Ängsten ausgesetzt zu sein.

Michael Balint fokussierte ebenfalls auf die frühe Mutter-Kind-Beziehung (Ermann 2012). Er ging davon aus, dass zwischen Säugling und Mutter von Anbeginn an, also schon vorgeburtlich, eine primitive Form der Objektbeziehung bestehe (Bacal & Newman 1994). Der Säugling unterstelle der Mutter, dass sie sich selbst wünsche, »ihn so sehr zu lieben und zu befriedigen, wie er es sich von ihr erwünscht, ohne selbst irgendetwas dafür geben zu müssen« (Bacal & Newman 1994, S. 157). Balint bezeichnete diesen Zustand als »primäre Liebe« und leitete davon ab, dass das Kind mit der Zeit diese erste, befriedigende Objektbeziehung internalisiere und selbstverständlich voraussetze, dass die Mutter auch zukünftig als Selbstobjekt auf seine Wünsche eingehe (Balint 1997). Wenn dieses frühe Bedürfnis nicht ausreichend erfüllt wird, bleibt eine Grundstörung als Ausdruck eines sehr frühen, basalen Mangels zurück, die sich über die gesamte Persönlichkeitsstruktur des Menschen erstrecken kann (Bacal & Newman 1994; Ermann 2012).

Balint beschreibt zwei sich daraus ergebende Charakterentwicklungen: die »Oknophilie« und den »Philobatismus«. Der Oknophile klammere sich an Objekte und versuche, so anklammernd Schutz und Wonne des ersehnten Gehaltenwerdens zu finden, da er die Leere zwischen sich und dem Anderen fürchte und nicht ertrage. Der Philobate dagegen fürchte die Nähe und vertraue lieber auf sich selbst. Er bevorzuge die Ferne vom Objekt, die er mit Phantasien, immer neuer Spannung und »Angstlust« (thrill) füllen könne, was ihm seine eigene Geschicklichkeit und Unabhängigkeit bestätige und so das Selbstvertrauen gebe, neue Objekte zu unterwerfen (Balint 2009). Je nachdem, wie gut es Mutter und Kind gelingt, innerhalb ihrer Beziehung die archaischen Ängste zu verarbeiten, kann das Kind später seine Ängste regulieren. Balint beschreibt mit den gegensätzlichen Ängsten aus Oknophilie und Philobatismus den Grundkonflikt zwischen Nähe und Distanz (Arbeitskreis OPD-KJ-2 2013), der dann diagnostiziert werden sollte, wenn er das Erleben und Verhalten von Kindern und Jugendlichen maßgeblich bestimmt. In einem solchen Fall haben die Betreffenden nicht das Gefühl, dass ihre Bindungen an andere sicher sind, sondern in ihnen überwiegt eine existenzielle Angst entweder vor einer das Selbst komplett vereinnahmenden Nähe oder vor einer bedrohlichen emotionalen Distanz zu anderen und dem Alleinsein (Arbeitskreis OPD-KJ-2 2013). Auf diese Stufe mit affektiven vorsprachlichen Zuständen und Körpererinnerungen können auch erwachsene Patienten innerhalb einer Therapie regredieren. Es geht nach Balint bei der Regression dann nicht nur um die Befriedigung auf einer bestimmten Triebstufe, sondern der Patient drückt sein Bedürfnis aus, die Objektbeziehung zum Anderen in einer bestimmten Form zu führen (Balint 1997).

Die hier von den Objektbeziehungstheoretikern Klein, Bion, Winnicott und Balint beschriebenen theoretischen Einlassungen zu frühen Kinderängsten haben gemein, dass sie sich auf ein sehr frühes Erleben konzentrieren. Ängste, die den ersten Lebensmonaten zugeschrieben werden, werden als namenlos, unvorstellbar, vernichtend, katastrophal und archaisch bezeichnet. Sie werden als überflutend und zerstörerisch charakterisiert. Dornes spricht diesbezüglich nicht von Angst als Affekt, sondern bringt die unvorstellbare, frühe Angst eher mit einem nicht lokalisierbaren »Distress« in Zusammenhang und meint, dass Säuglinge Ängste noch nicht als solche empfinden, aber als körperlichen Zustand wahrnehmen könnten (Dornes 1993). Dies deckt sich auch mit Lewis, auf den wir noch zu sprechen kommen werden (siehe S. 106; Lewis 2008).

Über Dornes kommen wir zu den sogenannten Säuglings- und Bindungsforschern, die Säuglinge und kleine Kinder in ihrer Interaktion mit ihren Bezugspersonen direkt beobachten, wohingegen die frühen Objektbeziehungstheoretiker von erwachsenen Patienten und ihren Behandlungsinhalten auf frühe Ängste schlossen.

Säuglings- und Bindungsforschung

Margaret Mahler war eine der ersten Psychoanalytikerinnen, die ihre Modelle aus der direkten und systematischen Beobachtung von Säuglingen und kleinen Kindern und ihren Müttern ableitete (Mahler 2008). Sie ging davon aus, dass das Kind innerhalb der ersten Lebensmonate und -jahre erst fähig werden müsse, als ein von der Mutter getrenntes Wesen zu funktionieren. Dafür sei es auf die emotionale Verfügbarkeit der Mutter angewiesen. Im Gegensatz zur biologischen Geburt als eines zeitlich eng umrissenen Ereignisses betrachtete sie die »psychische Geburt« eines Menschen als einen sich langsam entfaltenden Prozess (Streeck-Fischer 2018). In ihren Schriften beschrieb sie das intrapsychische Wachstum des Säuglings von einem Zustand der Nicht-Differenzierung zwischen Ich und Nicht-Ich bis hin zu einer gesunden Individuation am Ende des dritten Lebensjahrs. Sie konzentrierte sich auf den Ablösungs- und den Individuationsprozess als zwei einander ergänzende Entwicklungen, die die Entstehung eines Gefühls des Getrenntseins von der realen Welt bei gleichzeitiger Verbundenheit mit ihr ermöglichen (Mahler 2008).

Nach der normalen »autistischen Phase« von der Geburt bis spätestens zum Ende des zweiten Lebensmonats, in dem der Säugling äußere Reize nur schwach besetze, folge die normale »symbiotische Phase« bis zum Ende des vierten oder fünften Lebensmonats (Mahler 2008). In dieser Phase nehme der Säugling die Mutter als nicht getrennt von sich wahr. Er sei daher auf die emotionale Einfühlung seiner Mutter angewiesen, um in »Zweieinheit mit ihr« ein »Urvertrauen« entwickeln und beginnen zu können, zwischen Innen und Außen zu unterscheiden (Streeck-Fischer 2018). Danach beginne die Loslösungs- und Individuationsphase mit ihren vier Subphasen »Differenzierung«, »Übung«, »Wiederannäherung« und »Konsolidierung der Individualität«, zugleich setze hier die »Objektkonstanz« ein (Mahler 2008).

In der Differenzierungsphase bis etwa zum Ende des ersten Lebensjahrs könne eine Änderung der kindlichen Aufmerksamkeit von innen nach außen und eine beginnende Erforschung der Umwelt beobachtet werden (Mahler 2008). Über den einfühlsamen Körperkontakt zur Mutter, die dem Kind den Freiraum lasse, sich von ihr wegzudrehen und so sein Blickfeld zu erweitern und die Umwelt libidinös zu besetzen, erlebe sich das Kind körperlich getrennt von der Mutter. Hier beginne es zu fremdeln oder zeige die sogenannte »Achtmonatsangst«, wenn es auf fremde Personen angewiesen sei. Hier würden die Kinder anfangen, nicht nur mehr Getrenntheit von sich und anderen zu erfahren, sondern auch kognitiv die Fähigkeit entwickeln, Objekte als zeitlich überdauernd wahrzunehmen (Objektpermanenz).

Mahlers Ausführungen zur kindlichen Achtmonatsangst lassen sich in gewissem Maße mit den Beschreibungen zu den Ängsten des Kindes von Bowlby und Lewis in Verbindung bringen. Während Mahler sich allerdings mehr auf die Angst in Trennungssituationen bei Kindern bezog, konzentrierten sich Bowlby und Lewis eher auf die Angst vor fremden Gesichtern, die sich wesentlich von den Gesichtern unterscheiden würden, die sie kennen. Sie begännen zu diesem Zeitpunkt, das neue, fremde Gesicht mit den inneren Repräsentationen von Gesichtern abzugleichen. Die Kinder bekämen deshalb Angst, weil sie fremde Personen nicht einschätzen und ihr Verhalten nicht mit dem der ihnen bekannten, vertrauten Personen abgleichen könnten (Bowlby 2006a; Bowlby 2006b; Lewis 2008).

Objektpermanenz und Objektkonstanz – Was ist was?

Der Begriff »Objektpermanenz« geht auf Piaget zurück. Er bezeichnete damit die kognitive Fähigkeit des Kindes zu wissen, dass Objekte, die aus seinem Wahrnehmungsbereich verschwinden, in der Außenwelt nicht aufhören zu existieren, sondern nur versteckt, nicht sicht- oder hörbar sind und damit gesucht und gefunden werden können. Piaget verortete die beginnende Entwicklung der Objektpermanenz ab dem Alter von acht Monaten, also zeitgleich zur »Achtmonatsangst« am Ende der von ihm beschriebenen sensomotorischen Phase (Piaget 1975). Heute wird die Entwicklung der Objektpermanenz bereits früher angesetzt (Oerter & Montada 2002).

Die kognitive Entwicklung der Objektpermanenz ist damit Voraussetzung für die sich später entwickelnde emotionale Objektkonstanz und bereitet diese gewissermaßen vor.

Mit »Objektkonstanz« ist nach Mahler das Vermögen gemeint, intrapsychisch konstant zugängliche und abrufbare Bilder (Repräsentanzen) der Bezugspersonen zu bilden und emotional zu besetzen (Mahler 2008). Wichtig ist dabei, dass eine Repräsentanz nicht nur in Anwesenheit, sondern auch in Abwesenheit der Person abrufbar ist. Das bedeutet, dass auf die mit der Person in Verbindung stehenden wichtigen Erinnerungen und Emotionen zugegriffen werden kann, wenn die Person nicht real anwesend ist bzw. das Kind gerade frustriert wird. Dem Kind muss dabei bewusst sein, dass es der Person gegenüber »normalerweise« auch andere Emotionen hat. Mit Hilfe des inneren Bildes der Bezugsperson kann sich das Kind selbst beruhigen, sich also emotional regulieren. Eine stabile Objektkonstanz ist dann gegeben, wenn gute und schlechte Bilder der Bezugspersonen nebeneinanderstehen und damit der gleichen Person im Sinne einer Gesamtrepräsentanz zugeordnet werden können (Bacal & Newman 1994).

Mahler beschrieb auch noch eine zweite Form der Angst, die für kleine und ältere Kinder mit Angststörungen typisch sei. Nach der Achtmonatsangst beginne die Übungsphase. Diese überlappe sich mit der Differenzierungsphase, setze circa im neunten Lebensmonat des Kindes ein und ende mit etwa anderthalb Jahren. In ihr baue das Kind seine motorischen Fähigkeiten vom Krabbeln bis zum Laufen aus, was mit einer starken narzisstischen Besetzung seiner selbst und einer hohen Frustrationstoleranz gegenüber Verlust und Schmerz einhergehe. Die Mutter müsse allerdings weiter als Fixpunkt und zum Auftanken von Emotionen zur Verfügung stehen, da das Sicherheitsgefühl des Kindes noch nicht zeitlich überdauernd und die Angst vor Objektverlust noch groß sei. (Bei einem solchen Verlust lasse sich ein Stimmungsabfall beobachten, in dem das Kind sich nach innen wende, zu weinen beginne und sich nur von der Mutter trösten lassen wolle.) Fremde würden mit Neugierde, aber auch ängstlich beobachtet (Mahler 2008).

In der dritten Phase, der Wiederannäherungsphase bis etwa zum zweiten Geburtstag, wachse das Bewusstsein des Kindes, von der Mutter nicht nur körperlich, sondern auch psychisch getrennt zu sein. Dies bezeichnete Mahler auch als »Wiederannäherungskrise«, weil das Kind heftigen gegensätzlichen Gefühlen ausgesetzt sei. Das Kind lasse die Mutter an allem Anteil nehmen, was es tue, und zeige ihr etwa verschiedene Objekte, um Nähe herzustellen. Gleichzeitig wolle es die Welt erforschen und bewege sich dabei von der Mutter weg. Sei die Trennung zu lang oder gehe sie von der Mutter aus, reagiere das Kind auf die Trennung mit Angst. Der Vater stehe hier als Identifikationsfigur zur Verfügung, um dem Kind vorzuleben, dass eine zeitweise Trennung von der Mutter nichts Schlimmes sei. Das Kind brauche die Mutter noch, um auf sein wechselndes Bedürfnis nach Autonomie (Weglaufen) und Sicherheit, z. B. über ein genaues Beobachten der Mutter (Beschatten), einzugehen (Mahler 2008). Im zweiten und dritten Lebensjahr können Ängste also im Rahmen der Wiederannäherungskrise, die Mahler beschrieb, verstanden werden. Die Angst bezieht sich dann v. a. auf die Sorge, die Mutter zu verlieren, wenn sich das Kind von ihr ab- und anderen Menschen oder Dingen in seiner Umwelt zuwendet.

Dabei könne die Mutter eine Zeitlang als zwei Personen wahrgenommen werden, als gute und böse Mutter, bis sich schließlich in der vierten Phase ein ganzheitliches, positives Mutterbild durchsetze, das dem Kind die schrittweise Loslösung erlaube und erleichtere (Mahler 2008; Streeck-Fischer 2018). Das Kind, so Mahler, gehe zunehmend »reife« Objektbeziehungen ein, verinnerliche elterliche Gebote und könne akzeptieren, dass andere Menschen eigenständige Realobjekte seien, d. h. es lerne, die Objektrepräsentanzen zu einer

Gesamtrepräsentanz mit positiven und negativen Seiten zu vereinigen (Mahler 2008; Bacal & Newman 1994). Mit steigender Fähigkeit zur Symbolisierung und der Fähigkeit, stabilere Repräsentanzen zu bilden, könne das Kind vermehrt allein spielen oder sich anderen Kindern im Spiel zuwenden, statt nah bei der Bezugsperson zu bleiben. Neues löse aber oft Ängste aus, die es allein noch nicht bewältigen könne und bei denen es immer wieder bei der Mutter Sicherheit und Führung suche.

Mahlers Verdienst ist es, dass sie die Bedeutung der angemessenen emotionalen Verfügbarkeit der Bezugsperson und eines affektiven Austauschs zwischen dieser und dem Kind als grundlegend für den Aufbau und die Förderung der psychischen Struktur und damit einer Bewältigung seiner frühen Ängste herausstellte (Tyson & Tyson 2009). Sie wurde aber auch vielfach kritisiert, u.a. wurde ihre Charakterisierung der ersten Lebenswochen des Kindes als »autistisch« in Frage gestellt und von der jüngeren Säuglingsforschung widerlegt.

Etwa parallel zu Mahler entwickelte John Bowlby ähnliche Gedanken in Bezug auf die Bedeutung der frühen Beziehungserfahrungen. Bowlby postulierte, dass das Band zwischen Kindern und ihnen nahestehenden Erwachsenen besonders stark sei. Dieses Band nannte er Bindung. In Abgrenzung zu Sigmund Freud ging Bowlby in seiner Bindungstheorie davon aus, dass es ein angeborenes Bindungsverhalten gebe, das für das Kleinkind in gefährlichen Situationen Schutz durch vertraute Erwachsene biete und damit wichtig für sein Überleben sei. Kleinkinder ab circa einem Jahr zeigten in neuen oder bedrohlichen Situationen Verhaltensweisen, wie etwa Weinen, Rufen, Anklammern oder Nachfolgen, und versuchten, darüber Nähe zu einer wichtigen Bezugsperson herzustellen (in den meisten Fällen die Mutter). Neben dem Bindungsverhalten gebe es ein zweites angeborenes Muster, das Explorationsverhalten (Bowlby 2006a; Bowlby 2006b; Bowlby 2006c; s.u.).

Eine der zentralen Annahmen der Bindungstheorie ist, dass Menschen ab dem Kleinkindalter die Erfahrungen mit ihren Bindungspersonen mental repräsentieren. Bowlby nannte die individuellen und unbewussten mentalen Repräsentanzen des Selbst und der

Anderen, die über Beobachtung des Bindungsverhaltens des Kindes sichtbar werden würden, innere Arbeitsmodelle (Bowlby 2006b). Er wollte damit aufzeigen, wie sich erlebte Interaktionserfahrungen und damit einhergehende Affekte und Vorstellungen des Kindes im Umgang mit seinen Bindungspersonen nicht nur im Verhalten, sondern auch innerpsychisch abbilden und dem Individuum ermöglichen, aktuelle Ereignisse auf ihre Relevanz für das Individuum hin einzuschätzen, sich innerpsychisch zu regulieren und daraufhin Vorstellungen und Pläne zu bilden (Hédervári-Heller 2011). Sichere emotionale Bindungen seien für Kinder die wichtigste Ressource zur Bewältigung von Unsicherheit, Angst und Stress. Die Ausformung und Stabilisierung sicherer Bindungsmuster hänge davon ab, ob ein Kind die wiederholte Erfahrung machen könne, in der Lage zu sein, neue Anforderungen und Störungen seines emotionalen Gleichgewichts mit der Unterstützung einer primären Bezugsperson zu bewältigen.

Die Verinnerlichung der verlässlichen Bindungsinteraktionen führt zu einem organisierten Bindungsarbeitsmodell, was z.B. mit dem Fremde-Situations-Test (FST) mit ein- bis anderthalbjährigen Kindern nach Mary Ainsworth (Ainsworth & Wittig 1969) untersucht wurde. Ainsworth zufolge hat die Bindungsperson zwei wichtige Funktionen: die Affektzustände des Kindes zu regulieren und die sichere Basis zu bilden, von der aus das Kind seine Umwelt erkundet. Dies könnten die Eltern feinfühlig unterstützen. Feinfühligkeit meint dabei die Fähigkeit, die Mitteilungen und das Verhalten des Kindes wahrzunehmen, richtig zu deuten und darauf prompt und angemessen zu reagieren. Wenn diese Grundvoraussetzungen erfüllt seien, sei das Bindungsverhaltenssystem des Kindes inaktiv und das Kind könne sich über z.B. visuell-motorische Exploration der Welt zuwenden. Bei Stress werde das Bindungsverhaltenssystem des Kindes aktiviert. Das Kind stoppe sein Spiel, wende sich hilfesuchend an die Bindungsperson und versuche, über Nähe und Kontakt zu dieser wieder ein Gefühl von Sicherheit herzustellen.

Bindungsmuster

Beim Fremde-Situations-Test wird eine kontrollierte Trennung zwischen Kind und Bindungsperson herbeigeführt, womit das Bindungsverhaltenssystem des Kindes aktiviert werden soll. Je nachdem, wie das Kind auf die Wiedervereinigung mit der Mutter reagiert, lassen sich verschiedene Qualitäten von Bindung unterscheiden (Ainsworth & Wittig 1969; Ainsworth et al. 1978; Hédervári-Heller 2011). Es gibt organisierte (sicher, unsicher-vermeidend sowie unsicher-ambivalent) und desorganisierte Bindungsmuster.

Die sichere Bindung zeichnet sich dadurch aus, dass das Kind offen seine Angst und Trauer in der Trennungssituation über Weinen und Nachfolgen anzeigt. Kinder mit einem solchen Bindungsmuster können die (feinfühlige) Mutter als sichere Basis nutzen, nach einem kurzen Trost ihr inneres Gleichgewicht wiederfinden und sich wieder dem Spiel zuwenden.

Kinder mit unsicher-vermeidendem Muster zeigen kein offenes Bindungsverhalten, sondern vermeiden den Kontakt zur Bindungsperson. Sie haben gelernt, dass auf ihre Wünsche nach Nähe nicht feinfühlig geantwortet wird, und versuchen daher, die stressige Situation allein zu bewältigen, um sich vor einer vermeintlichen Zurückweisung durch die Mutter zu schützen. Die Entwicklung eines »falschen Selbsts« nach Winnicott wird mit diesem Bindungsmuster in Zusammenhang gebracht (Hédervári-Heller 2011).

Kinder mit unsicher-ambivalentem Verhalten zeigen sich in der Trennungs- und Wiedervereinigungssituation sehr widersprüchlich. Erst reagieren sie mit heftigen Gefühlsausbrüchen auf die Trennung, können sich dann aber nur schwer beruhigen lassen und weisen die Näheangebote der Kontaktperson ärgerlich zurück, können aber auch nicht auf diese verzichten. Hier spiegelt sich das Verhalten der Mutter, die mal feinfühlig, mal eher feindselig auf die Signale des Kindes reagiert. Angststörungen werden in neueren Untersuchungen mit diesem Bindungsmuster in Kombination mit unverarbeiteten Verlusterfahrungen in Verbindung gebracht (Benecke & Staats 2017).

Kinder mit desorganisiertem Bindungsmuster haben keine Verhaltensstrategie im Umgang mit Trennungssituationen ausgebildet und zeigen dies über stereotype oder starre Bewegungsmuster bis hin zu tranceähnlichen Zuständen. Sie sind unsicher, ob die Bindungsperson überhaupt emotional verfügbar für sie ist. Dieses Bindungsverhalten kann Folge von nicht verarbeiteten traumatischen oder unbewältigten Verlusterfahrungen sein.

Bowlby selbst betonte die Bedeutung einer unsicheren Bindung bei Patienten mit Angststörungen (Bowlby 1988). Eine empathische, sensibel auf die kindlichen Bedürfnisse eingehende Umwelt fördere die Erfahrung von Bindungssicherheit und den daraus resultierenden explorativen Zugang zur Welt. Eine unsichere Bindung hingegen behindere ein neugieriges Zugewandtsein und könne zu sozialen Ängsten und Vermeidungsverhalten führen. Eine andere Folge der Bedrohung der Bindungssicherheit sei die Trennungsangst.

Im Laufe der Zeit bildet das Kind eine Hierarchie seiner Bindungspersonen: Die Hauptbindungspersonen werden bei größtem Stress aufgesucht und können das Kind am besten beruhigen. Nachgeordnete Bindungspersonen, z.B. Erzieher und Erzieherinnen in Krippen oder Kindertagesstätten, können das Kind bei kleinerem Stress trösten und werden als Ersatz für die Hauptbindungsperson akzeptiert, wenn diese nicht verfügbar ist. Das Bindungsverhalten zu ihnen unterscheidet sich in einigen Punkten qualitativ von der Bindung an die Hauptbindungspersonen (Sturzbecher & Großmann 2007). Mit zunehmendem Alter nehmen in der mittleren Kindheit entsprechende Verhaltensweisen an Häufigkeit und Intensität ab, da das Individuum durch Erfahrungen in sozialen Situationen mehr innere Sicherheit gewinnt und selbst über ein höheres Repertoire an Verhaltensweisen verfügt, Bindungsbedürfnisse z.B. sprachlich zum Ausdruck zu bringen. Das Bedürfnis nach Liebe und Fürsorge bleibt aber bestehen, auch wenn das offensichtliche Bindungsverhalten mit direktem Körperkontakt abnimmt (Gloger-Tippelt & König 2009).

Neuere Beiträge zu einem psychodynamischen Verständnis von Angst

Bisher wurde gezeigt, dass Angst als psychisches Phänomen innerhalb der psychoanalytischen Krankheitslehre von Anfang an einen hohen Stellenwert innehatte. Verschiedene Theoretiker beleuchte-

Selbst-Objekt-Affekt-Einheiten

In der Säuglings- und Bindungsforschung wird also – im Gegensatz zur traditionellen psychoanalytischen Auffassung – der intersubjektive Aspekt der Repräsentanzen betont: Nicht ein Bild vom Objekt allein wird demnach repräsentiert, sondern das Objekt in Beziehung zum Selbst (Beebe & Lachmann 2004). Bedeutsame Beziehungserfahrungen bilden sich in der Psyche als Zusammenspiel von Objekt und Selbstrepräsentanzen. Die Affekte spielen dabei ebenfalls eine wichtige Rolle. Als »Kern dessen, was verinnerlicht wird«, stehen sie zwischen Objekt und Subjekt (Benecke 2014, S. 126). Ganze Szenen werden innerlich zu Interaktionsrepräsentanzen – bei Kernberg »Selbst-Objekt-Affekt-Einheiten« genannt – zusammengestellt und verinnerlicht, bestehend aus dem Bild vom Selbst, dem Objekt, den situativen Umständen und den dazugehörigen Affekten (Lehmhaus & Reiffen-Züger 2017; Kernberg 2001). Zusätzlich werden auch die Abwehrprozesse, die in der Situation den vorhandenen Affekt regulieren, repräsentativ abgespeichert.

Diese (Interaktions-)Repräsentanzen sind damit keine genauen Abbilder der Realität, sondern »generalisierte internale Modelle, die auf Basis emotional bewerteter Erfahrungen entstehen« (Juen et al. 2005, S. 193). Sie liefern zwar nur ein schemenhaftes Abbild der Realität, ermöglichen dafür aber die grundlegende Orientierung an der inneren »Landschaft«. Über Narrative, das Spiel, Zeichnungen etc. des Kindes lassen sich zumindest Abkömmlinge dieser Repräsentanzen identifizieren, von denen man wiederum auf die Repräsentanzen selbst schließen kann, bspw. ob diese positiv oder negativ, stark oder schwach sind. So gibt es z. B. empirische Belege, dass Kinder mit negativen Beziehungserfahrungen gehäuft negative Situationen spielen. Es liegt also nahe, dass sich die negativen Beziehungserfahrungen als negative Repräsentanzen niederschlagen (Juen et al. 2005).

ten mit ihren Überlegungen die unterschiedlichen Aspekte der Angst und ihrer Spielarten.

In den Anfängen der Psychoanalyse bezog sich Freud hauptsächlich auf innere Gefahren, die dem Ich drohen. Innere, widersprüchliche Strebungen der Instanzen zeigen sich mithin als unbewusste, intrapsychische Konflikte und lösen Angst aus. Anna Freud verwies auf die Rolle der Abwehrmechanismen, um im Ich entstehende Ängste zu bewältigen. Auch erkannte sie, dass eine gewisse strukturelle Reife nötig ist, um intrapsychische Konflikte zu bilden, und entwickelte die Modelle ihres Vaters auf diese Art weiter. Adler als erster Abweichler der freudschen Triebtheorie betonte das angeborene Bedürfnis des Kindes nach Bezogenheit auf andere Menschen und das Primat der (Selbstwert-)Regulation und erkannte, dass die Erlebnisse mit anderen unsere Wahrnehmung so beeinflussen, dass wir neue Erfahrungen auf dem Hintergrund dieses Filters bewerten.

Mit der wachsenden Betonung der Bedeutung der frühen Mutter-Kind-Beziehung im Rahmen der Ausdifferenzierung der Objektbeziehungstheorie gerieten Ängste des Kindes in den Blick, die als sehr früh und sehr heftig eingeschätzt wurden. Diese können vom Kind noch nicht allein reguliert werden, weswegen das Kind auf die es umgebenden erwachsenen Bezugspersonen angewiesen ist. Diese müssen die kindlichen Ängste zunächst selbst regulieren und dem Kind damit innerhalb der ersten Lebensjahre helfen, selbstregulatorische Fähigkeiten zu entwickeln. Für die psychische Entwicklung ist der emotional präsente Andere also ubiquitär wichtig. Von Anfang an gibt es Wechselwirkungen zwischen dem Kind und seinen Bezugspersonen als Umwelt.

Dieser Prozess beginnt schon vorgeburtlich – doch nicht nur beim Kind, auch im Gehirn der Frau vollziehen sich viele Entwicklungen. So fanden bspw. spanische Forscher (Hoekzema et al. 2017) heraus, dass die Schwangerschaft mit hormonell ausgelösten Umstrukturierungen einhergeht, die die Morphologie des Gehirns für mindestens zwei Jahre verändern, wobei schwache Synapsen eliminiert und effizientere und spezialisierte neuronale Netzwerke gebildet werden, um sich besser auf die Herausforderungen der Mutterschaft vorzubereiten.

Im Rahmen der Säuglingsforschung wurde dann herausgearbeitet, dass das Erreichen einer inneren Objektkonstanz die Voraussetzung für die Fähigkeit ist, sich selbst zu regulieren. Hierbei wurde beschrieben, wie sich innere Arbeitsmodelle oder Selbst-Objekt-Repräsentanzen entwickeln, die bestimmen, wie Kinder sich und andere in Beziehung erleben und sich schließlich verhalten.

Das heute gängige psychoanalytische Verständnis von Angststörungen ist ein Konglomerat und eine Weiterentwicklung dieser Theorien. Es fokussiert v. a. auf innere und äußere Objektbeziehungen. Die oben beschriebenen Selbst-Objekt-Repräsentanzen und die mit ihnen verbundenen Affekte entstehen im Rahmen der frühen Beziehungen und bilden damit für das spätere Leben Ressource oder Hemmnis für neue Lebenssituationen. Mentzos bspw. hob bei Angststörungen auf eine mangelnde Selbst- und Objektkonstanz ab. Wenn ein Patient keine dauerhaften Vorstellungen bzw. Repräsentanzen von sich und von anderen habe, so Mentzos, führe dies z. B. immer dann zu Angstanfällen, wenn ein wichtiges, sicherheitgebendes Objekt gerade nicht emotional verfügbar oder abwesend sei. Er verortet Angststörungen entwicklungspsychologisch im Bereich vor dem Erreichen der Objektkonstanz, in der noch die reale Präsenz des Anderen nötig ist, um sich selbst regulieren zu können (Mentzos 1992).

Selbstregulation meint dabei die Fähigkeit eines Kindes, die eigenen inneren Zustände, also seine Gedanken und Gefühle, seine Wünsche und Motivationen sowie das eigene Handeln und Verhalten entsprechend den kognitiven, emotionalen und sozialen Anforderungen so zu modulieren, dass es diese selbst- und beziehungsförderlich im Sinne einer Teilhabe[10] an altersgerechter Lebensgestaltung bzw. für altersentsprechende Entwicklungsaufgaben einsetzen kann.

---

10 Papoušek entwickelte ein Modell einer frühkindlichen Auseinandersetzung mit der und Anpassung an die Umwelt. Bei der Dysregulation von aktivierenden und hemmenden Prozessen entstehe ein Ungleichgewicht außerhalb eines für das Kind erträglichen Toleranzbereichs. Bei einem Überschuss an hemmenden Prozessen seien u. a. Vermeidung, sozialer Rückzug oder exzessives Klammern zu beobachten – alles Anzeichen für Angst (Papoušek 2004).

Der amerikanische Säuglingsforscher Lichtenberg entwickelte mit seinen Kollegen eine Theorie motivationaler Systeme, die in den vergangenen Jahren viel beachtet wurde (Lichtenberg et al. 2000; Lichtenberg et al. 2011; Benecke & Brauner 2017). Er ging von verschiedenen basalen motivationalen Bedürfnissen aus, die unabhängige und biologisch vorprogrammierte Systeme bildeten und durch Erfahrung wirksam werden würden. Motivation beziehe sich dabei auf das eigentliche Hauptziel hinter den Bedürfnissen, nämlich zwischenmenschliche Beziehungen oder das Selbst zu regulieren. Diese Bedürfnisse umfassten die Regulation körperlicher Prozesse, das Bedürfnis nach Bindung, nach Zugehörigkeit zu Gruppen, nach Selbstbehauptung und Exploration, das Bedürfnis, sich selbst zu entziehen (Rückzug) oder zu widersprechen, und sexuelle Bedürfnisse. Die Konzeption der Theorie ist auf die Bedürfnisse von Säuglingen und Kleinkindern zentriert, aber auch auf ältere Kinder und Jugendliche anwendbar, wie noch ausgeführt wird (siehe S. 186).

Das Erlernen einer grundlegenden Regulationsfähigkeit spielt in der frühkindlichen Entwicklung eine zentrale Rolle. In den ersten Lebenswochen geht es dabei v. a. um physiologische Anpassungsprozesse, zu denen u. a. die Nahrungsaufnahme und Verdauung, die Temperaturregulation und die Regulation von aufmerksamem Wachzustand und ruhigem Schlafen sowie der Übergang zwischen beidem gehören (Groß 2012). Affekte sind dabei noch undifferenziert. Für die ersten Lebensmonate des Kindes beschrieb Lewis einen emotionalen Zustand – benannt als Distress oder Verzweiflung – bevor sich Angst als Basisemotion konkreter herausbilde. Der Zustand des Distresses gehe über das Erleben von Angst weit hinaus und gehe einher mit noch eher unspezifischen Affektausdrücken mit hoher Intensität. Erst wenn sich gleichzeitig zur kognitiven Entwicklung des Kindes innerhalb der ersten Lebensmonate eine Differenzierung in die verschiedenen Affekte ergebe, werde der Zustand desomatisiert und dann als Angst erlebbar, so Lewis. Er legte dar, wie sich innerhalb der ersten sechs Lebensmonate eines Kindes nach und nach auch andere Emotionen entwickeln (Lewis 2008). Dabei ist das Kind explizit auf zentrale Beziehungsfiguren angewiesen, die dem

Kind helfen, die Emotionen wahrzunehmen, zu interpretieren und zu verinnerlichen (Krause 2012; Krause 2016; Kaiser 2018).

Es sind v.a. die Gesichtsausdrücke, über die die primären Bezugspersonen versuchen, den emotionalen Zustand des Säuglings zu erfassen. Diese Affektzeichen, die ungeachtet der kulturellen Herkunft erkannt werden, werden als Basisemotionen bezeichnet. Es wird angenommen, dass dieser Basisausstattung an Gefühlen bestimmte motorische Programme zugrunde liegen, die angeboren und neuronal mit spezifischen Verknüpfungen fest verankert sind (Solms & Turnbull 2010; Kaiser 2018).

In Bezugnahme auf Paul Ekman gibt es nach Rainer Krause sieben Basisemotionen: Freude, Trauer, Überraschung, Ekel, Verachtung, Ärger – und Angst (Krause 2012). Ekman sah die Funktion mimisch-affektiver Zeichen v.a. darin, den emotionalen Zustand einer Person zu verdeutlichen. Der mimische Affektausdruck hat den Zweck, einem inneren Zustand einen äußeren Ausdruck zu verleihen (Ekman 1972). Darüber hinaus wird der Andere aber nicht nur mit dem mimischen Ausdruck als Hinweis auf den inneren Zustand des Senders konfrontiert, vielmehr geht dieser Ausdruck mit spezifischen Handlungsaufforderungen einher wie »tröste mich!« bei Trauer, »komm mir nicht zu nah!« bei Wut oder »beschütze mich!« bei Angst. So hat der mimische Ausdruck die weitere Funktion, den anderen zu einem spezifischen Verhalten zu bewegen und damit die Beziehung zwischen beiden zu regulieren. Die aktuelle Emotionsforschung u.a. mit Krause geht noch weiter und fügt eine dritte Funktion hinzu, nämlich die Symbolfunktion: Demnach gibt das gezeigte Ausdrucksverhalten auch noch einen Hinweis auf das Dritte, das Abwesende, also über die kognitiv repräsentierten Objekte oder Sachverhalte (Krause 2012; Kaiser 2018).

Die Theorie, die diese interaktiven Abstimmungen zwischen Kind und Bezugspersonen sehr genau zu beschreiben versucht, ist die Mentalisierungstheorie (Fonagy et al. 2004). Mentalisieren bezeichnet demzufolge die spezifisch menschliche Fähigkeit, bei sich bzw. anderen Verhalten, Überzeugungen, Gefühle, Einstellungen und Wünsche durch Zuschreibung mentaler Zustände zu interpretieren. Die Mentalisierungsfähigkeit ist nicht statisch, sondern prozedural und in verschiedenen Lebenssituationen mitunter unterschiedlich stark ausgeprägt. Es handelt sich demnach auch hier um eine Entwicklungsleistung im Kontext der Bindungsbeziehungen, die sich im spiegelnden Austausch mit der primären Bindungsperson bildet (Bateman & Fonagy 2008). Dabei verlaufen die Entwicklung der Affektregulierung und die Selbstentwicklung parallel und beeinflussen sich gegenseitig. Als Weiterentwicklung der Bindungstheorie betont die Mentalisierungstheorie, dass Bindung dazu diene, die Entwicklung eines Repräsentationssystems zu ermöglichen, das im Dienste des menschlichen Überlebens stehe. Die Mentalisierungsfähigkeit der Bindungsperson habe deutlichen Einfluss auf die Bindungsfähigkeit des Kindes. Über die Fähigkeit zur Mentalisierung werde dem Verhalten anderer Menschen Bedeutung gegeben, und dadurch werde es vorhersehbar. In Abhängigkeit von Belastungen komme es auch im Erwachsenenalter mitunter zu Einbrüchen der Mentalisierungsfähigkeit, wenn nämlich durch ein sehr hohes Maß an affektiver Verunsicherung das Bindungssystem aktiviert werde. Dann werde erneut Unterstützung durch hilfreiche Andere gebraucht, z. B. den Partner, einen Freund oder einen Therapeuten, um wieder in einen reflexiven Modus des Mentalisierens gelangen zu können. Fonagy und Kollegen postulieren, dass der reflexive Modus der Mentalisierungsfähigkeit erst mit circa vier bis fünf Lebensjahren erreicht werde. Er zeichnet sich wie oben beschrieben dadurch aus, dass ein Nachdenken über das eigene Selbst und das vermutete Innenleben anderer Menschen als Perspektivenwechsel möglich wird. Vorher herrschen die prämentalisierenden Modi teleologischer, Äquivalenz- und Als-ob-Modus vor, die im Folgenden insbesondere mit Bezug auf Fonagy et al. (2004) und Diez Grieser und Müller (2019) vorgestellt werden sollen.

Innerhalb der ersten Lebensmonate des Säuglings findet die primäre Affektregulation auf biologisch-neurologischer Ebene über die Wahrnehmung des Gesichtsausdrucks und der Stimme der Eltern und deren Imitation statt. Ein rudimentäres Erleben von Selbstwirksamkeit entstehe durch das Erleben von »perfekten Kontingenzen«, d. h. Zusammenhängen oder Ähnlichkeiten von Reizen. Ab dem vierten Lebensmonat wende sich der Säugling vermehrt der sozialen

Umwelt um ihn herum zu und beginne, diese zu erforschen. Damit setze zugleich die sekundäre Affektregulation ein, die über eine affektive Spiegelung durch die primären Bezugspersonen möglich werde. Diese würden dabei über ihre Gesichtsausdrücke in einer übersteigerten Weise, also »markiert«, anzeigen, wenn sie ein Gefühl des Kindes mimisch wiedergeben würden. Momente der Nicht-Abstimmung würden häufiger und sich mit Momenten der Abstimmung abwechseln, wodurch der Säugling lerne, einen Unterschied zwischen sich und dem Anderen festzustellen, was für eine Ausbildung einer gelungenen Selbst-Objekt-Differenzierung eine wichtige Voraussetzung sei. Auch Übergangsobjekte (Winnicott 2006b) als Schrittmacher für Symbole und Vorformen von Repräsentationen werden für den Säugling wichtig, da er mit ihrer Hilfe die Abwesenheit der primären Bezugspersonen emotional zu überstehen lernt, wie bereits beschrieben wurde.

Im Alter von etwa neun Monaten bis zur Mitte des zweiten Lebensjahrs entwickele sich der »teleologische Modus«. Hier zeige sich die Fähigkeit des Kindes, seine eigenen und fremde Handlungen als zielgerichtet zu interpretieren. Allerdings besitze der Säugling noch nicht die Fähigkeit, innere mentale Zustände des Anderen zu berücksichtigen. Dem Verhalten zugrunde liegende Ursachen und Motive könne das Kind noch nicht erkennen. Es deute nur das, was es beobachten kann.

Ab etwa anderthalb Jahren entwickelten sich der »Äquivalenzmodus« und der »Als-ob-Modus« parallel zueinander. Hierbei spiele die zunehmende Fähigkeit, sich sprachlich ausdrücken zu können, eine Rolle. Im Äquivalenzmodus könne das Kind Gedanken als innere Wirklichkeit von der äußeren Realität nicht unterscheiden. Es erlebe seine inneren Zustände, Gefühle, Gedanken und Phantasien als in gleicher Weise real wie die äußere Welt und unterscheide diese nicht hinreichend voneinander. Der Als-ob-Modus beschreibt in gewisser Weise das entgegengesetzte Phänomen. In ihm erlebe das Kind seine Gedanken, Motive und Gefühle, darunter die Angst, als von der Realität getrennt. Das Kind beginne, mit der Realität (mittels Repräsentationen) zu spielen, insofern es seinen sich entwickelnden psychischen Raum dafür nutzt, sich affektiv zu regulieren. Über das Durchspielen verschiedener Varianten lerne das Kind einen Umgang mit seinen Erfahrungen und begreife mehr und mehr, dass Ideen in seinem Kopf gebildet würden und ohne dazugehörige Handlung keine Auswirkung auf die Realität und damit auf Beziehungen zu anderen Menschen hätten.

Ab dem fünften Lebensjahr schließlich habe das Kind die Fähigkeit entwickelt, die Perspektive eines anderen Menschen übernehmen, sich diese innerlich vorstellen und damit mental repräsentieren zu können (reflexiver Modus). In Abwesenheit des Anderen könne es diesen jetzt innerlich als Bild abrufen und sich mit Hilfe der Erinnerung beruhigen. Es verfüge damit nun über eine ausreichend gute Objektkonstanz. Auch könne es sich jetzt selbst beschreiben und seine Eigenschaften als überdauernd benennen, habe ein autobiografisches Gedächtnis ausgebildet und so einen entscheidenden Schritt in Bezug auf seine Selbstentwicklung geleistet.

Ab dem siebten Lebensjahr würden die bisher vorhandenen Arbeitsmodelle in allgemeine Repräsentationen über sich und die Welt umgebaut, sodass ein differenzierter Aufbau einer narrativen Identität möglich werde. D.h., das Kind könne nun über sich selbst erzählen und dabei verschiedene Zeitperspektiven des vergangenen, gegenwärtigen und zukünftigen Geschehens und Erlebens antizipativ miteinander verknüpfen und so zu einem kohärenten Selbsterleben gelangen, wodurch es sich selbst und die Beziehung zu anderen besser regulieren könne. Tagträume und phantasierte Geschichten würden dabei wichtige Formen darstellen, wie sich das Kind mit sich und anderen innerlich auseinandersetzt.

Mit Beginn der Pubertät trete eine Reihe von Veränderungen ein, u.a. werden die neuronalen Netzwerke schneller und effizienter, es komme zum Triebschub und körperlichen Veränderungen, sodass eine neue Auseinandersetzung mit der eigenen Identität die Folge sei. Wichtig ist auch, dass innerlich ein Trennungsprozess einsetze, bei dem sich der Jugendliche von den innerlich repräsentierten Eltern löse und neue (Liebes-)Beziehungserfahrungen mit Gleichaltrigen mache. Werde die Mentalisierungsfähigkeit durch die starken Veränderungen zeitweise geschwächt, seien erwachsene Bezugspersonen weiter wichtig. Dennoch sei hier das Ziel, dass der

Jugendliche zu reifen und stabilen emotionalen Beziehungen und einer Eigenregulation fähig werde.

Affektspiegelung

Damit sich die Fähigkeit des Mentalisierens entwickeln kann, muss die Bezugsperson den Affekt des Kindes richtig (kongruent) erkennen, aufnehmen (Containing) und dem Kind in übersteigerter Form (Markierung) als seinen eigenen Affekt spiegeln; so kann das Kind einen Zusammenhang (Kontingenz) zu seinem Affekt herstellen und diesen vom affektiven Ausdruck des anderen entkoppeln (referenzielle Entkopplung), wodurch eine sekundäre Repräsentanz entsteht. Über den Affekt kann somit nachgedacht und dieser in seinem Ursprung und seiner Bedeutung reflektiert und reguliert werden – die Affektregulation des Selbst bildet sich also auf Grundlage der (kongruenten und markierten) Spiegelfunktion der Bezugspersonen aus (Fonagy & Target 2002; Taubner 2015). Es gibt aber auch verschiedene Arten, wie Affektspiegelung misslingt. Dies soll am Beispiel von Angst gezeigt werden.

Gänzlich fehlende frühe Affektspiegelung: Der Säugling kann keine sekundären Repräsentanzen seiner primären Affekte internalisieren, wodurch sein innerer Zustand undifferenziert und unerkannt bleibt. Das Kind erlebt seine eigenen Emotionen als Gefahrensignal und riskiert, alleingelassen zu werden, wenn es seine Gefühle zeigt. Es verinnerlicht, ein angsterregendes Wesen zu sein.

Kongruente Spiegelung ohne Markierung: Die Bezugsperson erkennt den Affekt des Kindes zwar korrekt als Angst, kann diesen aber nicht verarbeitend aufnehmen (Containing), sondern wird davon angesteckt und verspürt selbst Angst, was sich mimisch in ihrem Gesicht zeigt. Die Angst wird somit nicht markiert, sondern dem Kind ohne Markierung auf realistische Art als Affekt der Bezugsperson gezeigt. Das Kind nimmt den Angstausdruck der Bezugsperson als zur Bezugsperson gehörig wahr, woraufhin sich der Affekt des Kindes eher intensiviert, als dass er sich zu reguliert. Es entwickelt sich dadurch keine sekundäre Repräsentation der primären emotionalen Verfassung der Angst. Defizite in der Selbstwahrnehmung und Affektkontrolle können die Folge sein.

Inkongruente, markierte Spiegelung: Die Bezugsperson spiegelt dem Kind den Angstaffekt zwar markiert, aber missinterpretiert den Affekt des Kindes dabei z. B. als Wut. Weil der Affekt markiert, also hervorgehoben ist, wird er von der Elternfigur entkoppelt und das Kind stellt einen Zusammenhang (Kontingenz) zu seinem eigenen affektiven Zustand her. Die sekundäre Repräsentanz entspricht aber dem von der Bezugsperson als Wut verzerrt wahrgenommenen Affekt. Das Kind wird in der Folge seine eigenen Gefühlszustände verzerrt wahrnehmen. So können pathologisch verzerrte Selbstrepräsentanzen im Sinne von Winnicotts falschem Selbst entstehen (Winnicott 2006b).

Exkurs: Die Bedeutung von Latenz und Adoleszenz

Die ersten Lebensjahre des Kindes sind für die Entwicklung der emotionalen und kognitiven Grundmuster der Persönlichkeit entscheidend. Hier wird der Grundstein der Persönlichkeit des Kindes gelegt. Das Kind hat im Rahmen von haltgebenden Beziehungen zu wichtigen Anderen Beruhigung und Trost erfahren, woraufhin es sich vermehrt der Außenwelt zuwenden kann. Es erlebt sich als ausreichend getrennt von den primären Bezugspersonen und als eigenständiges Wesen. Eine stabile Innenwelt bildet sich aus, während das Kind gleichzeitig mehr und mehr fähig wird, seine inneren Zustände zu regulieren und mit anderen sprachlich zu teilen. Eine ganze Reihe »großer« innerer Entwicklungen sind mit dem Erreichen der mittleren Kindheit wesentlich abgelaufen. Das bedeutet jedoch nicht, dass diese Entwicklungen abgeschlossen sind.

Die Zeit zwischen dem 6./7. Lebensjahr und dem 12./13. Lebensjahr bezeichnete Freud als Zeit der »Latenz«, in der es zu einer Verringerung der sexuellen Strebungen komme. Diese würden in der Latenzzeit eher verdrängt und stattdessen in die Festigung und den Ausbau sozialer Bindungen investiert. Der Begriff »Latenzphase« leitet sich vom lateinischen Wort »latent« ab und bedeutet so viel wie »verborgen sein« oder laut Duden: »vorhanden, aber [noch] nicht in Erscheinung tretend; nicht unmittelbar sichtbar oder zu erfassen«. Heute wird diese Zeit als ein Lebensabschnitt betrachtet, der einerseits emotionale und körperliche Stabilisierung und andererseits sehr viele große Veränderungen mit sich bringt (Diem-Wille 2015). Auch wenn die Orientierung des Kindes nun mehr in Richtung Weltwissen geht, sind die Triebregungen im weiteren Sinne aber nicht verschwunden. Sie werden vielmehr durch die zentralen Abwehrmechanismen der Latenz – Diem-Wille nennt die Sublimierung, die Reaktionsbildung und die Verleugnung – umgebildet (Diem-Wille 2015). Klein spricht von der »zwanghaften Überbetonung der Realität« von Latenzkindern (Klein 2006, S. 86).

Während in der Kindergartenzeit noch Eltern und Erzieherinnen als Haupt- und Nebenbindungspersonen zur Verfügung stehen, die dem Kind als Objekte helfen, sich zu regulieren, wird eine wachsende Fähigkeit zur Selbstregulation im Hinblick auf den Eintritt in die Schule mehr und mehr vorausgesetzt. Das Kind wird zum Schulkind und sieht sich dadurch mit einem enorm erweiterten sozialen Kontext konfrontiert. Es löst sich mehr von der Familie und versucht, in der Gruppe der Gleichaltrigen seinen Platz zu finden. Lehrer werden neue, potenzielle Identifikationspersonen, und über Erwerb von Wissen erlangt das Kind ein neues Maß an Selbstständigkeit. Durch das Erlernen der Kulturtechniken erschließt sich dem Kind ein Zugang zu einer neuen Welt, die intellektuelle Anforderungen an es stellt. Das Kind gerät also an eine Realität außerhalb des Wirkungskreises seiner Eltern und muss in dieser einen Platz finden und sich behaupten.

Einerseits wird die Latenzzeit als eine einfache Phase beschrieben, in der sich das Kind »lernorientiert, leicht lenkbar und interessierbar« (Diem-Wille 2015, S. 115) zeigt. Andererseits weist die klinische Erfahrung darauf hin, dass ein Großteil der Kinder, die therapeutische Hilfe in Anspruch nehmen, Latenzkinder sind. Diem-Wille spricht von 70 Prozent (Diem-Wille 2015). Tiefer liegende Probleme werden oft in der Latenz sichtbar, wenn es zu Schulproblemen kommt und das Kind entwicklungsangemessene Autonomieschritte nicht bewältigen kann. Dann werden die nicht ausreichend bewältigten Konflikte und Entwicklungsdefizite aus den ersten Lebensjahren deutlich. Im Zusammenhang mit Schwellensituationen wie dem Schuleintritt oder einem Schulwechsel sind das besonders häufig Trennungsängste. Aber auch generalisierte Ängste treten häufig dann in Erscheinung, wenn die Umwelt vom Kind mehr Autonomie fordert und weniger Regulation von außen zur Verfügung gestellt wird.

Die Adoleszenz stellt die zu jugendlichen heranwachsenden Kinder wiederum vor spezifische Entwicklungsaufgaben (Streeck-Fischer 2014). Die Auseinandersetzung mit dem Körper ist in der Adoleszenz von großer Wichtigkeit. Während sich Kinder in der Latenz fast automatisch geschlechtsspezifisch gruppieren, um sich betont vom anderen Geschlecht zu differenzieren und sich gleichzeitig mit dem eigenen Geschlecht zu identifizieren, bauen Jugendliche in der Adoleszenz neue Beziehungen zu gegengeschlechtlichen Gleichaltrigen auf und beginnen, neu auftretende sexuelle Bedürfnisse auszuleben. Eine große Rolle spielt dabei die durch biologische Reifungsprozesse ausgelöste Veränderung vom ursprünglich kindlichen Körper hin zu einem erwachsenen Körper, was mit starken Befürchtungen einhergehen kann, mangelhaft »ausgestattet« oder sonst irgendwie unzulänglich zu sein (Streeck-Fischer 2014). Hierbei kommt es zu Rivalitäten sowohl mit dem gleichgeschlechtlichen Elternteil als auch mit den Altersgenossen. Soziale Ängste treten in Folge häufig auf.

Identität als Thema ist in diesem Altersabschnitt wichtig. Dabei geht es neben der sexuellen Identität auch um die soziale und berufliche Identität, die gefunden und aufgebaut werden muss. Bohleber schreibt diesbezüglich über die Adoleszenz: »Die Adoleszenz stellt die Phase der menschlichen Entwicklung dar, in der Jugendliche vor der Aufgabe stehen, die physische und sexuelle Reifung psychisch zu verarbeiten und die körperlichen Veränderungen seelisch zu integrieren. […] Sozial und beruflich sind die eigene Zukunft zu planen und ein Platz in der Gesellschaft zu finden. Es ist die Phase der Entwicklung, in der biologische Veränderungen und psychische Erfahrung am direktesten aufeinander bezogen sind und umfassende Integrationsprozesse stattfinden« (Bohleber 2008, S. 25).

Die Ablösung von den Eltern ist ein weiterer notwendiger Entwicklungsschritt, um als Erwachsener ein selbstständiges und selbstbestimmtes Leben führen zu können. Diese verläuft parallel mit der Identitätsentwicklung in drei Schritten (Streeck-Fischer 2014). In einem ersten Schritt müssen die Jugendlichen die inneren Bilder der Eltern in Frage stellen. Sie können im zweiten Schritt dagegen opponieren, sich enttäuscht zurückziehen oder in Teilen damit identifizieren. In jedem Fall ist dieser Ablösungs- und Verselbstständigungsprozess durch einen ständigen Wechsel zwischen forcierten Autonomieversuchen und verstärkten Abhängigkeits- und Versorgungswünschen gekennzeichnet. Da die Adoleszenz mit einer erhöhten narzisstischen Besetzung der eigenen Größe einhergeht, sind Jugendliche in dieser Phase besonders vulnerabel, kränkbar und empfindlich. Nach der Phase des Übens entwickeln Jugendliche in einem dritten Schritt normalerweise realistische Selbst- und Objektbilder, und die Ablösung und Identitätsfindung finden vorerst einen Abschluss. Gerade das Thema der Ablösung von den Eltern ist bei Jugendlichen mit Angststörungen aber schwierig und oft mit Schuld besetzt.

Matrix einer psychodynamischen Diagnostik von Angststörungen nach OPD-KJ-2

Der psychodynamische Zugang zu Kindern und Jugendlichen mit Ängsten oder Angststörungen ist komplex, und die vorgestellten Ansätze der Autoren verschiedener psychoanalytischer Schulen akzentuieren jeweils unterschiedliche entwicklungs-, struktur- und konfliktbedingte Aspekte. Diese Ansätze sind bei weitem nicht vollständig, sondern stellen eine Auswahl dar. Exemplarisch sollte daran gezeigt werden, inwieweit diese Überlegungen berücksichtigt werden sollten, wenn es darum geht, Kinder und Jugendliche mit Angststörungen zu verstehen und zu behandeln.

Eine Matrix für eine mehrdimensionale und entwicklungsorientierte Diagnostik, die die Erkenntnisse verschiedener psychoanalytischer Strömungen zusammenführt und kondensiert, stellt die Operationalisierte Psychodynamische Diagnostik des Kindes- und Jugendalters zur Verfügung (Arbeitskreis OPD-KJ-2 2013). Interpersonelle Dynamiken werden dabei auf der Achse »Beziehung« abgebildet, konflikthafte Anteile des Patienten auf der Achse »Konflikt« und entwicklungsgehemmte Aspekte auf der Achse »Struktur«. Die OPD-KJ-2 berücksichtigt die Entwicklungskontexte, in denen sich zeigt, welche Ressourcen ein Kind oder Jugendlicher ausgebildet hat.

Dazu gehören im Sinne der OPD-KJ-2 Familie, Kindergarten/Schule/Beruf, Gleichaltrige, Spiel/Freizeit und Körper/Krankheit (Arbeitskreis OPD-KJ-2 2013).

Die OPD-KJ-2 liefert keine störungsspezifischen Erklärungsmodelle, wohl aber eine Übersicht, wie sich die vom Kind oder Jugendlichen erworbenen Beziehungsmuster erfassen lassen und konflikt- und strukturbedingte Störungsanteile herausgearbeitet werden können. Das gegenwärtige Beziehungserleben und -geschehen wird auf Grundlage der individuellen Biografie des Kindes bzw. Jugendlichen verständlich, und seine Wünsche können verstanden werden. Dies ermöglicht ein erstes Formulieren von Hypothesen, warum und wie ein Kind bzw. ein Jugendlicher in bestimmten Situationen mit den Familienmitgliedern, dem Therapeuten oder anderen Personen gehandelt hat, wie der Betreffende wahrscheinlich reagieren wird und welche therapeutischen Ansätze ihm in Zukunft helfen könnten. Im Folgenden werden die drei Bereiche Struktur, Konflikt und Beziehung in Anlehnung an die OPD-KJ-2 in ihrem Bezug zu Angst und Angststörungen im Kindes- und Jugendalter dargestellt.

Angst und Struktur

Wie oben gezeigt wurde, rückten mit den weiteren Ausarbeitungen der Ich-Psychologie, der Objektbeziehungstheorie, der Bindungstheorie und der Selbstpsychologie hin zu einem intersubjektiven Ansatz Angstarten in den Vordergrund, die nur auf einem entwicklungspsychologischen, strukturellen Kontinuum verstanden und dargestellt werden können. Ihnen liegt eine Strukturpathologie zugrunde, d.h. Störungen der seelischen Struktur, insbesondere der Repräsentanzenbildung und der Ich-Funktionen. Hierbei wird die Strukturschwäche als bedingende Variable für die Angstentstehung gesehen.

Eine lange Tradition besitzt die Einordnung verschiedener Angstarten je nach ich-struktureller Reife, wie bspw. Mentzos sie beschrieb. Dazu legte Mentzos eine Matrix der Angststörungen vor und ordnete die verschiedenen Angstarten auf einem Spektrum von diffus-körpernaher Angst bis hin zur konkreten, entsomatisierten

Furcht (Mentzos 1984). Dabei werden jedoch auch Ängste erfasst, die in der gesamten Breite psychischer Störungen von Psychosen über Borderline-Störungen und narzisstischen Störungen bis hin zu Depression vorkommen.

Auch Eckhardt-Henn et al. entwickelten ein auf die Ich-Struktur bezogenes Modell der Organisation von Ängsten, in dem sie die Ängste von einer schwachen bis zu einer reifen Ich-Struktur steigend ordneten: von präpsychotischer Angst, verrückt zu werden, über frei flottierende Ängste, hypochondrische Angst und Panikanfälle hin zur gerichteten, objektbezogenen Angst der isolierten Phobien (Eckhardt-Henn et al. 2004). An Modellen wie diesem sollte empirisch geprüft werden, inwieweit sich ein ähnliches Modell auch für Angststörungen des Kindes- und Jugendalters anbietet.

Für das Erwachsenenalter gibt es bereits Hinweise darauf, dass sich Angststörungen im Sinne der klassifikatorischen Diagnostik in allen Reifegraden der Ich-Struktur – gut integriert, mäßig (was in der OPD-KJ einer eingeschränkten Struktur entspricht), gering und desintegriert – finden lassen (Benecke & Staats 2017). Allerdings lässt sich auch feststellen, dass sich einzelne Angststörungen signifikant häufiger bestimmten Reifegraden bzw. Strukturniveaus nach OPD-2 zuordnen lassen. Laut der Autoren ist die spezifische Phobie überzufällig häufig auf einem mäßig bis guten Niveau anzutreffen, die Panikstörung/Agoraphobie auf einem mäßigen Niveau, die soziale Phobie auf einem geringen Niveau und die generalisierte Angststörung tendenziell auf geringem oder noch schlechterem Niveau (Benecke & Staats 2017). Insgesamt trete der Großteil der Angststörungen aber auf einem mäßigen Strukturniveau auf, das sich dadurch auszeichne, dass eine ausreichende Objektkonstanz noch nicht erworben worden sei. Die klinische Erfahrung lässt zwar vermuten, dass in Bezug auf Angststörungen im Kindes- und Jugendalter eine ähnliche Verteilung zu erwarten ist, jedoch ist dies bisher noch nicht in einer vergleichbaren Untersuchung belegt worden. Hier wäre eine empirische Überprüfung mit Hilfe der OPD-KJ-2 für das Kindes- und Jugendalter wünschenswert.

Was ist die psychische Struktur nach OPD-KJ-2?

Die OPD-KJ-2 definiert Struktur wie folgt: »Psychische Struktur wird verstanden als das Ergebnis einer bidirektionalen Wechselwirkung von angeborenen Bereitschaften und interaktionellen Erfahrungen. Dies führt zur Herausbildung von spezifischen Erlebnis- und Handlungsdispositionen des Kindes in der Auseinandersetzung mit seiner Umwelt« (Arbeitskreis OPD-KJ-2 2013, S. 85). Psychische Struktur lässt sich also knapp als Verfügbarkeit von Handlungsbereitschaften beschreiben, die sich in vier Dimensionen fassen lassen: die Verhaltenssteuerung in Abhängigkeit der Erfordernisse der Umwelt auf der Achse »Steuerung«, die reflexiven (Selbst-)Funktionen auf der Achse »Identität«, die Kommunikationsqualitäten auf der Achse »Interpersonalität« und die internalisierten Bindungserfahrungen auf der Achse »Bindung«. Die strukturellen Fähigkeiten in den vier Dimensionen müssen flexibel (angepasst an den Kontext), variabel (je nach Person und Situation), funktional (bezogen auf die altersentsprechende Teilhabe an zwischenmenschlichen Beziehungen), differenziert (gestuft z. B. nach der Hierarchie der Bezugspersonen) und kohärent (folgerichtig oder widerspruchsfrei zum entsprechenden Kontext) eingesetzt werden können.

In den ersten Lebensjahren muss sich die psychische Struktur erst ausbilden. Das Kind profitiert von der Erfahrung, seitens seiner Bezugspersonen zuverlässig Zuwendung zu erleben, wenn es Kummer hat, in Stress gerät oder sich überfordert fühlt, und lernt daraus zunehmend, sich selbst zu regulieren. Wenn diese Zuwendung und damit die positiven Erfahrungen fehlen, können sich bestimmte strukturelle Fähigkeiten nicht oder nicht ausreichend ausbilden. Das Kind oder der Jugendliche bleibt in der Entwicklung seiner psychischen Struktur eingeschränkt und auf die Hilfe von außen angewiesen.

Relevante strukturelle Aspekte bei Angststörungen

Für die therapeutische Arbeit mit Kindern und Jugendlichen mit Angststörungen und Ängsten bedeutet das, dass in Spiel- oder Gesprächssituationen mit Kindern, Jugendlichen und ihren Bezugspersonen in einem ersten Schritt diagnostisch eingeschätzt werden muss, wie entwickelt die strukturellen Fähigkeiten des Ichs sind. Darauf aufbauend lässt sich dann die psychotherapeutische Behandlung planen. Im Folgenden sollen die unterschiedlich integrierten Strukturniveaus in Kürze dargestellt werden. Hierbei wird sich am Manual des Arbeitskreises OPD-KJ-2 orientiert und die Besonderheiten bei Kindern und Jugendlichen mit Angststörungen werden herausgestellt (Arbeitskreis OPD-KJ-2 2013).

Ich beschränke mich darauf, die Strukturniveaus jeweils für das Latenzalter und die Adoleszenz zu beschreiben, da die Hauptrisikoperiode für die Entwicklung von Angststörungen im Schulalter bis zum Erreichen der Volljährigkeit liegt (Kessler et al. 2005; Compton et al. 2000), wie in Teil 1 dargestellt, und vorher meist noch von entwicklungsbedingten Ängsten gesprochen wird, die zeitlich nicht überdauern und im Rahmen der Entwicklung überwunden werden. Dennoch ist dieser Teil spezifisch dafür gedacht, Praktikern Anregung und Anleitung zu sein.

Gutes Strukturniveau

Ein gutes Integrationsniveau der seelischen Gesamtintegration ist bei Kindern und Jugendlichen mit Angststörungen eher selten, oder andersherum: Kinder und Jugendliche mit einem guten Niveau der seelischen Gesamtintegration leiden im Schnitt deutlich weniger und kürzer unter psychischen Störungen. Bei manchen spezifischen Phobien – sofern diese ohne komorbide Störungen vorkommen – und bei schwerwiegenden Aktualbelastungen mag aber ein insgesamt gutes Integrationsniveau vorherrschen. Es gibt auch Zwischenstufen (etwa eingeschränkt bis gut integriert); hier ist es wichtig zu beschreiben, in welchen Bereichen der Kinder und Jugendlichen die psychischen Strukturen besser sind (Ressourcen) und in welchen schlechter (Entwicklungshemmnisse bzw. Defizite).

Bei Kindern: *Steuerung:* Das Kind verfügt über eine gute Impulssteuerung, d. h., bei auftretenden Ängsten ist es weder über- noch untersteuert. Es kann Frustrationen und einen zeitweisen Befriedigungsaufschub ertragen. Das Kind kann auch als negativ erlebte ambivalente Gefühle wie Angst und Wut aushalten und diese verbalisieren. Das

Kind hat ein Verständnis davon, was es darf und was nicht, und verfügt über einen gesunden Respekt davor, was verboten ist. Fehler können eingestanden werden, wobei das Kind äußern kann, Angst davor zu haben, an etwas schuld zu sein. Es kann Kritik ertragen und auch mit Misserfolgen umgehen, ohne Angst, dass der Andere es nicht mehr mögen wird, oder ohne Sorge zu haben, starke Einbußen in seinem Selbstwert zu erleben. In solchen Fällen kann es sich mit Hilfe seiner Eltern oder gleichaltriger Freunde gut regulieren und zurück zu einer überwiegend positiven Selbsteinschätzung gelangen, auch wenn andere Menschen sich abschätzig über das Kind äußern.

Identität: Das Kind verfügt über ein stabiles inneres Bild von sich selbst. Es erlangt mit steigendem Alter genauere Vorstellungen von der eigenen Person, seinen Fähigkeiten und Charaktereigenschaften und kann sich dazu sprachlich äußern. Es kann zwischen seiner Innenwelt (seinen Gefühlen) und dem, was es anderen davon zeigt (seinem Gefühlsausdruck), unterscheiden und ist fähig zu einem spielerischen »Als-ob«. Das Kind versteht, dass es andere Interessen und Motivlagen als seine eigenen gibt. Interessenkonflikte mit anderen können erkannt, benannt und Kompromisse ausgehandelt werden. Das Gegenüber kann in seiner Funktion und als Träger einer bestimmten sozialen Rolle anerkannt werden. Die Sichtweisen anderer Menschen können bedacht und akzeptiert werden. Das Kind fühlt sich der Gleichaltrigengruppe zugehörig ohne die Angst, von dieser ausgeschlossen zu werden. Es kann soziale Regeln der Gruppe anerkennen und sich daran halten, ohne die Gruppe bestimmen zu müssen. Es hat einige feste Freunde, zu denen es vertrauensvolle Beziehungen führt.

Interpersonalität: Phantasien werden vom Kind als bereichernd erlebt und können zunehmend auch ohne Hilfe von der äußeren Wirklichkeit unterschieden werden. Wünsche nach Nähe zu anderen Personen können verständlich adressiert werden. Es gibt ein lebendiges Miteinander mit Erwachsenen und Altersgenossen. Eigene Affekte können im Kontakt mit anderen wahrgenommen und von den Affekten anderer getrennt erlebt werden. Das Kind ist in der Lage, sich ein Bild von den Bedürfnissen und Stimmungen anderer Menschen zu machen und dies im Spiel und im Gespräch auch auszudrücken. Es ist auch fähig wahrzunehmen, welche Gefühle es im Anderen auslöst, und dann danach zu handeln.

Bindung: Das Kind hat Objekte und Beziehungsmuster als sicher internalisiert. Wird etwa bei einem Konflikt das Bindungssystem aktiviert, nutzt das Kind seine sprachlichen Möglichkeiten, um Bedürfnisse auszudrücken, ohne die Angst, die Zuneigung der wichtigen Bindungspersonen dadurch zu verlieren. Auf Trennungen von wichtigen Bezugspersonen reagiert das Kind mit deutlichen Unlustbekundungen, kann sich aber auch unter Bindungsaktivierung selbst beruhigen und trösten, sodass es ihm möglich ist, den Bindungsstress auch ohne externe Regulationshilfen zu deaktivieren. Dem Kind gelingt es, die vorhandenen Personen als Bindungspersonen vorrangig auf sprachlicher Ebene zu nutzen, sich mit deren Hilfe im Bedarfsfall zu beruhigen und zu trösten und sich dann wieder der Außenwelt zuzuwenden. Das Kind kann eine gewisse Zeit allein sein. Es hat eine Bandbreite an unterschiedlichen inneren Vorstellungen von Personen und Beziehungsmustern. Mit Hilfe der daraus resultierenden Handlungsalternativen und Strategien kann es Stress abbauen.

Bei Jugendlichen: *Steuerung:* Der Jugendliche kann seine Impulse selbst regulieren, ohne die Beziehungen zu anderen dadurch zu gefährden, dass er über- oder untersteuert reagiert. Ambivalente Gefühle wie Angst und Ärger können gleichzeitig ertragen, bewusst erlebt und versprachlicht werden. Nach solch heftigen Gefühlen kann der Jugendliche sich selbstständig regulieren und beruhigen. Der Jugendliche strahlt ein gesundes Selbstwertgefühl aus und kann dieses auch unter Belastungen aufrechterhalten. Kritik kann ertragen werden, ohne dass das Selbstwertgefühl dauerhaft Schaden nimmt.

Identität: Der Jugendliche kann unterschiedlichste Gefühle als zu sich zugehörig erleben und sich dauerhaft als einheitliche Person sehen, auch wenn die Gefühle an einigen Stellen widersprüchlich sein mögen. Er verfügt über ein stabiles inneres Bild von sich selbst und anderen und kann sich und verschiedene Personen differenziert beschreiben, sodass ein lebendiger Eindruck vom Jugendlichen und seinen wichtigen Bezugspersonen entsteht. Es ist dem Jugendlichen möglich zu verbalisieren, was er gut oder nicht so gut an sich findet und inwieweit er sich diesbezüglich von anderen Menschen unterscheidet. Der Jugendliche fühlt sich unter Gleichaltrigen wohl und kann sich zunehmend gegenüber Familienmitgliedern abgrenzen. Mit Gleichaltrigen kann sich der Jugendliche identifizieren. Die Zugehörigkeit zu seiner Peergroup erlebt er als etwas Wichtiges, Halt- und Orientierunggebendes und sucht daher regelmäßigen Kontakt. Erste romantische Beziehungserfahrungen werden gemacht.

Interpersonalität: Phantasien helfen dem Jugendlichen bei der Regulation emotionaler Zustände und können zu kreativen, funktionalen Lösungen beitragen. Der Jugendliche ist durchgängig in der Lage, eine der Situation angemessene emotionale Kontaktaufnahme zu Gleichaltrigen und Erwachsenen herzustellen. Wünsche und Bedürfnisse können zum Ausdruck gebracht werden. Der Jugendliche zeigt Interesse daran, Beziehungen zu ihm wichtigen Personen aufrechtzuerhalten. Mit anderen Menschen erlebt der Jugendliche ein lebendiges Miteinander, bei dem sich auch über schwierigere Themen ausgetauscht werden kann. Die Internalisierung von Objekten ist stabil, ihre Abwesenheit kann ertragen werden, ohne dass die Bezogenheit verloren geht. Das eigene emotionale Erleben ist reich, d.h., der Jugendliche kann verschiedene, auch unangenehme Gefühle zulassen und darüber sprechen. Der Jugendliche ist empathisch anderen Menschen gegenüber, weshalb er durchgängig in der Lage ist, sich mit dem eigenen psychischen Erleben in die Innenwelt anderer Menschen hineinzuversetzen.

Bindung: Beim Jugendlichen bestehen innere Bilder von wichtigen Bezugspersonen, die überwiegend mit als positiv erlebten Gefühlen besetzt sind. Dem Jugendlichen sind die Zuwendung und Zuneigung dieser Personen wichtig, und es besteht Angst, diese Zuneigung zu verlieren. Gleichzeitig hat er aber keine Sorge, das Objekt als solches zu verlieren, sollte es sich z.B. aufgrund eines Streites temporär abwenden. Der Jugendliche kann angemessen auf Trennungen reagieren. Bei Verlusten ist der Jugendliche fähig, die affektive Besetzung nach einiger Zeit vom Objekt abzutrennen und den Verlust zu bewältigen, anstatt die Trauer einfach nur auszuhalten. Auch in schwierigen Situationen hat der Jugendliche Zugang zu den

Bindungsrepräsentationen. Diese Fähigkeit ermöglicht ihm, auch längere Zeit alleine zu sein. Dabei verfügt er über die Fähigkeit, seine inneren Bilder von wichtigen Beziehungen im Bedarfsfall zu aktivieren, um sich selbst zu beruhigen, sodass es zur Deaktivierung des Bindungssystems kommt. Bei Bedarf gelingt es dem Jugendlichen aber auch, die Hilfe anderer Personen aktiv einzufordern. Bedürfnisse nach Nähe können für andere verständlich zum Ausdruck gebracht und an die Situation sowie die Personen angepasst werden. Der Jugendliche selbst ist in der Lage, auch anderen bei Bedarf eine adäquate Hilfestellung zu geben.

Eingeschränktes Strukturniveau

Kinder und Jugendliche auf einem eingeschränkten Integrationsniveau der psychischen Struktur zeigen eher »gerichtete« Ängste wie Trennungsangst oder soziale Ängstlichkeit. In Teilbereichen können sie auch besser oder schlechter strukturiert sein. Vor allem konflikt- bzw. situationsbedingt kann das Integrationsniveau partiell niedriger sein. Mitunter kommen auch ungerichtete Ängste auf eingeschränktem Niveau vor.

Kinder und Jugendliche mit Angststörungen auf eingeschränktem Integrationsniveau sind eher über- als untersteuert, d.h. sie kontrollieren sich und ihre Affekte stark, wirken im Kontakt mitunter emotional rigide und bevorzugen einige wenige Lösungsstrategien, an denen sie festhalten. Komorbid neigen sie eher zu internalisierenden als externalisierenden Störungen, allen voran Depressionen. Aber auch Essstörungen, Zwänge, somatoforme Störungen oder Suchterkrankungen können (insbesondere bei Jugendlichen) vorkommen.

Bei Kindern: *Steuerung:* Das Kind kann als unangenehm erlebte, v.a. Angstgefühle situationsgebunden nicht aushalten und steuern. In Konfliktsituationen kann es nicht auf innere Steuerungsfähigkeiten zurückgreifen und braucht dann viel Unterstützung. In Folge kommt es zu übersteuerten Verhaltensweisen, da es dem Kind schwerfällt, Angst und Frustration auszuhalten. Das Kind ist, v.a. in mit dem Konflikt und der Angststörung assoziierten Bereichen, mehr von seinen eigenen Wünschen und Bedürfnissen gesteuert als von internalisierten Steuerungsinstanzen, obwohl es Normen und erwartete Verhaltensweisen grundsätzlich kennt und benennen kann. Zum Teil externalisiert es unangenehme Gefühle wie Schuld, um befürchteten negativen Konsequenzen zu entgehen.

Identität: Selbstrepräsentanzen sind nur teilweise stabil und gehen unter Stress verloren, was sich in widersprüchlichem Verhalten zeigen kann (das wiederum im Umfeld oft zu Verwunderung führt). Das Kind braucht noch den Anderen, um nach einer krisenhaften Situation wieder ganz »der Alte« zu werden. Differenziertere Zuschreibungen hinsichtlich Eigenschaften und Fähigkeiten bei sich und anderen sind vorhanden, aber situativ und themenbezogen (konfliktbedingt) störanfällig. Wird das Kind von anderen Personen anerkannt und bestätigt, kann es wieder zu einer inneren Balance zurückfinden. Die Grenze zwischen Innen und Außen ist mitunter schwer zu halten, weswegen das Kind sehr starr dazwischen wechselt und wenig Flexibilität oder Handlungsspielraum zeigt. Die Abstimmung mit den Interessen anderer Personen misslingt häufig, ist aber mit Unterstützung von Erwachsenen herstellbar. Mitunter ist die Selbst-Objekt-Differenzierung als Fähigkeit, genau zwischen sich und anderen zu trennen, nicht klar aufrechtzuerhalten, da die Wahrnehmung von anderen Personen sehr von den eigenen Interessen und Motivlagen des Kindes bestimmt ist. Das Kind kann sich mit den Sichtweisen Anderer nur teilweise auseinandersetzen; seine Beziehungsfähigkeit ist fragil und störbar. Die Entwicklung der Eigenständigkeit ist eingeschränkt. Das Kind fühlt sich Gleichaltrigen oft nicht zugehörig. Bei Interaktionsangeboten hält es sich oft nicht an Spielregeln, da es allein das Spiel bestimmen will oder die Regeln nicht kennt. Freundschaften sind daher weniger tief, oder die Freunde wechseln oft.

Intersubjektivität: Die Phantasietätigkeit des Kindes ist eingeschränkt, es herrscht ein großer Realitätsbezug auf Kosten des Spielens im »Als-Ob«. Die emotionale Kontaktaufnahme ist häufig körperlich-motorisch, d. h., das Kind zeigt Nähewünsche durch anklammerndes oder aber distanziertes Verhalten. Affekterleben und Affektausdruck sind z. B. teilweise auf die affektbegleitenden körperlichen Reaktionen reduziert. Wenn die eigene Frustration hoch ist, kann das Kind sich nicht in andere Personen einfühlen oder auf ihre Gefühlslagen eingehen. Die Entwicklung eines Wir-Gefühls ist mit Unterstützung durch andere Personen aber herstellbar.

Bindung: Das Kind vermeidet Abschiede und Trennungen, auch wenn es grundsätzlich wenig negative Erfahrungen in diesem Bereich gemacht hat. Es zeigt die Tendenz, sich an das Objekt anzuklammern. Manchmal erscheint das Kind auch ungerührt von einer Trennung. Unter Bindungsaktivierung hat das Kind nur eingeschränkte Möglichkeiten, sich selbst zu beruhigen. Die Selbstberuhigungsversuche erscheinen unflexibel und schwerfällig. Allein zu sein, gelingt meist nur kurzfristig, da die innere sichere Basis verloren geht, je länger die Trennung dauert. Die Stabilität der inneren Bilder schwindet mit zunehmender Dauer der Abwesenheit des realen Objekts. In solchen Zuständen überwiegen Hilflosigkeit und Verzweiflung. Dann wird wieder eine Hilfe von außen benötigt, um das Bindungssystem zu deaktivieren. Es sind zwar innere Bilder von Bindungspersonen und Beziehungsmustern vorhanden, der situative Kontext scheint aber wenig Einfluss darauf zu haben, welche davon zur Regulation genutzt werden. Es fällt schwer, eine gemeinsame Sprache zu finden, ohne dass es zu Missverständnissen kommt.

Bei Jugendlichen: *Steuerung:* Unangenehme Gefühle, v. a. starke Angst, können grundsätzlich ertragen werden, aber konfliktbedingt kann die Fähigkeit zur Regulation einbrechen, wodurch dem Jugendlichen dann eine Distanzierung von eigenen Gefühlslagen oft nur noch mit äußerer Hilfe gelingt. In der Abwehr überwiegen Reaktionsbildung und Verleugnung. Das Selbstwertgefühl des Jugendlichen ist sehr empfindlich und störanfällig. In konfliktbedingten Belastungssituationen zeigt sich das Selbstwertgefühl als brüchig. Selbstbestrafung und Rückzug können als Regulierungsversuche verstanden werden. Der Jugendliche ist dann auf die Bestätigung durch andere angewiesen, um seine Selbstentwertungen relativieren zu können. Situationsgebunden reagiert der Jugendliche entweder mit Impulsdurchbrüchen oder Übersteuerung. Eine Regulation von Impulsen wird besser, wenn der Jugendliche wieder etwas Abstand zur Situation gewonnen hat.

Identität: Bei den körperlichen Veränderungen der Pubertät oder bei kurzfristigen Krisensituationen wie Streits hat der Jugendliche es schwer, sich durchgängig als ein und dieselbe Person wahrzunehmen. Sein Selbsterleben ist fragil, und er kann sich widersprüchlich verhalten. Er ist auf die bestätigende Rückmeldung von außen angewiesen. Die richtige Zuordnung von Affekten, Impulsen und Gedanken zu sich selbst oder anderen funktioniert zwar grundsätzlich, ist mitunter aber themen- und situationsbezogen eingeschränkt. In der Folge fühlt sich der Jugendliche noch sehr abhängig von anderen. Ablöseschritte von der Primärfamilie sind erheblich eingeschränkt. Die Bereitschaft, sich in andere einzufühlen und ihre Perspektive zu übernehmen, ist basal vorhanden, aber begrenzt, wenn sich konflikthafte Situationen (z. B. den Selbstwert betreffend bei sozialen Ängsten, Trennungssituationen bei Trennungsängsten) ergeben. Der Jugendliche fühlt sich in der Gleichaltrigengruppe nur teilweise als zugehörig, oft auch als fremd oder anders. Er mag einige gute Freunde haben, hätte aber gern mehr. Mitunter wird die Zugehörigkeit zu einer Subkultur angestrebt.

Intersubjektivität: Die Phantasietätigkeit des Jugendlichen ist konflikt- und situationsbedingt eingeschränkt. Es können keine Handlungsalternativen gedanklich durchgespielt werden. Die emotionale Kontaktaufnahme erscheint häufig eingeschränkt oder ist nur kontextgebunden gegenüber bestimmten Personen möglich, bei denen sich der Jugendliche sicher fühlt. Unter Belastung wird der emotionale Kontakt weniger, oder es kommt sogar zu Beziehungs- und Kontaktabbrüchen. Der Jugendliche braucht den Anderen noch sehr, wodurch dessen emotionale Bedeutung oft als überhöht erscheint. Dadurch entsteht der Eindruck emotionaler Objektabhängigkeit. Mitunter werden die Nähewünsche auch abgewehrt, und es zeigt sich eine übersteigerte Unabhängigkeit. Der Jugendliche hat oft Schwierigkeiten, eine wechselseitige Bezogenheit aufzubauen und zu halten. Der Jugendliche kann seine unterschiedlichen Gefühlslagen noch nicht gut differenzieren und seine Emotionen häufig selbst nicht gut verstehen. Die Fähigkeit zur Empathie ist unter Belastungen eingeschränkt.

Bindung: Der Jugendliche vermeidet Abschiede und Trennungen mit einer Tendenz, sich an das Objekt anzuklammern. Auch nach realen Verlusten reduziert sich die affektive Besetzung mit der Zeit nur mit Mühe, es hat eher den Anschein, dass Verluste verleugnet werden. Grundsätzlich sind innere Bilder von wichtigen Personen vorhanden, diese haben aber wenig Bestand, und es scheint nur eingeschränkt möglich, diese in konflikthaften Situationen aufrechtzuerhalten. Die Angst richtet sich v.a. darauf, den wichtigen Anderen als Objekt zu verlieren. Der Jugendliche kann sich allein nur schwer beruhigen und sein Bindungssystem deaktivieren. Auch die Fähigkeit zum Alleinsein ist nur eingeschränkt vorhanden, da eine sichere innere Basis nicht ausreichend internalisiert ist. Eher flüchtet er sich in eine ablenkende Aktivität. Dem Jugendlichen fällt es schwer, Hilfe anzunehmen: einerseits, weil das Bedürfnis nach Unterstützung erst sehr spät, nämlich bei deutlichen Anzeichen einer bereits bestehenden Überforderung, zum Ausdruck gebracht werden kann, und andererseits, weil der Andere mit seinen Angeboten häufig nicht als hilfreich empfunden werden kann. Auch anderen stellt er sich selbst deshalb eher nicht als Hilfe zur Verfügung.

Geringes Strukturniveau

Ein eher gering ausgeprägtes Strukturniveau findet sich unter den Angststörungen eher bei der generalisierten Angststörung und der Panikstörung, also bei ungerichteten Ängsten. Jeweils konflikthaft in den entsprechenden Teilbereichen sind strukturelle Einbrüche auch bei Kindern und Jugendlichen mit gerichteten Ängsten wie Trennungsangst oder sozialer Angst oder spezifischen Ängsten wie der Agoraphobie, die ansonsten ein eher eingeschränktes bis gutes Strukturniveau haben, anzutreffen. Konflikthaft bedeutet an der Stelle, dass das Strukturniveau in den Bereichen, in denen es sich mit intrapsychischen Konfliktthemen überschneidet, niedriger ist als in anderen Bereichen. So haben Kinder und Jugendliche mit sozialen Ängsten v.a. Schwierigkeiten in der Selbstwertregulation, und ihre Selbstrepräsentanzen sind überwiegend negativ, während Kinder und Jugendliche mit einer Trennungsangst mehrheitlich Schwierigkeiten haben, sich zu trennen oder allein zu sein, da sie keine ausreichende innere sichere Basis internalisiert haben.

Kinder und Jugendliche mit Angststörungen auf geringem Strukturniveau sind eher untersteuert, neigen folglich zu einer höheren Komorbidität mit externalisierenden Störungen wie Aufmerksamkeitsstörungen mit Hyperaktivität, oppositionellen Störungen oder Störungen des Sozialverhaltens. Bei externalisierenden Störungen liegen v.a. niedrige Werte im Bereich Steuerung vor, die anderen Strukturdimensionen können auch besser integriert sein (Winter et al. 2011; Weitkamp et al. 2019).

Bei Kindern: *Steuerung:* Unangenehme Affekte sind vom Kind meist nicht gut benennbar, können sich aber über den Körper als Somatisierung oder über das Verhalten als Agieren ausdrücken. Bei Kindern mit Angststörung sind das häufig Bauch- oder Kopfschmerzen, ein ständiges Zappeln oder sonstige Zeichen für innere Unruhe. Das Kind zeigt eine sehr wechselhafte Stimmung, sodass die Gefühle, die geäußert werden, quasi unverbunden nebeneinanderstehen. In ängstigenden oder als bedrohlich wahrgenommenen Situationen kann das Kind nicht auf seine Fähigkeiten zur Impulssteuerung zurückgreifen. Bedürfnisse müssen sofort befriedigt, ein Aufschub kann nicht ertragen werden. Die Frustrationstoleranz ist allgemein sehr niedrig. Wird das Kind mit Anforderungen von außen konfrontiert, fühlt es sich schnell angegriffen oder unfair behandelt. Regeln der Eltern oder der Schule werden nach Möglichkeit den eigenen Bedürfnissen untergeordnet. Das Kind nimmt das eigene Handeln ich-synthon wahr, d.h., die Schuld wird bei den anderen gesucht und eigene Anteile am Geschehen werden verleugnet. Dementsprechend überwiegt auch die Angst vor Strafe die Schuldangst (»schlechtes Gewissen«) deutlich. Der Selbstwert des Kindes wirkt durchgängig herabgesetzt oder ständig in Frage gestellt. Das Kind neigt zu Entwertungen sowohl seiner selbst als auch der Anderen und lässt nicht erkennen, dass bereits ein kohärentes Bild von sich und anderen besteht.

Identität: Das Kind ist als eigene Person wenig erkennbar, es passt sich in seinem Verhalten an die Anderen an (»Mimikry«) und kann sich selbst schwer von anderen abgrenzen. Je nachdem, in welchem Gefühlszustand es gerade ist, wird sich das Kind dementsprechend beschreiben. Es hat keinen Bezug zu überdauernden Eigenschaften, sondern wirkt eher sprunghaft. Es fällt dem Kind sehr schwer und ängstigt es, im Spiel so zu tun »als ob«, da die Grenze zwischen Innen und Außen schnell verloren geht und das Kind sich dann bedroht fühlt. Auch andere können nicht in ihren verschiedenartigen Charaktereigenschaften und Erlebensweisen anerkannt werden, sondern bleiben in der Sicht des Kindes v.a. auf ihre Funktion für das Kind beschränkt. Das Kind fühlt sich Gleichaltrigen meist nicht zugehörig. Interaktions- und Spielangebote durch andere werden einerseits nicht erkannt oder nicht angenommen, bzw. versucht das Kind andererseits, den Anderen zu dominieren, sodass kein gemeinsames Spiel zustande kommen kann.

Interpersonalität: Es fällt dem Kind schwer, einen Bezug zu seiner eigenen Phantasiewelt aufzunehmen, da die Inhalte v.a. ängstigend und bedrohlich sind. Vor allem negative Affekte werden nur schlecht wahrgenommen, und Gefühle können kaum versprachlicht werden. Negative Gefühlszustände überwiegen meist. Nähewünsche werden eher unspezifisch ausgedrückt und wirken beliebig und wenig auf den Anderen bezogen. Meist wird diejenige Person als Bindungsperson genommen, die am ehesten verfügbar ist. Der Kontakt ist geprägt von Misstrauen, was eine lebendige, wechselseitige Bezogenheit sehr erschwert. Ein Wir-Gefühl lässt sich eher schwer herstellen, da der Andere eher als bedrohlich wahrgenommen und damit als »Feind« betrachtet wird. Daher zeigt das Kind im Kontakt auch nur wenig prosoziale Regungen und wenig Fürsorgeverhalten. Das Interesse, die emotionale Verbindung zum Anderen aufrechtzuerhalten und sich einzufühlen, ist deutlich beschränkt.

Bindung: Das Kind zeigt in Trennungssituationen aktives Nachfolgeverhalten und Klammern. Allein in einem Zimmer oder einer Wohnung zu bleiben, wird kaum ertragen und wenig konstruktiv genutzt. Mit Hilfe von Übergangsobjekten kann es kurze Trennungen mitunter zeitweise ertragen. Dabei wird der Zustand aber eher ausgehalten, als dass es zu einer Beruhigung kommt. Das Kind hat aber keine inneren Bilder als Basis zur Verfügung, die es aktivieren kann, um ein Gefühl von Nähe und Sicherheit zu bekommen. Es wirkt so, als ob es nur einen starren inneren Fahrplan gäbe, mit dem das Kind Bindungsstress deaktivieren kann, daher wird immer dieselbe Strategie angewandt, ohne dass der situative Kontext Einfluss hat. Insgesamt können Bindungsbeziehungen unabhängig von der Nähe der Bindungsperson nur schwer genutzt werden.

Bei Jugendlichen: *Steuerung:* Heftige Affekte können den Jugendlichen überfluten oder so unerträglich sein, dass sie vom Jugendlichen nicht mehr benannt werden können und über impulsives Verhalten ausagiert werden müssen. So kann der Jugendliche in emotionale Ausnahmezustände geraten, in denen ihm eine ausreichende Impulssteuerung nicht mehr zur Verfügung steht. Stattdessen zeigt sich fremdgefährdendes (z.B. oppositionelles oder delinquentes) oder selbstdestruktives (z.B. selbstverletzendes oder süchtiges) Verhalten. Andere Personen können meist nicht in ihrer Gesamtheit, sondern nur als gut oder schlecht wahrgenommen werden. Das Selbst(wert)gefühl ist durchgehend brüchig. Der Jugendliche fühlt sich schnell entwertet und ist schnell kränkbar. In der Folge neigt der Jugendliche zu Beziehungsabbrüchen und/oder starken Entwertungen des Anderen.

Identität: Die Selbstbeschreibungen des Jugendlichen sind oberflächlich, undifferenziert bis diffus und schwanken zwischen Überhöhung und Entwertung. Es ist schwer, sich ein Bild von dem Jugendlichen zu machen. Das Identitätsgefühl ist inkohärent. Der Jugendliche ist stark suggestibel. Die richtige Zuordnung von Affekten, Impulsen und Gedanken fällt dem Jugendlichen eher schwer. Die Ablösung von der Familie ist kompliziert, da der Jugendliche einerseits starke infantile Wünsche an Familienmitglieder hat, andererseits gleichzeitig zu starken Entwertungen der Bindungen an Familienmitglieder neigt, wenn diese sich nicht den Bedürfnissen des Jugendlichen entsprechend verhalten. Es fällt ihm schwer, andere Personen ganzheitlich wahrzunehmen und als eigenständig anzuerkennen. Beschreibungen Anderer bleiben eher blass und wirken einseitig je nach momentaner Gestimmtheit des Jugendlichen. Ein Zugehörigkeitsgefühl zur Gleichaltrigengruppe ist selten. Der Jugendliche hat kaum Verabredungen mit Gleichaltrigen, was häufig als starker Mangel wahrgenommen wird. Damit fehlt eine weitere

Voraussetzung, um sich altersadäquat aus der Primärfamilie lösen zu können. Romantische Beziehungen werden aus Angst vor Ablehnung trotz einer starken Sehnsucht danach meist nicht eingegangen.

Intersubjektivität: Die Phantasie des Jugendlichen kann überbordend, grenzenlos bedrohlich oder unlebendig am Konkreten orientiert sein und wird vom Jugendlichen nicht als bereichernd erlebt. Eine emotionale Kontaktaufnahme durch den Jugendlichen ist kaum möglich, da es schnell zu Missverständnissen und darauf folgend zu Beziehungsabbrüchen kommt. Bedeutsam ist, wer für den Jugendlichen real präsent ist. Dass andere Menschen Personen mit eigenen Gefühlen sind, erlebt der Jugendliche eher als bedrohlich. Ein Wir-Gefühl entsteht im Kontakt selten, u.a. da die Kommunikation eher von Polarisierungen und Projektionen geprägt ist. Der Jugendliche wird von seinen eigenen emotionalen Zuständen dominiert, hat gleichzeitig aber kaum Bezug zu seinem inneren Erleben, in dem als negativ wahrgenommene Gefühle überwiegen. Insgesamt ist die Bandbreite der Gefühle eher eingeschränkt.

Bindung: Der Jugendliche hat kein inneres Bild von Trennung oder Verlust. Diesbezügliche Erfahrungen werden geleugnet oder bagatellisiert. Innere Bilder bestehen v.a. in der Form von vernachlässigenden, verfolgenden oder anderweitig schädigenden Objekten. Angst bezieht sich v.a. darauf, durch das Objekt Schaden zu erleiden und sich daraufhin selbst zu verlieren. Der Jugendliche verfügt kaum über die Fähigkeit, sich selbst zu beruhigen oder für sich selbst zu sorgen. Bei Aktivierung des Bindungssystems kann der Jugendliche nicht auf eine innere sichere Basis zurückgreifen. Es gelingt ihm in entsprechenden Situationen daher nur eingeschränkt, sich abzulenken. Allein zu sein wird, so gut es geht, ertragen, bis äußere Regulationsmöglichkeiten greifbar werden. Der Bindungsstress wird also bloß ausgehalten und kann kaum eigenständig deaktiviert werden. Der Jugendliche ist kaum in der Lage, von anderen Menschen Hilfe anzunehmen oder das Bedürfnis nach Unterstützung auszudrücken. Die Kontakte sind hauptsächlich begleitet von Misstrauen, Entwertungen und aggressiver Zurückweisung. Daher bietet er im Kontakt zu anderen auch selbst kaum Hilfe an.

Desintegriertes Strukturniveau

Vorab soll darauf hingewiesen werden, dass ein desintegriertes Strukturniveau bei Kindern oder Jugendlichen mit Angststörungen kaum vorkommt. Zeitweise können aber Jugendliche mit schweren Panikstörungen in Zustände geraten, bei denen sie kurzzeitig während oder direkt nach einer Panikattacke ein Verhalten zeigen, wie es bei einer desintegrierten Struktur zu beobachten ist. Im Bereich ambulanter Behandlung oder in pädagogischen Betreuungskontexten werden Fachkräfte mit Patienten bzw. Klienten auf desintegriertem Strukturniveau selten konfrontiert. Ein desintegriertes Strukturniveau ist eher schweren psychischen Störungen zuzuordnen, bei denen Angststörungen komorbid und in untergeordneter Stellung auftreten können. Beispielsweise kommen bei (prä-)psychotischen Jugendlichen oder bei Jugendlichen mit schweren Persönlichkeitsstörungen desintegrierte Zustände vor. Dennoch sollte selbst da zwischen einem passageren und einem zeitlich überdauernden Zustand unterschieden werden. Die OPD-KJ-2 legt für die diesbezügliche Diagnostik die vergangenen sechs Monate zugrunde und verfährt »ressourcenorientiert«. Das bedeutet, dass im Zweifel an den Fähigkeiten orientiert wird, die das Kind oder der Jugendliche im Bestfall aufbringen kann, und nicht an den Stresssituationen, in denen bestimmte Fähigkeiten mit großer Wahrscheinlichkeit einbrechen. Der Vollständigkeit halber und v.a. in Abgrenzung zu den anderen Strukturniveaus soll hier trotzdem eine Beschreibung für Kinder und Jugendliche gegeben werden.

Bei Kindern: *Steuerung:* Das Kind kann seine Affekte nicht bzw. kaum allein regulieren. Heftige, v.a. als negativ gewertete Affekte brechen unerwartet durch, werden nicht ertragen und führen zu starker Erregung oder zur Erstarrung. Das Kind reagiert in bedrohlichen Situationen dann eher selbst- oder fremdgefährdend. Auch mit äußerer Hilfe kann es sich nicht beruhigen. Beruhigung tritt eher über Erschöpfung ein als über Regulation. In Bezug auf das Selbstbild finden sich bei Kindern mit desintegrierter Struktur starke Wechsel zwischen einer realitätsfremden Großartigkeit und einem kleinkindartig anmutenden Insuffizienzerleben.

Identität: Das Kind verfügt kaum über mentale Repräsentanzen seiner selbst. Auch Beobachtern fällt es seltsam schwer zu erkennen, wer das Kind eigentlich ist, d. h., was es als Individuum auszeichnet und von anderen unterscheidet. Wenn es zum Ausdruck von Gefühlen kommt, was weniger sprachlich als nonverbal – über Mimik, das Verhalten oder auch Körperzustände – geschieht, erscheint dieser wenig nachvollziehbar und maskenhaft oder nicht authentisch. Die Selbst-Objekt-Differenzierung ist kaum vorhanden, was sich darin äußert, dass das Kind den Anderen nicht als ein von sich selbst getrenntes Objekt erlebt, sondern ihm eigene Bedürfnisse, z. B. nach Nähe und Distanz, zuschreibt. Auch im Gespräch ist oft unklar, ob das Kind bestimmte Handlungen oder Impulse als von sich oder vom Anderen ausgehend wahrnimmt. In Gleichaltrigengruppen ist das Kind nicht integriert. Es hat keine Freunde und ist sozial isoliert, was ihm jedoch wenig auszumachen scheint.

Interpersonalität: Phantasie und Realität werden äquivalent erlebt und können nicht voneinander getrennt werden. Symbolische Fähigkeiten sind kaum vorhanden, was sich etwa daran beobachten lässt, dass das Kind sehr am Konkreten hängt und eher funktional als symbolisch spielt. Die emotionale Kontaktaufnahme erfolgt eher durch intensives Erregen von Aufmerksamkeit als durch Sprache. Es lässt sich im Kontakt kaum ein wechselseitiger Austausch herstellen. Eigene Affekte können als solche kaum bewusst wahrgenommen und erlebt werden. Sie erscheinen eher schwer ängstigend und bedrohlich, fremd oder leer. Eine Empathiefähigkeit ist kaum vorhanden.

Bindung: In Trennungssituationen kämpft das Kind entweder panisch darum, nicht verlassen zu werden, oder es erstarrt. Das Kind verfügt kaum über eigene Möglichkeiten der Regulation, sobald das Bindungssystem aktiviert wird. Jede Aktivierung des Bindungssystems erscheint deshalb sehr bedrohlich, und das Kind wird schnell von heftigsten Angstaffekten und Gefühlen der Verzweiflung überflutet. Im Zustand der Bindungsaktivierung ist ein Alleinsein fast unmöglich. Die Deaktivierung des Bindungssystems scheint eher durch Erschöpfung einzutreten, als durch realen Kontakt von außen. Andere Menschen sind innerlich nicht als sichere Basis internalisiert und stehen damit innerlich nicht als vollständige Bilder, sondern nur als Teilobjekte zur Verfügung. Diese werden zum Großteil als verfolgend, bedrohlich und beängstigend erlebt. Bindungsbeziehungen basierend auf inneren Arbeitsmodellen bestehen nicht.

Bei Jugendlichen: *Steuerung:* Affekte wirken unpassend zu den Situationen, in denen sie auftauchen, und brechen plötzlich durch. Angstattacken und andere Affektdurchbrüche können ohne erkennbaren Anlass so stark werden, dass sie mit Realitätsverlust oder Dissoziation einhergehen. Das Selbstgefühl und die Bewertungen der eigenen Person sowie die Realitätswahrnehmung des Jugendlichen sind sehr verzerrt.

Identität: Der Jugendliche hat sehr große Schwierigkeiten, sich selbst zu beschreiben. Auch die Beschreibung anderer Personen ist oberflächlich bis nicht nachvollziehbar und geprägt durch Stereotype. Sie kann auch bedrohliche und befremdliche Formen annehmen oder ganz von den eigenen Bedürfnissen des Jugendlichen bestimmt sein. Auf der Suche nach einem Identitätsgefühl kann es zur Überidentifikation mit bestimmten Subgruppen kommen. Es ist schwer, den Kontakt zum Jugendlichen aufrechtzuerhalten, da es zu plötzlichen, oft unerwarteten Kontaktabbrüchen kommt. Dem Jugendlichen fällt eine Zuordnung eigener und fremder Anteile am psychischen Geschehen sehr schwer, da eine Selbst-Objekt-Differenzierung kaum gegeben ist. Es besteht normalerweise keine Zugehörigkeit zu einer Gleichaltrigengruppe. Der Jugendliche lebt daher sozial zurückgezogen und isoliert.

Interpersonalität: Phantasie und Realität können kaum getrennt voneinander wahrgenommen werden. Es überwiegen ein konkretistisches Erleben und ein Umgang mit Affekten, der sehr auf den Körper bezogen ist. So kann bspw. eine diffuse Angst in eine konkrete Befürchtung umgewandelt werden, eine bestimmte körperliche Erkrankung zu haben oder dass bestimmte Organe versagen. Die emotionale Kontaktaufnahme zum Jugendlichen ist kaum möglich. Das Verhalten des Jugendlichen ist sehr schwer berechenbar, vorhersehbar oder einfühlbar. Realitätsverzerrungen und damit einhergehende heftige Affekte verunmöglichen die Herstellung eines Wir-

Gefühls. Die eigenen Emotionen erscheinen dem Jugendlichen bedrohlich und fremd, und der Jugendliche wirkt im Kontakt v.a. misstrauisch und feindselig. Es ist dem Jugendlichen nicht möglich, Interessen oder Bedürfnisse anderer empathisch zu erkennen und aufzunehmen oder bei Konflikten Kompromisse einzugehen.

Bindung: Einerseits scheinen Trennungen ohne sichtbare emotionale Reaktion einfach hingenommen zu werden, andererseits kann schon die Vorstellung einer Trennung bereits heftige emotionale Reaktionen auslösen. Es gibt keine ausreichend ausgebauten inneren Repräsentanzen des Anderen, sondern nur Partialobjekte. Die inneren Bilder sind v.a. zerstörerisch, unheimlich oder bedrohlich. Der Jugendliche erträgt es kaum, allein zu sein, da er über keine ausreichenden inneren Bilder als Basis verfügt, um sich allein beruhigen zu können. Dem Jugendlichen gelingt es dann nicht, sich abzulenken oder den Zustand einfach auszuhalten. Der Bindungsstress wird zum einen als so bedrohlich erlebt, dass sofort Kontakt zur Außenwelt aufgenommen werden muss. Aber auch bei physischer Anwesenheit eines Anderen scheint es für den Jugendlichen schwierig zu sein, diesen positiv zu besetzen, da zum anderen eine ausgeprägte Angst vor Verschmelzung und Identitätsverlust besteht. Da der Jugendliche den Anderen nicht als hilfreich erlebt bzw. erleben kann, stellt er sich selbst auch nicht als hilfreiches Objekt für andere zur Verfügung.

Angst und Konflikt

Konflikt, Struktur und Beziehung sind in der OPD-KJ-2 keine voneinander unabhängigen Konstrukte. So hängt die Ausbildung eines intrapsychischen Konflikts auch vom Integrationsniveau der psychischen Struktur ab: Bei einer gering bzw. desintegrierten psychischen Struktur kann mitunter keine Zentrierung auf ein Konfliktthema mehr erfolgen. Es mögen sich zwar schon früh Anzeichen für bestimmte Konfliktmuster zeigen, ein Konfliktthema sollte jedoch frühstens im vierten Lebensjahr bestimmt werden, weil die entwicklungsbedingten Voraussetzungen vorher noch nicht gegeben sind. Hier sei in Anlehnung an Piaget darauf verwiesen, dass sich Konflikte in einer kognitiven Stufenabfolge entwickeln, die affektive und soziale Entwicklungsprozesse mit einschließen (siehe S. 25).

Was ist ein innerer Konflikt nach OPD-KJ-2?

Das Konfliktmodell der OPD-KJ-2 geht davon aus, dass innerpsychisch unterschiedliche oder sogar widersprüchliche Wünsche, Gefühle, Bedürfnisse oder (Wert-)Vorstellungen aufeinanderprallen.

Innere Konflikte sind also »unbewusste intrapsychische Zusammenstöße entgegengerichteter Affekte, Motivationsbündel, Strebungen oder Verhaltenstendenzen« (Arbeitskreis OPD-KJ-2 2013, S. 75 f.). Bleiben sie fixiert, sind sie dysfunktional und behindern die Entwicklung insofern, als sie die Motivationen und Affekte eines Kindes oder Jugendlichen in den verschiedenen Lebensbereichen auf ein oder mehrere bestimmte Konfliktthemen einschränken. Damit besteht auch die Gefahr, dass sie das zwischenmenschliche Zusammenleben mit anderen stören.

Überdauernde psychodynamisch wirksame Konflikte finden ihre Ausdrucksweise in Verhaltensweisen des Betreffenden, die sich in den vom jeweiligen Konflikt beeinflussten Situationen immer wieder sehr gleichen, da sie sich aus frühen Beziehungserfahrungen des Betreffenden speisen, die nie »überarbeitet« werden konnten. Dies geschieht, ohne dass es dem Betreffenden bewusst wäre. Sie sind einerseits frühe Leistungen des Ichs, mit schwierigen Beziehungsepisoden umzugehen, und gleichzeitig in ihrer Dominanz und aktuellen Ausgestaltung dysfunktional, weil sie keine Alternativen zulassen, die der Situation angemessener wären. Daher behindern sie langfristig die Entwicklung des Betreffenden.

Die Konflikte haben stets zwei Seiten, die der Betreffende innerlich nicht in Übereinstimmung bringen kann, weil sich in ihnen widersprüchliche Perspektiven des Erlebens oder Handelns abbilden und eine dieser Perspektiven bspw. aufgrund prägender Beziehungserfahrungen nicht eingenommen werden kann bzw. »darf«. In den Konflikten geht es daher um abgewehrte (Trieb-)Impulse auf der bewussten Ebene in dem Bereich, den das Kind oder der Jugendliche vermeidet. So heißt z. B. »ich habe Angst vor Trennung«, dass auf der bewussten Ebene die Trennung vermieden wird und das Kind bzw.

der Jugendliche in der Abhängigkeit bleibt bzw. bleiben darf. Die durch Abwehr und Verhalten vermiedenen Situationen zeichnen sich dadurch aus, dass sie der anderen Seite des Konflikts, nämlich den unbewussten autonomen Strebungen und Wünschen nahestehen. Analog werden in der sozialen Angst Wünsche nach Gesehenwerden und Anerkennung abgewehrt.

Mit Hilfe der Abwehr versucht der Betreffende unbewusst, die Konflikte im Zaum zu halten. Je nachdem, ob eher eine ängstlich-regressive oder eher eine kontraphobisch-progressive Abwehr vorliegt, wird in der OPD-KJ-2 zwischen einem passiven und einem aktiven Verarbeitungsmodus unterschieden. Gelingt die Abwehr nicht ausreichend, bildet sich Angst als Symptom und manifestes Zeichen für die mangelnde Bewältigung.

In der psychodynamischen Psychotherapie mit Kindern und Jugendlichen müssen die Konflikte aufgegriffen und als solche benannt werden. Innere Konflikte entstehen z.B. bei unbewussten Nähe-, Versorgungs-, Kontrollwünschen, den Wünschen nach Gesehenwerden oder nach Anerkennung als Junge oder Mädchen (Arbeitskreis OPD-KJ-2 2013). Da Angst als Basisemotion zur Grundausstattung der Psyche eines Menschen gehört und in allen Entwicklungsphasen jeweils die vorherrschende Emotion ist, können die verschiedenen Konfliktdynamiken nicht nur als Ausdruck sich widersprechender Wünsche, sondern auch als Ausdruck sich widersprechender Ängste verstanden werden. Dabei ist es allerdings nicht so, dass bestimmte Angststörungen bestimmten Konflikten zugeordnet werden können. Benecke und Staats zählen für erwachsene Patienten mit Angststörungen einige dominante pathogene Konflikte auf. Sie ordnen diese jedoch nicht weiter den spezifischen Angststörungen zu (Benecke & Staats 2017). Auch in den neuen psychoanalytischen Leitlinien zu Angst von Borowski et al. findet – im Gegensatz zu der Vorversion – keine Zuordnung von bestimmten Konflikten zu einzelnen Angststörungen statt (Borowski et al. 2018). Die hier gegeben Hinweise zu den Konfliktthemen, die bei den jeweiligen Angststörungen vorkommen, dürfen daher nicht als empirisch validiert, sondern nur als grobe Erfahrungswerte und erste Orientierung verstanden werden.

Relevante intrapsychische Konfliktthemen bei Angststörungen

Konflikte gemäß der OPD beschreiben den Widerspruch zwischen basalen Bedürfnissen. Wenn hier ein Konfliktthema nicht integriert werden konnte, bleibt ein überdauernder, dysfunktionaler unbewusster Konflikt mit den für diesen Konflikt typischen Beziehungsgestaltungen zurück. Auf der abgewehrten Seite des Konflikts steht das Bedrohliche, das was Angst macht. Ziel einer psychodynamischen Psychotherapie ist es, die abgewehrten Anteile mit der Zeit bewusst und einer Integration zugänglich zu machen und so den Konflikt schließlich wirksam zu entschärfen.

Bei Kindern und Jugendlichen mit ausgeprägten Angstsymptomen oder Angststörungen ist der Verarbeitungsmodus häufiger passiv als aktiv, sie ziehen sich eher ängstlich-regressiv zurück und verfallen in kindliches Verhalten, das ihrem Entwicklungsalter nicht mehr entspricht. Es gibt aber auch Kinder und Jugendliche, die unbewusst einen kontraphobischen Umgang mit Konfliktthemen als Modus der Bewältigung wählen. Sie zeigen dann eher Reaktionsbildungen, wirken älter, als sie sind, und geben sich insgesamt eher progressiv. Im Folgenden sollen die für Kinder und Jugendliche fünf typischen Konfliktthemen[11] vorgestellt und auf die Besonderheiten von Kindern und Jugendlichen mit Angstsymptomen und Angststörungen bezogen werden (Winter et al. 2011). Dabei ist zu beach-

---

11 Winter et al. untersuchten in der Studie 60 (teil-)stationär behandelte PatientInnen (5–17 Jahre) anhand eines Interviewleitfadens auf allen Achsen der OPD-KJ. Sie stellten heraus, dass für die Konfliktachse der OPD-KJ lediglich fünf von acht Konfliktthemen eine Rolle spielten (Winter et al. 2011). Am häufigsten wurden die Konflikte Abhängigkeit versus Autonomie (jetzt Nähe versus Distanz), Unterwerfung versus Kontrolle, Versorgung versus Autarkie und der Selbstwertkonflikt vergeben. Ödipale Konflikte wurden ebenso wie der Loyalitätskonflikt und der Identitätskonflikt kaum genannt, dagegen erlebten über 70 Prozent konflikthafte Lebensbelastungen innerhalb der vergangenen sechs Monate. Ein gehäuftes Vorkommen der ersten vier Konflikte lässt sich damit erklären, dass es sich um eine klinische Stichprobe handelt, die im Durchschnitt ein etwas schlechteres Strukturniveau aufweist als ambulante Stichproben. In der ambulanten Arbeit finden sich auch immer wieder ödipale Konflikte, wenn auch häufig als nachgeordnetes Konfliktthema, da die meisten Kinder und Jugendlichen mit Angststörungen für reife trianguläre Beziehungen keine ausreichende psychische Struktur ausgebildet haben, so wie Mentzos es für Erwachsene mit Angststörungen beschreibt (Mentzos 1992).

ten, dass sich in der klinischen Praxis meist Mischformen finden, sowohl was die Konfliktthemen angeht, als auch die Verarbeitungsmodi aktiv und passiv betrifft.

Nähe versus Distanz In dem Konfliktthema Nähe versus Distanz geht es um die gegensätzlichen Bedürfnisse nach einer sehr engen Beziehung mit starker emotionaler Nähe auf der einen Seite und dem Aufbau emotionaler Unabhängigkeit und Distanz auf der anderen Seite. Wenn im Rahmen der Entwicklung beide Bedürfnisse ausreichend im Kontakt mit den primären Bindungspersonen befriedigt wurden, kann das Kind beide Strebungen psychisch integrieren und ist damit in der Lage, dauerhafte Beziehungen zu anderen Menschen zu führen, indem es sich emotional eng an den Anderen binden und sich gleichzeitig als von ihm abgegrenzt, als Individuum fühlen kann.

Von grundlegender Bedeutung für ein Erleben dieser emotionalen Sicherheit ist die Erfahrung von sicheren Bindungsbeziehungen. Die Bindungspersonen müssen emotional verfügbar und in einem ausreichend starken affektiven Austausch mit dem Kind gewesen sein. Bei einem Misslingen verfügen die betreffenden Kinder und Jugendlichen über keine ausreichend sicheren Bindungen. Unsichere bzw. desorganisierte Bindungsmuster sind häufig. Das Erscheinungsbild des Konfliktthemas Nähe versus Distanz ist gleichzeitig stark durch strukturelle Einschränkungen geprägt und zeigt mehr ein Entwicklungsdefizit als eine klare Konfliktperspektive auf. Ein Nähe-Distanz-Konflikt als Hauptkonflikt sollte dann vergeben werden, wenn das betreffende Kind oder der Jugendliche zu flexiblen, aber dauerhaften Beziehungen mit variierender Nähe und Distanz grundsätzlich nicht gut in der Lage ist und die Hauptangst v.a. durch Nähe und/oder Distanz ausgelöst wird. Da diese Kinder und Jugendlichen meist nicht über eine ausreichende sichere innere Basis verfügen, haben sie starke Angst vor Trennungen von den Bezugspersonen und können oftmals nur schlecht allein sein.

Die Hauptangst in diesem Konfliktthema hat für den Betreffenden einen existenziellen Charakter und zeigt sich als Angst vor Fragmentierung, Angst, verrückt zu werden, Angst vor Vernichtung der eigenen Existenz durch ein mächtiges Objekt oder als Angst vor der unheimlichen Welt insgesamt.

Die Angststörungen, die erfahrungsgemäß mit einem Nähe-Distanz-Konflikt als Hauptkonflikt einhergehen, sind die generalisierte Angststörung, die Panikstörung und mitunter auch die Trennungsangst oder soziale Phobie in starken Ausprägungen.

Das Kind oder der Jugendliche wird dann – je nach Verarbeitungsmodus – entweder vermehrt Nähe suchen und sich existenziell von seinen Beziehungspersonen abhängig fühlen oder aber Nähe vermeiden und sich emotional distanziert und (pseudo-)autonom, auf die eigene Unabhängigkeit bedacht geben.

Kinder und Jugendliche im passiven Modus wirken sehr ängstlich und vermeiden es, altersadäquate Autonomieschritte zu wagen. Ihr Motto lässt sich beschreiben als ein: »Ich bin existenziell auf andere Menschen angewiesen, ohne sie fühle ich mich allein, schwach und hilflos.« Sie vermeiden Eigenständigkeit eher und wehren aufkeimende Wünsche nach Unabhängigkeit ab. Sie passen sich an, nur um den Kontakt zum Anderen nicht zu verlieren. So würden sie bspw. den Kontakt zur Bezugsperson suchen, ganz egal welche Aktivität dieser plant – Hauptsache, sie bleiben nicht allein. Im Gespräch mit ihnen ist einerseits schnell eine deutliche Sorge um sie selbst spürbar, andererseits wirkt ihre Suche nach Nähe auch schnell erdrückend.

Kinder und Jugendliche im aktiven Modus wirken hingegen häufig so, als hätten sie wenig Leidensdruck und würden »mit beiden Beinen im Leben stehen«. Sie zeigen sich sehr selbstständig und oft ein erstaunlich hohes Funktionsniveau trotz mitunter starker Symptomatik, für die sie sich sehr schämen mögen. Ihr Motto lautet eher: »Ich brauche niemanden und verlasse mich nur auf mich selbst, da alle anderen Menschen eh nicht verlässlich sind!« Wünsche nach Zuneigung und Nähe sind ihnen nur wenig zugänglich, sie spielen oder verbringen ihre Zeit lieber allein. In Gesprächen wirken die Betreffenden oft frühreif, und es besteht die Gefahr, die strukturellen Fähigkeiten der Betreffenden zu überschätzen.

Der Nähe-Distanz-Konflikt zeigt sich häufig in einer Mischform mit einem starken Schwanken zwischen extrem anklammerndem »passiven« Verhalten, z. B. durch ein ständiges Nachsuchen und ein deutliches Bedürfnis nach Bestätigung einerseits, und einer übersteigerten Betonung emotionaler Unabhängigkeit andererseits als »aktiver« Form der Bewältigung und dem Versuch, auf den wichtigen Anderen zu verzichten und die Sicherheit in sich selbst zu suchen. Dabei kommt es häufig zu einem Rückzug auf sich selbst und den eigenen Körper. Allerdings bietet der eigene Körper auch keine Sicherheit, und es zeigen sich vielfältige körperliche Symptome wie Bauch-, Kopf- oder Rückenschmerzen. Die Betreffenden klagen häufig über ein allgemeines Unwohlsein bzw. haben eine erhöhte Krankheitsneigung.

Auslöser einer ängstlichen Dekompensation sind häufig belastende Lebensereignisse wie die Geburt eines kleineren Geschwisterkinds, der Eintritt in die Schule, ein Schulwechsel oder der Beginn der Pubertät, Trennungen der Eltern, Umzug und/oder Migration, die schwere körperliche oder seelische Erkrankung eines Familienmitglieds, eine längere Arbeitslosigkeit eines Elternteils, aber auch schwere, traumatisch erlebte Erfahrungen wie Misshandlung, Missbrauch oder Vernachlässigung. Auch unbearbeitete transgenerative Themen können eine Rolle spielen.

Versorgung versus Versorgtwerden Bei dem Konfliktthema Versorgung versus Versorgtwerden geht es zum einen um das Bedürfnis nach Versorgung, sowohl im materiellen Sinn als auch im Sinn emotionaler Geborgenheit und hilfreicher Zuwendung von wichtigen anderen Personen. Der andere Pol des Konfliktthemas ist das Bedürfnis, Fürsorge für andere zum Ausdruck zu bringen, sich um sie zu kümmern oder ihnen Unterstützung zu gewähren. Betreffende Kinder und Jugendliche sind grundsätzlich in der Lage, flexible und dauerhafte Bindungen einzugehen, und verfügen über eine innere Sicherheit in sozialen Beziehungen. Die Konfliktthematik dreht sich hauptsächlich darum, was sie in Beziehungen von anderen bekommen oder was sie anderen geben.

Wenn beide Bedürfnisse im Rahmen der Entwicklung ausreichend erfüllt wurden, hat das betreffende Kind oder der Jugendliche das Gefühl, ausreichend emotional versorgt und damit für die Anforderungen der Welt gewappnet zu sein. Ist das Bedürfnis aber nicht ausreichend erfüllt worden, herrscht das Gefühl eines starken Mangels vor. Die Hauptangst des Konfliktthemas Versorgen versus Versorgtwerden bezieht sich dann darauf, nicht genug bekommen zu haben oder auch in Zukunft nicht genug zu bekommen oder die Versorgung zu verlieren bzw. nicht allein sicherstellen zu können oder zu gierig im Kontakt zu sein.

Vor allem Kinder mit Trennungsängsten oder Jugendliche mit Panikstörungen oder mit Agoraphobien neigen zu dem Konfliktthema Versorgung versus Versorgtwerden. Dabei verweist eine ausgeprägte Trennungsangst mit anklammerndem Verhalten eher auf eine passive Lösung, während sich in der Panikstörung eher der aktive Modus zeigt. Hierbei geben sich die Jugendlichen unabhängig, bis die Angst auftaucht und sich zur Panik steigert, woraufhin sie »dann doch« auf die körperliche Nähe des Anderen angewiesen sind, wofür sie sich häufig sehr schämen bzw. schuldig fühlen.

Im passiven Modus zeigt sich das Erleben des Mangelgefühls durch ein anklammerndes Verhalten an die Bezugspersonen, an die die Erwartung gestellt wird, versorgend und fürsorglich zu sein. Gleichzeitig ist ein Gefühl der Unzufriedenheit spürbar, dass es nicht ausreicht, was der Andere zu geben hat. Dieser hat die Funktion, wie eine Tankstelle den immer leeren Tank des betreffenden Kindes oder Jugendlichen mit Geborgenheit und Zuwendung zu füllen, um den früher erlebten Mangel auszugleichen. Das Motto lautet dann: »Ich brauche ganz lange ganz viel von dir.« In Gesprächen wirken die Betreffenden sehr bedürftig, klagend und abhängig, gleichzeitig aber auch sehr ansprüchlich und sind schnell enttäuscht, wenn ihre Bedürfnisse nicht erfüllt werden. Dies löst einerseits Sorge und das Bedürfnis aus, sich um das Kind oder den Jugendlichen zu kümmern, andererseits kann auch das Gefühl entstehen, »ausgesaugt« zu werden oder nie genug geben zu können.

Im aktiven Modus werden die eigenen Bedürfnisse nach Versorgung und Geborgenheit unterdrückt und altruistisch ausgelebt, indem z.B. kleinere Geschwister, Haus- oder Kuscheltiere oder die (Groß-)Eltern aufopfernd umsorgt werden. Betreffende Kinder und Jugendliche sind eher selbstgenügsam und nehmen bestehende Hilfsangebote nicht an. Dies gibt ihnen das Gefühl, auf die Versorgung durch andere nicht angewiesen zu sein. Ihr Motto kann formuliert werden als: »Ich brauche nichts von anderen, ich will niemandem zur Last fallen.« Im Gespräch wirken die Kinder und Jugendlichen eher bescheiden und genügsam. Sie lösen schnell die Frage aus, ob sie überhaupt Hilfe brauchen, und es besteht die Gefahr, ihre Bedürftigkeit nicht als solche zu erkennen.

Auslöser einer ängstlichen Dekompensation können kritische, belastende Lebensereignisse sein wie Verluste von Bezugspersonen, Trennungen der Eltern, eine wirtschaftlich schwierige Lage der Familie oder chronische Erkrankungen, durch die ein Kind über einen längeren Zeitraum nicht ausreichend versorgt wurde, weil sich keine erwachsene Bezugsperson ausreichend kümmern konnte. Auch Vernachlässigung oder materielle Überversorgung im Sinne ständiger sofortiger Wunscherfüllung und Verwöhnung durch Geschenke kann zu einer Ausprägung der Konfliktthematik beitragen.

Unterwerfung versus Kontrolle In dem Konfliktthema Unterwerfung versus Kontrolle geht es einerseits um das Streben nach Kontrolle über den Anderen, andererseits aber auch darum, sich seiner Führung zu überlassen oder unterzuordnen. Betreffende Kinder und Jugendliche haben grundsätzlich Vertrauen in die Sicherheit der Bindung zu anderen Personen. Die Konfliktthematik kreist v.a. darum, wie sie über den Anderen bestimmen und damit in der Beziehung kontrollierend und selbstwirksam sein können oder wie sie in der Beziehung Kontrolle an den Anderen abgeben und brav und gehorsam sein müssen.

Wenn die Bedürfnisse in der Entwicklung ausreichend befriedigt wurden, kann das Kind bzw. der Jugendliche sich in flexiblen Interaktionen mit den in bestimmten Situationen gewährenden und in anderen Situationen bestimmenden Bezugspersonen arrangieren und gleichzeitig ein sicheres Selbstwirksamkeitserleben haben. Der Betreffende kann dann familiäre und gesellschaftliche Regeln ausreichend internalisieren und sich an diese halten, ohne sich ständig selbst behaupten zu müssen oder das Gefühl zu haben, unterworfen zu werden.

Die Hauptangst im Konfliktthema Kontrolle versus Unterwerfung ist die Angst, die Kontrolle über das eigene Leben zu verlieren oder verloren zu haben, nicht selbstwirksam zu sein und von anderen kontrolliert zu werden bzw. alles allein schaffen oder sich behaupten zu müssen.

Kinder und Jugendliche mit generalisierten Ängsten, aber auch mit Trennungsängsten, zeigen mitunter das Konfliktthema Kontrolle versus Unterwerfung. Dabei überwiegt meist der passive Modus, wobei es zu komorbiden Störungen wie Zwangsstörungen kommen kann, in denen die Betreffenden ihre Wünsche nach Selbstwirksamkeit binden, aber die entsprechenden Beziehungswünsche abwehren können. Auch bei komorbiden externalen Störungen kommt es häufig zu dieser Konfliktthematik. Eine Gefahr dabei ist, dass die Symptome der externalisierenden Störungen so dominant und störend in den sozialen Beziehungen sind, dass die dahinterliegende Angst und ihre Abwehr durch aggressive Selbstbehauptungs- und Kontrollversuche der Objekte nicht erkannt, sondern als Wut missverstanden werden.

Im passiven Modus wirken entsprechende Kinder und Jugendliche sehr folgsam und unauffällig, da sie die Anforderungen anderer nicht in Frage stellen, sondern sich ihnen ohne Widerrede fügen. Sie zeigen wenig Verantwortungsübernahme und fühlen sich eher ohnmächtig und hilflos, als könnten sie selbst keinen Einfluss auf ihr Leben und ihre sozialen Beziehungen nehmen. Das Motto lautet dann: »Die anderen sind viel mächtiger als ich, es ist besser, wenn ich mache, was sie sagen.« Im Gespräch reagieren sie häufig sozial erwünscht. Es zeigt sich jedoch auch schnell eine passiv-aggressive Seite im Vergessen von Terminen, Zuspätkommen, Trödeln oder in Schlampigkeit. Im Kontakt kann sich auch das Gefühl einstellen, ohnmächtig zu sein oder Regeln vorzugeben.

Im aktiven Modus herrscht der Wunsch vor, dass sich die Anderen dem Willen des Kindes oder Jugendlichen fügen und sich von ihm bestimmen lassen. Wenn diese sich weigern und selbst Anweisungen geben, reagieren sie ungeduldig, verweigern sich ärgerlich, und es kommt zu Machtkämpfen. Das Motto könnte formuliert werden als: »Ich will der Bestimmer sein!« Entsprechende Kinder und Jugendliche sind im Kontakt sehr trotzig und eigenwillig bis widerspenstig und wenig bereit, Kompromisse auszuhandeln. Dies kann das Gefühl auslösen, ihnen entweder alles recht machen oder ihnen die Stirn bieten und sich selbst durchsetzen zu wollen.

Auslösend sind v.a. familiäre Systeme, die entweder zu gewährend (»laissez-faire«) sind und in denen zielgerichtete Erziehungsmaßnahmen zum Großteil unterbleiben oder die aus zu rigide-kontrollierenden Konstellationen bestehen (»Zuckerbrot und Peitsche«). In schulischen Kontexten wie beim Leistungssport oder in Internaten kann eine entsprechend vorherrschende Atmosphäre konfliktverstärkend wirken. Auch religiöse Glaubensgemeinschaften, Sekten oder andere Subgruppen können mit dem Anspruch, das Kind oder der Jugendliche habe sich den herrschenden Regeln zu unterwerfen, und den damit einhergehenden Strafandrohungen einen Beitrag zur Verstärkung des Konfliktthemas leisten.

Selbstwert versus Objektwert Das Konfliktthema Selbstwert dreht sich v.a. um die eigene Bedeutung und Wichtigkeit. Zentral ist hier eigentlich das Verhältnis zwischen dem Wert, dem man sich selbst beimisst (Selbstwert) und dem Wert der Anderen (Objektwert), ob der Selbstwert angemessen, zu gering oder übersteigert ist. Der Selbstwert kann dabei in gewisser Weise als die Differenz zwischen dem Ich-Ideal, also den Ansprüchen, die der Betreffende an sich selbst hat, und dem realen Selbst, also wie der Betreffende von anderen erlebt und wahrgenommen werden kann, definiert werden. Je größer die Differenz ist, umso stärker ist das Konfliktthema. Der »Selbstwertkonflikt« entspricht weitgehend der oben beschriebenen »narzisstischen« Thematik.

Bei einer gelungenen Entwicklung wurden die Bedürfnisse des Kindes nach Liebe und anerkennender Spiegelung von Bezugspersonen gestillt, die in der Lage waren, sich empathisch in das Kind einzufühlen und ihm das passende Maß an Bestärkung und Ermutigung zukommen zu lassen. Als Resultat ist das Selbst(wert)gefühl des Kindes bzw. Jugendlichen überdauernd stabil und positiv. Der Betreffende schafft es, sich auch nach Kränkungen oder Frustrationen wieder in seinem Selbstwert zu regulieren, ohne dabei auf die Bestätigung durch andere angewiesen zu sein.

Ist es nicht gelungen, die frühen Bedürfnisse nach Spiegelung in einem passenden Maß zu erfüllen, z.B. weil das Kind als Selbstobjekt der Eltern fungierte (siehe falsches Selbst S.213 ff.), zeigt das Kind bzw. der Jugendliche eine starke Unsicherheit im Kontakt. Die Hauptangst im Konfliktbereich Selbstwert ist die Angst vor Beschämung durch den Anderen. Bei einem gleichzeitig bestehenden Wunsch, gesehen und anerkannt zu werden, besteht die Angst, in dem Ausdruck seiner Individualität beschämt zu werden. Im Vordergrund steht ein ständiger Vergleich zwischen dem Betreffenden und Gleichaltrigen. Je nach Verarbeitungsmodus wird der Betreffende davon ausgehen, Gleichaltrigen zu unterliegen oder sie besiegen und besser als sie zu sein.

Vor allem Kinder und Jugendliche mit sozialen Ängsten zeigen eine narzisstische Konfliktthematik. Hierbei überwiegt meist der passive Modus. Sie brauchen häufige Bestätigung durch andere, um ihren Selbstwert wieder zu regulieren.

Im passiven Modus überwiegt das Gefühl, dass die anderen mehr wert sind, als das betreffende Kind oder der Jugendliche. Betreffende gehen Konkurrenzsituationen nach Möglichkeit aus dem Weg. Situationen, in denen sie im Aufmerksamkeitsfokus sind, sind sehr gefürchtet. Die Betreffenden äußern mitunter deutliche Kleinheitsphantasien, Minderwertigkeitsgefühle, die der eigenen Persönlichkeit, Intelligenz oder dem eigenen Aussehen gelten. Dabei drohen dann massive Einbrüche des Selbstwerts. Als Motto kann formuliert werden: »Ich bin immer von allen der/die schlechteste.« Latent ist jedoch ein Wunsch danach spürbar, endlich einmal bewundert zu werden. Im Gespräch neigen die Kinder und Jugendlichen dazu, sich dem Anderen gegenüber selbst zu entwerten und den Anderen zu idealisieren, woraufhin das Gefühl entstehen kann, den Betreffenden im Gegenzug loben oder sonst wie Bewunderung zum Ausdruck bringen zu müssen.

Im aktiven Modus ist bei den betreffenden Kindern und Jugendlichen das Gefühl vorherrschend, es oder er sei mehr wert als andere Menschen. Die Betreffenden neigen zu einer überhöhten Selbstbezogenheit und grandioser Selbstsicherheit bei gleichzeitig eingeschränkter Bereitschaft, von sich aus in Beziehungen zu anderen zu investieren. Ein Größen-Selbst ist deutlich zu beobachten, dessen Motto lautet: »Ich bin besser als alle anderen, deswegen habe ich Sonderrechte.« Sie halten sich für außergewöhnlich und reagieren mit narzisstischer Wut, wenn die antizipierte Bestätigung und Anerkennung ausbleiben. Hier zeigt sich, wie brüchig der Selbstwert eigentlich und wie groß die Angst vor der Entwertung durch andere ist. Im Gespräch kann das Gefühl entstehen, dem Kind oder Jugendlichen gegenüber inkompetent oder mangelhaft zu sein. Es kann aber auch der Wunsch entstehen, die narzisstischen Seifenblasen gewissermaßen zum Platzen zu bringen und den Betreffenden mit den Anforderungen der Realität zu konfrontieren.

Auslösend oder verstärkend können massive Kränkungs- und Misserfolgserlebnisse sein. Aber auch körperliche Erkrankungen oder Behinderungen, durch die das Kind bzw. der Jugendliche sich Gleichaltrigen gegenüber minderwertig oder unterlegen fühlt, bilden kritische Bereiche.

Ödipales Konfliktthema Während es beim Selbstwertkonflikt um die Anerkennung des Wertes des eigenen Selbst und auch der anderen geht, kreist das ödipale Konfliktthema[12] um die Anerkennung als Mädchen/Junge bzw. junge/r Frau/Mann, sexuell-sinnliche Bedürf-

12 In der OPD-KJ-2 wird die ödipale Thematik der frühen Psychoanalyse mit ihren Aspekten Rivalität, Gewissensangst und Identität in drei Konflikte aufgeteilt: den ödipalen Konflikt, den Schuldkonflikt und den Identitätskonflikt. Der ödipale Konflikt deckt dabei v. a. die sexuell-körperlichen Bedürfnisse ab. Der Schuldkonflikt bezieht sich auf die Spannung zwischen egoistischen und prosozialen Tendenzen der Familie gegenüber, und der Identitätskonflikt, der mehr der Adoleszenz zugeordnet wird, rankt um das Finden einer kohärenten Identität und die Angst, jene könnte durch Widersprüchlichkeiten gefährdet sein. Alle drei Konflikte werden vergleichsweise selten vergeben. Voraussetzung ist ein mindestens mäßiges bzw. eingeschränktes Strukturniveau (Winter et al. 2011). Daher werden sie in dieser Auflistung eher vernachlässigt, auch wenn sich im Schulkonflikt Dynamiken finden, die auch Richter für »Festungsfamilien« beschrieb, in denen die Loyalität zu den Familienmitgliedern und der Familienzusammenhalt als wichtigstes Gut eingeschätzt werden und aggressive Inhalte zugunsten von übersteigerter Harmonie ausgespart bleiben (Richter 1972). Die passive Lösung wird mitunter unbewusst von Kindern oder Jugendlichen mit Trennungsangst gewählt, ihr Verhalten zeichnet sich durch eine überzogene Treuebindung an die Eltern aus.

nisse und eine Rivalität in diesen Bereichen. Das Konfliktthema besteht zwischen dem Bedürfnis der Befriedigung und dem der Abwehr bzw. Hemmung dieser Bedürfnisse.

Ödipaler Konflikt

Der Begriff der ödipalen Konfliktthematik war zentral für die frühe Psychoanalyse, ist seitdem aber immer wieder modifiziert worden (Rohde-Dachser 1987). In Freuds Triebtheorie bildete er das Herzstück. Mit den Veränderungen und Erweiterungen der psychodynamischen Theorien wurde auf verschiedene Aspekte fokussiert. Loewald etwa postulierte, es gehe grundsätzlich darum, eine »psychische Repräsentanz einer zentralen, triebmotivierten konflikthaften Dreierkonstellation von Kind-Eltern-Beziehungen« zu bilden (Loewald 1980, S. 377). Die Eltern haben als erste und wichtigste Liebesobjekte für die Kinder eine einzigartige Rolle, aber auch die Kinder spielen eine besondere Rolle im Leben ihrer Eltern.

Als Entwicklungsaufgabe konfrontiert die ödipale Konfliktthematik jeden Menschen mit der Erweiterung dyadischer Beziehungskompetenzen hin zu Beziehungen mit einer Dreiecksstruktur aufgrund der Eingebundenheit in ein Familiensystem (Hasenöhrl 2019). Dafür braucht es die triadische Kompetenz der Eltern, d. h., sie müssen fähig sein, aus der dyadischen Beziehung heraus eine triadische Familienbeziehung zu etablieren, ohne dass einer der drei Beziehungspartner aus der triadischen Beziehungskonstellation ausgeschlossen wird. Bei einer gelungenen Entwicklung kann das Kind bzw. der Jugendliche akzeptieren, dass die Eltern neben der Beziehung zum Kind bzw. Jugendlichen auch noch eine Beziehung zueinander haben. Das Beziehungsdreieck zwischen ihnen ist also ausgeglichen. Dies kann es dann auf andere Beziehungen zu zwei oder mehr Personen übertragen und – ohne Angst, ausgeschlossen zu werden oder sich in ständiger Konkurrenz um die alleinige Zuneigung oder Aufmerksamkeit eines Anderen zu befinden – anerkennen und akzeptieren, dass die anderen Personen auch Beziehungen untereinander haben. Dabei spielen frühe Identifizierungen eine große Rolle. Die Eltern sind als nächste Beziehungspartner Vorbilder für Identifizierungen. Das Kind beobachtet die Eltern, wie sie sich miteinander und mit dem Kind in ihrer jeweiligen Rolle als Vater und Mutter verhalten. Im Rahmen der Entwicklung wird sich das Kind mit beiden Rollen auseinandersetzen und sich mit der (Geschlechter-)Rolle zumeist des gleichgeschlechtlichen Elternteils identifizieren. Das Ziel ist es, entsprechend der eigenen Identität mit anderen Personen interagieren zu können, d. h., das Kind versteht mit der Zeit, dass es nicht an die Stelle des Vaters bzw. der Mutter treten muss, um für den anderen Elternteil liebenswert zu sein, sondern sich die Zuneigung des einen Elternteils sowohl auf das andere Elternteil als auch das Kind erstreckt.

Im Rahmen von Trennungsängsten oder spezifischen Phobien kann die ödipale Konfliktthematik besonders bedeutsam sein. Beispielsweise kann das Latenzkind am Übergang zur Pubertät Ängste entwickeln, nicht allein schlafen zu können, und in Folge ins Bett der Eltern zu wechseln oder einen Elternteil daraus zu verdrängen. Bestimmte Phobien wie die Schlangen- oder Spritzenphobie können in ihrer Symptomatik ebenfalls auf eine unbewältigte ödipale Thematik hindeuten.

Gelingt die Integration dieses Konfliktthemas nicht, kommt es im aktiven Modus zu einem starken Rivalisieren um die Liebe und Zuneigung eines (zumeist des gegengeschlechtlichen) Elternteils. Der Betreffende hält unbewusst an der Überzeugung fest, der auserwählte und bessere Partner für ein Elternteil zu sein. Daraus resultieren Schuldgefühle, unbewältigte Aggressionen und die Angst, den anderen Elternteil in seiner Person oder seiner körperlichen Integrität beschädigt zu haben. Die Schuldangst (dem gleichgeschlechtlichen Elternteil gegenüber) und die gleichzeitige Angst vor Liebesverlust (des gegengeschlechtlichen Elternteils) sind die Hauptängste im aktiven Modus dieses psychodynamischen Konfliktthemas und können sich in dem folgenden Motto ausdrücken: »Ich bin attraktiver als Mutter (oder Vater). Deshalb mag mich Vater (oder Mutter) lieber!« Dieses Rivalisieren zeigt sich dann auch mit Gleichaltrigen deutlich aggressiv. Im Gespräch geben sich Betreffende gern kokett-flirtend oder werbend.

Im passiven Modus wirkt es so, als hätten die Kinder und Jugendlichen kaum Interesse daran, mit anderen zu rivalisieren. Auch das Thema Sexualität spielt keine Rolle oder wird sogar vermieden, da ein altersentsprechendes Interesse an dem Thema fehlt. Betreffende kleiden sich meist sehr unauffällig und geben sich kindlich-naiv, harmlos und stecken schnell zurück, wenn ein Dritter um eine Position bei einem Elternteil oder Gleichaltrigen kämpft. Die Hauptangst dabei ist die Angst davor, dass der eigene Körper oder der Betreffende als Person Schaden nimmt oder genommen hat oder ein Teil fehlt und er deshalb die Liebe des (gegengeschlechtlichen) Elternteils verliert. Das Motto der Betreffenden könnte sein: »Ich bin so unattraktiv wie eine graue Maus. Ich werde von Mutter (oder Vater) niemals als Junge bzw. Mädchen akzeptiert und bewundert.« Im Kontakt zu anderen wird deutlich, wie sehr die Betreffenden Konkurrenz und Rivalität fürchten. Der Betreffende wirkt im Gespräch eher sachlich, oft wenig körperlich als männlich oder weiblich präsent.

Auslösend können die Trennung der Eltern oder der Beginn der Pubertät mit ihrer entsprechenden körperlichen Reifung, z. B. der Sexualorgane, sein, da erotische Bedürfnisse nun umgesetzt werden könnten.

Verschränkung von strukturellen und konflikthaften Anteilen

Bisher wurde in den beiden voranstehenden Kapiteln aufgezeigt, welche Aspekte in Bezug auf eine psychodynamische Diagnostik im Bereich Struktur und Konflikt nach OPD-KJ-2 für die therapeutische Arbeit mit Kindern und Jugendlichen relevant sind (Arbeitskreis OPD-KJ-2 2013). Die Konstrukte Struktur und Konflikt sind dabei jedoch nicht in allen Bereichen trennscharf, werden wechselseitig sichtbar und bedingen sich gegenseitig. Um nur ein Beispiel zu nennen: Bei Kindern oder Jugendlichen mit sozialen Ängsten finden sich in der Regel strukturelle Schwierigkeiten in der Selbstwertregulation, dem Selbsterleben und der Reziprozität, also der Fähigkeit, sich wechselseitig auf andere oder sich selbst zu beziehen. Auf der Konfliktachse zeigt sich mit erhöhter Wahrscheinlichkeit ein Selbstwertkonflikt im passiven Modus. Was bedeutet das für die Diagnostik oder Therapieplanung?

Das Wechselspiel zwischen Konflikt und Struktur hat Grande mit der von ihm so benannten Bühnenmetapher folgendermaßen zu fassen versucht (Grande 2007): In einer Theateraufführung wird eine Geschichte erzählt. Der Plot stellt damit das Gerüst der Geschichte inhaltlich dar, das das Handeln des Protagonisten und der anderen Figuren erklärt. Es wird also szenisch dargestellt, welche Motive und Absichten der Protagonist und andere verfolgen und mit welchen inneren Widersprüchen sie möglicherweise kämpfen. Wenn die Aufführung durch keine äußeren Einflüsse gestört wird, kann sich der Zuschauer auf den Plot konzentrieren, sich mit unterschiedlichen Figuren identifizieren und so nachvollziehen, wie und warum eine Figur so oder anders in einer entsprechenden Situation reagiert. Dies entspricht der Konfliktperspektive. Das Bühnenbild als Kulisse entspricht dabei der Strukturperspektive. Umso selbstverständlicher die Kulisse nur den Hintergrund bildet, umso deutlicher bleibt die Konflikthandlung des Stückes. Wird die Handlung jedoch durch falsch gestellte Möbel, Kulissenteile, die unerwartet mitten in der Aufführung zusammenbrechen, plötzlich auftauchende Figuren, die im Drehbuch nicht enthalten sind, oder Ähnliches gestört, wird auch die schlüssige Handlung gestört und der Zuschauer wird Schwierigkeiten haben, die Szenen auf der Bühne noch verstehen zu können.

Die Struktur bildet die Basis der psychischen Organisation als das innere Bühnenbild des Patienten. Das strukturelle Integrationsniveau bestimmt dabei, inwieweit sich verinnerlichte intrapsychische Konflikte organisieren und darstellen. Ist das Strukturniveau gut integriert, bildet sich ein Konflikt deutlich und stringent als Kompromissbildung aus und ist nach außen hin erkennbar, wie der Plot der Darstellung auf der Bühne. Je weniger integriert das Strukturniveau ist, desto weniger kohärent können sich jedoch intrapsychische Konflikte organisieren (Arbeitskreis OPD-KJ-2 2013). Von außen wird es schwerer zu erkennen, was spezifische Konfliktthemen sind, weil das Verhalten des Kindes oder Jugendlichen weniger deutlich einen Kompromiss zwischen Abwehr und Abgewehrtem ausdrückt, sondern Impulse eher durchbrechen, Affekte weniger differenziert sind, weniger Handlungsalternativen zur Verfügung stehen o. Ä.; es fehlt insgesamt an inneren Modellen als Orientierung und an Ich-Funktionen, um das Selbst und die Umwelt innerlich zu strukturieren.

In der Therapie mit Kindern und Jugendlichen wird das Schauspiel noch insofern erschwert, als nicht nur das Kind eine Bühne liefert, sondern auch die Eltern, Geschwister und andere beteiligte Personen Teil der Therapie bzw. der Bezugspersonengespräche sind und ihre eigene Inszenierung zur Aufführung bringen. Diese sind mitunter schwer von der Darbietung des Kindes zu trennen und/oder vermischen sich mit dieser.

Der Einfluss von Konflikt und Struktur zeigt sich in der Beziehungsgestaltung des Kindes oder Jugendlichen. Dort bildet sich ab, inwieweit der Andere (noch) gebraucht wird, um in unterschiedlichen Kontexten verschiedene Beziehungen zu anderen zu führen.

Angst und die Rolle der Objektbeziehungen

In den vorangegangenen Kapiteln wurde gezeigt, dass sich kindliche Ängste in Abhängigkeit von verschiedenen Aspekten der Entwicklung zeigen. Dabei kommt den wichtigen Bezugspersonen als äußeren Objekten eine entsprechend wichtige Rolle zu, da Kinder vom Säuglings- bis ins Erwachsenenalter von ihnen und in Beziehung zu ihnen lernen, sich selbst zu regulieren. Je nach Entwicklungsaufgabe des Kindes haben sie entsprechend unterschiedliche Funktionen.

In der OPD-KJ-2 wird das sogenannte Circumplex-Modell für das Beziehungsverhalten je nach Richtung der Interaktion verwandt. Der objektgerichtete Kreis beschreibt die Kommunikation des Kindes bzw. Jugendlichen, die auf den Interaktionspartner, also z.B. die Eltern, Freunde oder Lehrer, von denen der Betreffende berichtet, ausgerichtet ist. Er kann aber auch auf den Therapeuten als Interaktionspartner zielen. Die Interaktion mit den Patienten im Gespräch, Spielinhalte und typische Szenen lösen beim Therapeuten eigene emotionale Reaktionen im Sinne von Übertragungen und Gegenübertragungen aus, die als zentrale Quelle von Informationen, insbesondere über die Beziehungsdynamik des Kindes bzw. Jugendlichen, für die Diagnostik, Behandlungsplanung und Prognose genutzt werden können.

Kinder und Jugendliche mit Ängsten und Angststörungen zeigen dabei eine besondere Dynamik, die sich dadurch auszeichnet, dass sie im Gesprächskontakt sehr zurückhaltend sind. Ängstliche Kinder verstecken sich mitunter hinter einem Elternteil, sprechen wenig und wirken sehr gehemmt. Ängstliche Jugendliche zeigen ihre Angst weniger deutlich in ihrem Verhalten, dafür aber in ihrer Mimik mit furchtsamem Blick. Sie lassen oft ihre Eltern sprechen oder müssen stark ermutigt werden, sich zu äußern. Das ängstliche Gebaren löst im Gegenüber typischerweise stark supportive Verhaltensweisen aus, z. B. zu ermutigen oder das Kind zum Spielen bzw. den Jugendlichen zum Erzählen zu ermuntern. Meist überwiegt eine sehr freundliche, interessierte Haltung. Der Therapeut wird geneigt sein, das Kind bzw. den Jugendlichen zu schonen, den Betreffenden vielleicht weniger mit ängstigenden Inhalten zu konfrontieren, weniger zu fordern, generell eher mehr zu gewähren und Nachfragen eher zu unterlassen bzw. sehr vorsichtig zu formulieren oder sich verhältnismäßig viel an die Eltern zu wenden. Aggressive Inhalte, Ärger auf das Kind bzw. den Jugendlichen, der Wunsch, den Betreffenden zu unterbrechen, die Tendenz, sich gelangweilt abzuwenden, oder auch Forderungen nach Autonomieschritten werden in Identifikation mit dem Kind eher ausgespart oder mitunter in der Gegenübertragung den Eltern zugeordnet. D. h., Kinder und Jugendliche mit Angststörungen regulieren über ihre mimischen Affektausdrücke und ihr Verhalten ihr Gegenüber so, dass der Andere sie wiederum reguliert und sich mit ihnen in einer interpersonellen Abwehrdynamik ihrer Angst befindet (Moser & von Zeppelin 1996).

Es lässt sich also vermuten, dass ängstliche Kinder und Jugendliche ihr Gegenüber mit ihrer Beziehungsdynamik insoweit in Schach halten. Das ängstlich-regressive Verhalten zeigt dabei v. a., welche Art der Objektbeziehung sie sich zum Anderen wünschen (Balint 1997). Benecke und Staats beschreiben eine solche Dynamik für erwachsene Angstpatienten (Benecke & Staats 2017). Der Andere werde für die eigene Selbstregulation funktionalisiert und auf einer »mittleren Distanz« zwischen der Vermeidung von »affektive[m] Erleben von Bindung und Beziehung« und der Vermeidung einer Autonomieentwicklung gehalten (Benecke & Staats 2017, S. 87). Auch

Mentzos benannte in dem vom ihm beschriebenen angstneurotischen Modus die Dynamik, Angstpatienten gestalteten ihre Objektbeziehungen so, dass das Objekt die Funktion des guten internalisierten Objekts erfüllen solle (Mentzos 1992). Er bezieht sich dabei auf Patienten, die im Verlaufe ihrer Entwicklung keine ausreichend positiven Beziehungserfahrungen gemacht haben bzw. internalisieren konnten, sodass sie weiter von einer Person im Außen abhängig seien, die diese Funktion für sie erfülle. Scheibe et al. betonten ebenfalls die Bedeutung der Objektbindung und der damit zusammenhängenden typischen Interaktionsmuster für erwachsene Angstpatienten (Scheibe et al. 1997). Diese unterscheiden sich jedoch nach dem Grad der strukturellen Störung und den Motiven der Angstbindung, also nach ihren Konfliktthemen (Benecke & Staats 2017). Auch König beschrieb eine ähnliche Dynamik bei phobischen Patienten, die ein »steuerndes Objekt« benötigen würden, da sie sich aufgrund eines strukturellen Defizits in Bezug auf ihre Ängste nicht ausreichend selbst regulieren könnten (König 1981).

Für den Kindes- und Jugendbereich fehlt es bislang an entsprechenden Forschungsbefunden. Allerdings können die Aussagen über erwachsene Patienten aus der klinischen Praxis mit Kindern und Jugendlichen mit Angststörungen bestätigt werden. Je nachdem, welche Art von Angst vorherrscht bzw. an welchem Konfliktthema sie sich festmacht, lassen sich Hypothesen dazu aufstellen, wie die Selbst-Objekt-Repräsentanzen des Kindes bzw. Jugendlichen ausgebildet sind. Der Affekt, der die Selbst- mit den entsprechenden Objektrepräsentanzen verbindet, ist dabei die Angst (siehe S. 103). Lässt sich diese nicht regulieren und aushalten – oder abwehren –, ist der Betreffende auf interpersonelle Formen der Angstabwehr angewiesen; für seine Hilfestellung wird der andere dann unbewusst so funktionalisiert, dass er sich entsprechend schützend, schonend oder fürsorglich verhält, damit die Angst im Kind bzw. Jugendlichen abnimmt. Dies lässt sich dann als typische Beziehungsdynamik im Kontakt mit ängstlichen Kindern und Jugendlichen beobachten.

Synopsis: Die Entwicklung von Ängsten und ihre Regulation im Zusammenspiel von inneren und äußeren Faktoren

Im ersten Teil dieses Buches wurde auf die Phänomenologie von Angst und die Klassifikation von Angststörungen eingegangen. Hierbei wurde deutlich gemacht, dass Angst im Entwicklungsverlauf normal ist.

Im zweiten Teil dieses Buches wurden verschiedene psychoanalytische Ansätze vorgestellt, die Angst zu erklären versuchen. Vor allem Vertreter der Objektbeziehungstheorie haben sich mit der Entstehung und Bewältigung von Angst im Rahmen früher Beziehungserfahrungen zwischen dem Kind und seinen primären Bezugspersonen beschäftigt. Hierbei dienen die wichtigen Anderen als Helfer für die Regulation von Affekten. Umso jünger das Kind ist, umso mehr ist es auf Beruhigung von außen angewiesen.

Im Säuglingsalter muss das Kind lernen, sich grundlegend zu regulieren und verschiedene Affekte voneinander zu unterschieden. Es nimmt v. a. Distress als unangenehmen Zustand wahr, der durch das Containing (Bion) und Holding (Winnicott) der Bezugsperson verringert wird. Auf diese Weise kann sich mit der Zeit eine grundlegende psychische Struktur herausbilden, die dem Säugling ermöglicht, Frustrationen kurzzeitig zu ertragen und sich selbst zu beruhigen, z. B. durch Nuckeln an der eigenen Faust, durch die Suche nach Körperkontakt oder ein Abwenden des Blickes. Langfristig braucht es aber primäre Objekte, die über entsprechende elterliche Kompetenzen verfügen, die Signale des Kindes zu erkennen und zu beantworten (Papoušek 2004). Geschieht dies nicht in ausreichender Form, wird der Säugling die Welt weiter bedrohlich und ängstigend erleben. Es erhöht sich das Risiko für frühkindliche Regulationsstörungen. Im Kindes- oder Jugendalter können sich entsprechend heftige Distress-Zustände passager in Panikattacken oder bei schweren generalisierten Angststörungen zeigen. Vor allem kommen sie aber bei psychotischen Dekompensationen und schweren Persönlichkeitsentwicklungsstörungen vor.

Wenn das Kind beginnt, sich mehr der Umwelt zuzuwenden und

fremde von bekannten Gesichtern zu unterscheiden, reagiert es mit heftigen Angstreaktionen. Das Kind ist noch existenziell auf die Anwesenheit der Bezugspersonen angewiesen, es ist sich innerlich nicht sicher, dass die Beziehung überdauert, wenn die Personen weggehen. Hierbei überwiegt v.a. die Angst vor Selbstverlust, also selbst verloren zu gehen oder Schaden zu nehmen, wenn die primären Objekte nicht verfügbar sind. Das Kind kann die primären Objekte zwar als bekannt erkennen, aber sie innerlich noch nicht als innere Bilder und diese als Quelle von Trost aufrufen. Um die Angst zu vermeiden, wird immer wieder dieselbe Strategie angewandt, es wird versucht, über die Anwesenheit eines Elternteils die Angst interpersonell zu regulieren, indem Trennung vermieden wird. Gelingt dies nicht ausreichend, wird das Kind auch später Beziehungen nicht als sicher erleben, sondern zwischen der Angst, allein zu sein, und der Angst vor übergroßer Nähe schwanken. Solange es kein inneres sicheres Objekt innerlich verankert hat, wird es die Welt bis hin zum eigenen Körper als verunsichernd wahrnehmen. Generalisierte Ängste in verschiedenen Bereichen oder plötzlich überflutende Ängste im Sinne von Panikanfällen und schwere Trennungsängste oder andere schwere psychische Auffälligkeiten, v.a. emotional-instabile oder narzisstische Persönlichkeitsentwicklungsstörungen mit komorbiden Angststörungen, können die Folge sein.

Das Kleinkind hat bereits erste innere Bilder verankert. Auftretende Angst in neuen Situationen kann interpersonell reguliert werden, aber das Kind kann seine Bedürfnisse nicht immer deutlich zum Ausdruck bringen. Dies können Bedürfnisse rund um die Themen Versorgung, Kontrolle oder Selbstwert sein. Wenn das Kind gehäuft ängstigende Erfahrungen macht oder Angst als Abwehr von anderen, unerwünschteren Affekten dient, werden die innerlich repräsentierten Interaktionsbilder ebenfalls eine ängstliche Färbung haben. Kurzzeitig kann das Kind sich selbst regulieren, aber die Bilder gehen auch wieder verloren, wenn die Angst zu groß wird. Je nachdem, wie stark diese Affekte und die Interaktionsrepräsentanzen sind, werden diese in neuen Situationen reaktiviert. Die Angst bezieht sich dann vorrangig auf bestimmte Konfliktbereiche und die Sorge, die wichtigen Bezugspersonen zu verlieren (Objektverlust), wenn es zu Konflikten kommt, und nicht so sehr auf den Verlust der Zuwendung des Objekts. In Folge können gerichtete Ängste auftreten, die sich auf bestimmte Themen oder Situationen beziehen.

Ein zunehmendes Maß an Reflexionsfähigkeit im Sinne der Mentalisierungsfähigkeit (Fonagy et al. 2004) befähigt das Vorschulkind zusehends, über sich und andere nachzudenken und wechselnde Perspektiven einzunehmen, also etwa den Anderen von innen und sich selbst von außen zu sehen. Das Kind ist nun fähig, zeitstabile innere Bilder von sich und anderen Menschen präsent zu halten und sich damit zunehmend selbst zu regulieren. Hierbei stehen v.a. Ängste vor Liebesverlust im Vordergrund, denn das innere Objekt geht auch in Abwesenheit nicht mehr verloren. Gelingt dies nicht, können isolierte Ängste wie bei Phobien oder leichte Trennungsängste auftreten.

Mit Beginn der Latenz und dem Übergang in die Schule wird das Kind mit einem anderen sozialen Kontext und erhöhten Leistungsanforderungen wie dem Erlernen der Kulturtechniken konfrontiert. Gleichzeitig stehen die Eltern weniger zur Regulation zur Verfügung, und Beziehungen zu Lehrern und (v.a. zu gleichgeschlechtlichen) Gleichaltrigen als Freunde werden wichtig. Im Grundschulalter verstärken sich Ängste daher besonders häufig und machen sich an in früheren Entwicklungsphasen nicht ausreichend bewältigten Konfliktthemen fest.

In der Adoleszenz werden die Leistungsanforderungen noch einmal höher, gleichzeitig nimmt die Bedeutung der Eltern als Identifikationsfiguren ab, und Jugendliche orientieren sich vermehrt hin zu Gleichaltrigen. Die körperlichen Veränderungsprozesse führen zu Verunsicherungen. Erste Gefühle von Verliebtheit werden erlebt und die ersten Liebesbeziehungen eingegangen. All dies sind neue Erfahrungen, die potenziell ängstigend sind und ebenfalls frühere Konfliktthemen aktualisieren können.

Das Säuglingsalter, die Kindheit und Adoleszenz sind so gesehen also einerseits eine besondere Risikoperiode für psychische Störungen wie Angststörungen, andererseits geben sie dem Individuum immer wieder die Möglichkeit, alte, in früheren Entwicklungsphasen nicht gelöste Konflikte in der nächsten Entwicklungsphase wieder neu aufzulegen und dann möglicherweise lösen zu können.

Wie wir gesehen haben, sind Angststörungen sowohl phänomenologisch in Bezug auf die Symptomatik, als auch was ihre Psychodynamik betrifft, sehr komplex. Es muss daher immer der Einzelfall individuell betrachtet werden. Die folgende Tabelle bietet in der linken Hälfte einen Überblick über die unterschiedlichen Entwicklungsanforderungen an Kind und Bezugsperson sowie über das Ausmaß der Regulierung, das durch das Objekt nötig bzw. dem Selbst bereits selbst möglich ist. In der rechten Hälfte sind Angst- und Konfliktthemen sowie Schwerpunkte der seelischen Strukturbildungen und damit assoziierte Angstarten angeführt. Die Tabelle soll professionell Tätigen in ihrer Arbeit mit Kindern und Jugendlichen mit Angststörungen und Ängsten helfen, die Ängste genauer einzuordnen und die Betreffenden dadurch besser zu verstehen und die Beziehung zu ihnen so zu gestalten, dass sie im Rahmen dieser ihre Ängste besser selbst zu regulieren lernen. Letzteres wird im dritten Teil dieses Buches behandelt.

Tabelle 10: Psychische Entwicklung, Angst und deren Regulation

Quelle entwicklungstypischer Angst	Sozialer Kontext	Regulation der Affekte	Bezeichnung	Klinisch relevante (Angst-)Symptomatik	Psychosexuelle Entwicklung nach Freud	Vordergründige psychodynamische Konfliktthemen	Angstarten nach Reife der Struktur	Schwerpunkte der seelischen Strukturbildung/Mentalisierungsfähigkeit
intensive sensorische Reize, Verlust von Zuwendung, laute Geräusche	Primärfamilie (Mutter, Vater, Geschwister)	Regulation durch primäres Objekt Regulation durch das Selbst	Säugling	Regulationsstörungen (Schlafstörungen, Fütterungsstörungen, exzessives Schreien)	frühoral/ schizoid	Nähe vs. Distanz (Oknophilie vs. Philobatismus, Balint)	Vernichtungsangst (Klein), namenlose Angst (Bion), »unaufhörliches Fallen« (Winnicott), Distress (Lewis)	primäre Affektregulation
fremde Menschen oder Gegenstände, Trennung				Bindungsstörungen	oral	vortrianguläre Themen: Versorgung vs. Versorgtwerden, Kontrolle vs. Unterwerfung, Selbstwert vs. Objektwert	Achtmonatsangst (Mahler), Fremdenangst (Bowlby) → Angst vor Selbstverlust	teleologischer Modus
magische Ängste (Phantasiekreaturen, potenzelle Einbrecher, Dunkelheit), Alleinsein, Tiere	Kindergarten (ErzieherInnen und Peers)		Kleinkind frühe Kindheit	Trennungsangst, spezifische Phobien (z. B. Dunkelheit, Tiere)	anal ödipal (unterteilt in phallisch-narzisstisch und phallisch-ödipal)		Angst in der Wiederannäherungskrise (Mahler) → Angst vor Objektverlust	Äquivalenzmodus und Als-ob-Modus reflexiver Modus
Naturkatastrophen (Feuer, Überschwemmung, Gewitter/Sturm), Verletzungen, Tiere, medienbasierte Ängste	Schule (Lehrer und Peers)		mittlere Kindheit	spezifische Phobien (Tiere, Naturgewalten, Blut/Verletzungen/Spritzen, bestimmte Situationen wie Fahrstuhlfahren, Flugzeugfliegen), aber auch generalisierte Ängste	Latenzphase	trianguläre Themen: Ödipales Thema, Schuldkonflikt	Angst vor Verlust der Zuneigung/Liebe bzw. der körperlichen Unversehrtheit (Kastrationsangst, Freud)	Aufbau einer narrativen Identität und Ausweitung des Phantasiebereichs
Leistungsversagen in der Schule oder z. B. beim Sport, der eigene Körper (Krankheiten, Verletzungen, medizinische Behandlungen, Tod)				Schulangst, Prüfungsangst, generalierte Ängste				
Ablehnung durch Gleichaltrige, negative Bewertung, Beschämung	Ausbildung/Studium Beruf		Adoleszenz	soziale Ängste, aber auch generalisierte Ängste (z. B. auf den Körper bezogen)	genital	Identitätskonfliktthema		Reifungs- und Sozialisierungsprozesse, Integration sexueller und aggressiver Impulse (Ziel: stabile, reife emotionale Beziehungen)

TEIL 3

Angst behandeln: Psychodynamische Behandlung von Angststörungen im Kindes- und Jugendalter

In der Praxis hat sich gezeigt, dass ängstliche Kinder und Jugendliche zu einem besonderen Verhalten neigen bzw. ihre Objektbeziehungen in einer spezifischen Weise strukturieren (siehe S. 153 f.) und daher auch auf eine bestimmte Haltung und Behandlungstechnik eher ansprechen als auf eine andere. Es gibt folglich einige Aspekte, auf die vor, zu Beginn, während und zum Abschluss der Behandlung von Kindern und Jugendlichen mit Angststörungen besonders geachtet werden sollte.

Im Folgenden werden diese Aspekte für die klinisch-psychotherapeutische Praxis dargestellt. Auch für pädagogische Handlungskontexte finden sich hier Hinweise für einen Umgang mit Kindern und Jugendlichen mit Ängsten und Angststörungen. Die Verweise auf die theoretischen Bezüge finden sich in Klammern, um ein Nachlesen in den ersten beiden Teilen dieses Buches zu erleichtern.

Vor der Therapie: Wann eine Therapie beginnen?

Der erste Schritt in Richtung einer Therapie im ambulanten Setting muss normalerweise vom Patienten ausgehen. Kinder und Jugendliche mit Angststörungen und ihre Eltern machen diesen Schritt häufig spät oder gar nicht von allein, da sie eine Konfrontation mit den Ängsten meist versuchen zu vermeiden. Dies liegt mitunter daran, dass sie kein ausreichendes, inneres Modell davon haben, ob und wie ihnen andere Personen helfen würden. Oft kommen sie erst in eine Therapie, wenn sie bereits eine sehr heftige, chronifizierte Symptomatik aufweisen. Vor allem Kinder und Jugendliche mit generalisierten Ängsten, die häufig sehr »verkopft« sind und ihre Gefühle schlecht differenzieren können, zeigen zudem eine starke Somatisierungsneigung. Unbewusst kann hier die Vorstellung im Sinne des teleologischen Modus der Mentalisierung (Fonagy & Target 2002) existieren, nur körperliche Beschwerden gäben ihnen die Berechtigung, sich schwach zeigen und Hilfe einfordern zu dürfen (siehe S. 109).

Kinder und Jugendliche wenden sich meist nicht direkt an einen Therapeuten, um therapeutische Hilfe zu erhalten. Je jünger das Kind ist, umso eher wird der Kontakt über die Eltern hergestellt. Nicht selten zeigt sich schon im ersten Kontakt die hohe Bedürftigkeit der Eltern, die zwar Hilfe für ihr Kind möchten, dieses jedoch auch als Verlängerung der eigenen Bedürfnisse nutzen (siehe S. 225). Hier ist es wichtig, im Sinne des »Szenischen Verstehens« (Lorenzer 1973; Lorenzer 2006; Argelander 1987) zu registrieren, welche Beziehungswünsche die Eltern und das Kind bzw. der Jugendliche bewusst oder unbewusst adressieren, und dies zum passenden Zeitpunkt anzusprechen.

Bei älteren Kindern und vermehrt noch bei Jugendlichen kann es auch vorkommen, dass sie sich allein und von sich aus bei einem Therapeuten melden. Dies kann – auch erst einmal anonym – telefonisch oder per Mail geschehen oder indem das Kind oder der Jugendliche einfach an der Praxistür klingelt. Oftmals ist der Anruf beim Therapeuten mit sehr viel Angst besetzt. Kinder oder Jugendliche erzählen, dass sie vor der ersten Kontaktaufnahme Wochen bis Monate gezögert hätten, sich an die Eltern oder direkt an den Therapeuten zu wenden.

Unabhängig davon, ob das erste Gespräch allein mit dem Kind oder dem Jugendlichen, einem Elternteil oder der ganzen Familie stattfindet, ist die neue Situation für die Betreffenden erst einmal beängstigend. Insbesondere Kinder und Jugendliche sind daher schon beim ersten Kontakt auf einen sensiblen Umgang mit ihnen und ihrer Angst durch den Therapeuten angewiesen. Ob sich die Familie zu einer Therapie bei diesem Therapeuten zu diesem Zeitpunkt entschließt, wird zu einem wesentlichen Teil davon abhängen, ob der Therapeut es schafft, dass sich die Familie angebunden und angenommen fühlt. Es braucht daher zu Beginn viel Aktivität seitens des Therapeuten, um die Voraussetzungen für eine tragfähige Beziehung zu schaffen.

Behandlungsvoraussetzungen: Leidensdruck, Krankheitsgewinn, innere und äußere Ressourcen, Veränderungsmotivation

Im Rahmen der Vorgespräche ist es wichtig, mit den Eltern und ihrem Kind darüber zu sprechen, welche Bewältigungsmechanismen bisher genutzt wurden und wie gut sie gegriffen haben. Dies ermöglicht dem Therapeuten eine Einschätzung der psychischen und sozialen Ressourcen des Kindes und seiner Familie (siehe S. 115). Kinder und Jugendliche mit Angststörungen kommen häufig aus Familien, in denen es wenig äußere Ressourcen gibt, da sie unter extremen belastenden Sozialfaktoren leiden: alleinerziehende Elternteile, finanziell-soziale Schwierigkeiten, beengte Wohnverhältnisse, Gewalterfahrungen in der Gegenwart oder Vergangenheit etc.

Diese äußeren Ressourcen können im Rahmen der Therapie nur begrenzt beeinflusst werden. Der Therapeut sollte aber durchaus angemessene Anregungen geben und auf ihm bekannte Hilfsangebote verweisen. Äußere Veränderungen sind für Eltern und ihre Kinder oft schnell sichtbar und stärken somit die Erfahrung von Selbstwirksamkeit. Damit tragen sie wesentlich zum Aufbau und Erhalt der Therapiemotivation bei. Langfristige Therapieerfolge bedürfen jedoch der Verankerung von Veränderungen im Inneren des Kindes bzw. Jugendlichen und des Familiensystems. Ohne eine Stärkung der inneren Ressourcen wird die Therapie wenig Erfolg haben bzw. werden die Erfolge das Ende der Therapie nicht überdauern, da sie an der Person des Therapeuten und seiner modulierenden Wirkung festgemacht, statt innerhalb der Familie verankert zu werden.

Ängstlich-abhängige Eltern haben es häufig leichter, wenn das Gespräch auf die Behandlungsvoraussetzungen, die inneren und äußeren Ressourcen und die Veränderungsmotivation gelenkt wird. Sie können leichter annehmen, dass sie den Therapeuten brauchen. Bei diesen Eltern besteht die Schwierigkeit später darin, dass es ihnen gelingen muss, die Abhängigkeit zum Therapeuten aufzugeben und selbstverantwortlich Veränderungen zu unternehmen und langfristig zu etablieren.

Kontraphobisch eingestellte oder narzisstisch gestörte Eltern dagegen sind oft davon überzeugt, alles selbst zu können oder tun zu müssen. Sie verleugnen das Ausmaß ihrer Erschöpfung oder Belastung und ziehen einen narzisstischen Mehrwert daraus, dass sie das Familienleben trotz der heftigen Probleme irgendwie »gestemmt« kriegen. Sie wehren dadurch eigene Ängste ab. Diese Eltern wirken häufig agitiert und agieren vermehrt, um die Angst nicht spüren zu müssen. Mit diesen Eltern sollte thematisiert werden, an welche Stellen sie sich wenden können, wenn die Belastung unerträglich wird. Eltern nehmen die Warnungen des Therapeuten oft erst nicht ernst. Der Therapeut sollte sich davon nicht entmutigen lassen, auch wenn der Widerstand der Eltern gegen die Bewusstwerdung ihrer eigenen Ängste und Belastungen zunimmt.

Die zehnjährige Jule lebt mit ihren zwei Geschwistern, eines davon schwer behindert, bei der alleinerziehenden Mutter in beengten Wohnverhältnissen. Sie hat starke Trennungsängste, die in der Familie zu starken Spannungen führen. Jule kann nicht alleine sein und bestimmt mit ihren Ängsten inzwischen den Großteil der nachschulischen und wochenendlichen Familienaktivitäten. Die Mutter arbeitet in Vollzeit und hat das alleinige Sorgerecht für die drei Kinder. Das Kind gibt sich – wie die Mutter – sehr autonom und stark. Im Erstgespräch hat die Therapeutin das Gefühl, überflüssig zu sein und nicht gebraucht zu werden. Die Mutter wirkt zwar deutlich affektisoliert, aber noch so motiviert, dass eine Kurzzeittherapie trotz deutlicher Zweifel an den Veränderungsmöglichkeiten der Familie begonnen wird. Jule kann sich nur schwer auf die Therapeutin einlassen. Die Therapeutin bleibt nach den Stunden mit Jule oder ihrer Mutter mit dem inneren Bild zurück, Jule und ihre Familie funktionierten wie ein Jenga-Turm mit bereits vielen fehlenden Steinen. Immer wenn die Therapeutin den Turm berühren muss, droht dieser einzustürzen. Sie hat das Gefühl, sich sehr vorsichtig verhalten zu müssen und am besten nichts verändern zu dürfen, um das fragile Gebilde nicht zu zerstören. Noch zu Beginn der Therapie nimmt der offenbar alkoholkranke und zeitweise wohnungslose Vater Kontakt zu den Kindern auf, den die Mutter für Treffen am Nachmittag sowie für Übernachtungen ermöglicht. Diese finden in wechselnder Umgebung bei mehr oder weniger engen Freunden des Vaters statt. In den Elterngesprächen drückt die Therapeutin ihre tiefe Sorge um die Kinder und insbesondere um Jule aus, die Mutter bagatellisiert die Sorge jedoch und beharrt darauf, die Kinder bräuchten ihren Vater und es sei alles nicht so schlimm. Schließlich äußern Mutter und Jule, kein Interesse an einer Fortsetzung der Therapie zu haben, da »das ja alles nichts bringt!« Die Therapeutin bleibt mit ihren Sorgen und dem Gefühl, versagt zu haben, zurück.

Wenn Eltern nicht bereit sind, den Status quo zu verändern, hat die Therapie nur eine Alibifunktion. Die Anregungen des Therapeuten, dass auch die Eltern sich und ihren Umgang sowohl miteinander als auch mit dem Kind ändern sollten, kann als Angriff verstanden werden: Schließlich soll das Kind sich ändern, nicht das Familiensystem! Selbst ein Scheitern der Therapie kann für die Eltern unbewusst befriedigend sein, auch wenn sie sich gleichzeitig eine Änderung wünschen. Die Dynamik steht dann im Dienst einer narzisstischen Aufwertung: Ein Ausbleiben von therapeutischem Erfolg sehen die Eltern als Bestätigung, dass selbst der Therapeut nicht hinkriegt, woran sie sich schon so lange versuchen. Einige Eltern begrüßen das Versagen des Therapeuten im Sinn ihres narzisstischen Größenkleins und spüren eine Genugtuung, dass ihnen ohnehin keiner – nicht einmal der Therapeut – helfen kann, weil sie es so schwer haben. Hier kann eine Aufgabe des Therapeuten sein, den Eltern zum richtigen Zeitpunkt ans Herz zu legen, parallel oder anschließend zur Therapie mit dem Kind eine eigene Therapie zu beginnen, in der sie den Therapeuten dann hoffentlich als hilfreich und nicht als narzisstisch kränkend empfinden. Dabei sollte darauf geachtet werden, die Therapie des Kindes nicht zu gefährden. Eltern mit zeitlich knappen Ressourcen könnten ansonsten überfordert sein, wenn sie ihr Kind zur Therapie bringen, für Elterngespräche zur Verfügung stehen und dann im gleichen Zeitraum auch noch eine eigene Therapie beginnen wollen.

Kinder und Jugendliche mit Angststörungen erzeugen in der Gegenübertragung häufig starke Gefühle, ihnen helfen und für sie da sein zu wollen (siehe S. 153 f.). Ihre Abhängigkeit kann im Sinne einer gelernten Hilflosigkeit aber auch Teil des Krankheitsgewinns sein. So mögen sie einerseits einen hohen Leidensdruck aufgrund der starken Ängste, die sie in der Schule, in der Freizeit oder im Familienleben stark einschränken, haben, profitieren andererseits aber auch von der Entpflichtung und vermehrten Zuwendung, die ihre vermeintliche Hilflosigkeit und Bedürftigkeit mit sich bringen.

Winter et al. untersuchten anhand von 60 (teil-)stationär behandelten Patienten im Alter von 5 bis 17 Jahren mit internalisierenden und externalisierenden Störungsbildern die Behandlungsvoraussetzungen (s. o.) und fanden, dass von Patienten mit internalisierender Symptomatik, zu der auch Ängste gehören, u.a. sowohl die psychische Beeinträchtigung als auch der Krankheitsgewinn subjektiv höher angegeben wurden (Winter et al. 2011). So gehen Krankheiten, die nicht mit einer Trennung von den primären Bezugspersonen verbunden sind, erfahrungsgemäß mit einer hohen Regressionsneigung und einem hohen primären und sekundären Krankheitsgewinn bei ängstlichen Kindern und Jugendlichen einher. Die Kinder haben dann die Möglichkeit, sich von den Eltern umsorgen zu lassen und die Nähe zu ihnen sicherzustellen, auf die sie sonst vielleicht verzichten müssten.

Ist der Leidensdruck auffällig gering ausgeprägt, wird sowohl beim Kind bzw. Jugendlichen als auch bei den Eltern kaum eine hinreichende Therapiemotivation entstehen können. Dann sollte im Rahmen einer Probetherapie als Kurzzeitintervention versucht werden, den Krankheitsgewinn psychodynamisch zu verstehen und durch geeignete Interventionen unter Einbeziehung des gesamten Familiensystems, soweit es geht, abzuschwächen. Die Einschätzung des

Krankheitsgewinns erlaubt eine Prognose auf den in der Therapie zu erwartenden Widerstand gegen Veränderung in der Therapie. D. h., umso mehr der Patient dazu neigt, an seinen Symptomen oder seiner Krankenrolle festzuhalten, desto weniger wird er sich auf die therapeutische Beziehung einlassen, um mit Hilfe des Therapeuten eine Veränderung herbeizuführen.

Die Angstsymptomatik ist jedoch nicht der einzige Faktor, der vor dem Beginn einer Psychotherapie berücksichtigt werden muss. Wenn die inneren und äußeren Ressourcen zu knapp sind, z. B. wenn Eltern Schwierigkeiten haben, den oder die Termine der Therapie des Kindes in ihren Zeitplan einzuplanen und pünktlich und verlässlich zu kommen, muss mitunter ein sehr offenes Gespräch darüber geführt werden, ob die Behandlungsvoraussetzungen für eine ambulante Psychotherapie des Kindes überhaupt erfüllt sind. Hier müssen gegebenenfalls andere Hilfen, wie z. B. Hilfen zur Erziehung, vorgeschaltet werden, um eine Therapie des Kindes zu ermöglichen. Wichtig ist, in den probatorischen Sitzungen mit den Eltern darüber zu sprechen, dass auch von ihnen Arbeit und Mitarbeit gefordert wird. Eltern und Kind bzw. Jugendlicher müssen über die Nebenwirkungen der Psychotherapie aufgeklärt werden. Dies ist insbesondere bei ängstlichen Patienten von Bedeutung, da sie in der Therapie einen sicheren Raum suchen. Wenn sie dann spüren, dass es ihnen erst einmal schlechter geht und sie mehr Ängste haben, besteht die Gefahr, dass sie die Therapie als Ganzes in Frage stellen.

Auch das Thema Schweigepflicht ist wichtig zu besprechen. Kinder und Jugendliche mit Angststörungen haben häufig Schwierigkeiten, sich abzugrenzen. Daher ist es notwendig, den Eltern zu verstehen zu geben, dass es zu respektieren und akzeptieren ist, wenn ihr Kind nicht mit ihnen über die Inhalte der Therapiestunden sprechen möchte.

Insbesondere bei der Betrachtung der Veränderungsmöglichkeiten des Kindes und seines sozialen Umfelds sollte sich der Therapeut seiner eigenen Grenzen bewusst sein und Therapieziele realistisch stecken. Viele Kinder haben erstaunlich gute innere Ressourcen und profitieren von einer Psychotherapie, auch wenn sich im sozialen Gefüge wenig ändert. Mitunter ist der größte Erfolg der Therapie dann, dass der Therapeut als gutes Objekt vom Kind angenommen und internalisiert werden kann und sich das Kind später als Jugendlicher oder Erwachsener daran erinnert, wie hilfreich der Therapeut war, und daraufhin erneut und von sich aus unter geänderten Umständen eine erneute Therapie anfängt.

Indikation und die Dauer der psychotherapeutischen Intervention

Bei isolierten Trennungsängsten helfen kurze Interventionen im Sinne einer Kurzzeittherapie gut, um die Symptomatik zu reduzieren. Auch bei sozialen Ängsten oder spezifischen Phobien sprechen Kinder und Jugendliche mitunter gut auf kurzzeitige Behandlungen an. Meist kommen Angststörungen jedoch komorbid vor, und die betroffenen Kinder und Jugendlichen brauchen dann entsprechend Hilfe über eine Kurzzeittherapie hinaus. Vor allem Kinder mit generalisierten Ängsten oder mit einer Panikstörung benötigen wahrscheinlich eine intensivere therapeutische Beziehung, als die in einer Kurzzeittherapie entstehende. Hier ist eher eine Langzeittherapie indiziert.

Besondere Aufmerksamkeit ist vonnöten, wenn ein Kind oder Jugendlicher mit Hilfe seines trennungsängstlichen Verhaltens eine dahinterliegende generalisierte Angststörung abwehrt (siehe S. 73 f.). Dann wird in der Therapie möglicherweise fokussiert an der Trennungsangstsymptomatik gearbeitet, sodass sich die Angewiesenheit auf das steuernde Objekt lockert und Trennungssituationen besser ausgehalten werden. Mit Rückgang der Trennungsangst zeigt sich aber die dahinterliegende abgewehrte generalisierte Angst und das Kind beginnt, stärker zu leiden, während die Belastung der Umwelt erst einmal abnimmt. Hinweise darauf sind ein sich langsamer entwickelndes Beziehungsbündnis zwischen Kind und Therapeut, eine tiefgreifende Störung zu den elterlichen Objekten sowie eine stärkere Rückfalldynamik.

Auch wenn nicht verarbeitete traumatische Erlebnisse beim Kind, der Eltern- oder Großelterngeneration vorliegen und transgenerativ weitergegeben werden oder das Kind aktuell traumatischen Belastungen ausgesetzt ist, wird es wahrscheinlich einer längeren Therapie bedürfen (Kruska & Streeck-Fischer 2017).[13]

Der Beginn der Therapie: Therapeutische Arbeit mit ängstlichen Kindern und Jugendlichen möglich machen

Der Rahmen

Der Rahmen ist Teil des therapeutischen Geschehens. Er macht die therapeutische Beziehung und das Auftauchen von unbewusstem Material und dessen Bearbeitung erst möglich. Ohne einen haltgebenden Rahmen wird das Kind oder der Jugendliche keine tragfähige Beziehung zum Therapeuten eingehen.

Zum Rahmen gehören ein festes Therapiezimmer, ein relativ fester Termin sowie eine festgesetzte Sitzungsdauer, die Frequenz, die Vereinbarung und Einhaltung der Schweigepflicht sowie Regeln zum Schutz der Therapie. Zu Letzterem zählt bspw. die Klarstellung, dass sich Therapeut und Kind bzw. Jugendlicher nicht gegenseitig verletzen oder das Spielmaterial beschädigt wird, aber auch Regelungen für Stundenausfälle bei Urlaub, Krankheit, Ferien, Klassenfahrten oder Ähnlichem. Anders als in der Therapie mit Erwachsenen werden die Rahmenbedingungen zur Therapie nicht nur mit Kin-

---

13 Ein psychisches Trauma als psychische Verletzung kann nach einer massiven emotionalen Überforderung, z. B. nach Extremsituationen, entstehen, wenn gleichzeitig die Fähigkeit des Betreffenden eingeschränkt ist, die Überforderung zu verarbeiten und die dabei entstehenden Affekte zu regulieren. Dies kann mit einem passageren oder längerfristigen Einbruch der psychischen Struktur oder von Teilbereichen einhergehen. Angst kann dabei sowohl Teil der schwer regulierbaren Affekte als auch ein Kompensationsversuch sein. Diagnostisch bewegen wir uns dann im Bereich der Posttraumatischen Belastungsstörung, die – genauso wie traumatheoretische Entstehungsmodelle von Angst und daraus entwickelte therapeutische Ansätze – in diesem Buch nicht extra dargestellt werden sollen. Insofern es sich um traumatische Belastungen in der Entwicklung handelt, ist bei strukturellen Beschreibungen von Angsterkrankungen auf diese als Entwicklungshemmung eingegangen worden. Für eine Vertiefung in traumaspezifische Aspekte und entsprechende Interventionen sei exemplarisch verwiesen auf Streeck-Fischer, 2014 und Krüger & Reddemann, 2009.

dern und Jugendlichen selbst besprochen, sondern auch mit den Eltern getroffen.

Ängstliche Kinder und Jugendliche verstoßen erfahrungsgemäß weniger offensichtlich gegen den Rahmen als Kinder und Jugendliche mit externalisierenden Störungen. Ein Agieren als Angriff auf den Rahmen kann also weniger offensichtlich bis versteckt sein. Dies birgt die Gefahr, dass es nicht als solches erkannt und dementsprechend auch nicht besprochen wird. Kommt es innerhalb der Therapie zu Attacken auf den Rahmen, muss dies vom Therapeuten angesprochen und der Rahmen wiederhergestellt werden. Dieses Agieren im Sinne eines Handlungsdialogs (Klüwer 1983; Lachauer 1990) kann bestenfalls sogar helfen, einerseits den Rahmen zu stützen und ihn andererseits für das Kind oder den Jugendlichen so zu sichern, dass es bzw. er sich dem Therapeuten vertieft anvertraut.

Unter die Aspekte, die typisch für Kinder und Jugendliche mit Angststörungen sind, fällt die Vermeidung von Situationen, Objekten oder sogar Vorstellungen und Gedanken, die Ängste auslösen könnten. Hierzu kann gehören, dass das Kind bzw. der Jugendliche – oder die Eltern – Therapiestunden ausfallen lassen oder die Therapie beenden wollen. Die Vermeidung als Abwehrmechanismus hat dabei die Funktion, Angst als Gefühl gering zu halten oder sogar vollständig zum Verschwinden zu bringen. Der Konfrontation mit schwierigem, angstbesetztem Material bis hin zu Fortschritten in der Therapie kann damit ausgewichen werden. Daher ist es über den gesamten Behandlungsverlauf hinweg eine der größten Herausforderungen mit ängstlichen Kindern und Jugendlichen, die Balance zwischen Überforderung und Unterforderung, d.h. zwischen der Konfrontation mit ängstigenden Situationen und der Vermeidung von Anforderungen zu halten. Der Umgang mit der Angst und der Vermeidung muss Teil der Beziehungsarbeit zwischen Therapeuten und Kind sowie den Eltern werden. Ambivalente Gefühle eine Psychotherapie betreffend müssen angesprochen werden: Ein Teil im Ich des Kindes bzw. Jugendlichen möchte gesund werden und sich der Angst stellen, ein anderer Teil in ihrem Ich hat zu große Angst davor und möchte die Konfrontation mit ängstigenden Themen vermeiden. Die gesunden Ich-Anteile des Kindes gehen mit dem Therapeuten einen Pakt ein, die Angst zu bewältigen und in der Therapie Hilfe zu erfahren. Andere Ich-Anteile werden an der Angst festhalten und diese zu vermeiden versuchen, wobei die Therapie in Gefahr ist, entweder frühzeitig beendet oder unwirksam zu werden. Je stabiler die Beziehung zum Therapeuten und je sicherer der Therapeut als sichere Basis für das Kind ist, umso eher kann das Kind auf die Vermeidung von ängstlichem Verhalten verzichten und die Angst mit in die Therapiestunde bringen. Das wiederum kann von den Eltern als sehr bedrohlich erlebt werden, da sie Sorge haben mögen, ihr Kind zu verlieren, vom Therapeuten beschämt zu werden oder sich schuldig fühlen zu müssen.

Die Kinder und Jugendlichen ersparen sich über die Vermeidung die Konfrontation und Auseinandersetzung mit ihren Ängsten. Dies ist einerseits sehr verständlich, verhindert aber andererseits auch, die Angst im Kontakt mit dem Therapeuten aushalten zu lernen und sich mit Auslösern und Bewältigungsstrategien zu beschäftigen. Dies betrifft insbesondere den Schulbesuch (siehe S. 52).

Eine alleinerziehende Mutter kommt mit ihrem knapp elfjährigen Sohn Julien in eine psychotherapeutische Ambulanz, nachdem sie in einem Gespräch mit einer Mitarbeiterin in einer Erziehungsberatungsstelle die Empfehlung bekommen hat, ihren Sohn mit dem Verdacht auf eine soziale Phobie in der Sprechstunde vorzustellen. Ihr Sohn werde seit Jahren von den anderen Kindern seiner Klasse gemobbt und beschimpft. Die Angst des »hochsensiblen Kindes« sei inzwischen so groß, dass der Junge seit etwa drei Wochen gar nicht mehr zur Schule gehe. Schon das gesamte Schuljahr über habe er immer wieder tageweise fehlen müssen, weil die Attacken der Mitschüler unerträglich gewesen seien. Der Junge bleibt während des gesamten Gesprächs recht schweigsam. Julien ist relativ groß und genau wie seine Mutter geradezu mager. Dadurch wirken seine Augen, der Kopf und die Hände im Verhältnis zur schmalen Kinnpartie und dem Rest des Körpers überdurchschnittlich groß. Der Junge erscheint wesentlich jünger als er ist, drückt sich jedoch sprachlich gewandt aus. Auf Nachfrage berichtet er mit weinerlicher, monotoner Stimme, die Kinder würden sich über sein Aussehen lustig machen und ihn beschimpfen. Er habe große Angst vor weiteren Demütigungen, sei sehr gekränkt und weigere sich, noch einmal einen Schritt in das Klassenzimmer zu machen.

Beide leben zusammen mit der fast volljährigen Tochter der Mutter in einer kleinen Wohnung. Erst hätten die Kinder ein gemeinsames Zimmer gehabt; da die Tochter aber zum ersten Mal einen Freund habe und mehr Privatsphäre brauche, würden Mutter und Sohn nun gemeinsam in einem Zimmer und Bett schlafen. Die Tochter sei oft außer Haus, Mutter und Sohn verbrächten daher die meiste Zeit gemeinsam. Die Mutter ist empört, wie ihr Sohn in der Schule behandelt werde, und zeigt sich wütend darüber, dass die Schule die entsprechenden Kinder nicht zur Rechenschaft ziehe. Daher habe sie beschlossen, ihren Sohn nun, fünf Monate vor Schuljahresende, überhaupt nicht mehr in diese Schule zu schicken. In der kommenden Zeit bis zum Herbst könnten sie überlegen, ob Julien die Klassenstufe in einer anderen Klasse wiederholen oder die Schule wechseln solle.

Die Therapeutin warnt, dass es sehr schwer sein werde, Julien wieder davon zu überzeugen, die Schule regelmäßig zu besuchen, wenn er ihr erst einmal über ein halbes Jahr ferngeblieben sei. Sie schlägt daher vor, zunächst prüfen zu lassen, inwieweit Julien in die Klasse zurückkehren oder im Notfall im laufenden Schuljahr die Schule wechseln könnte. Darauf reagiert die Mutter sehr verärgert und beginnt, ihre Entscheidung zu verteidigen. Sie wisse besser, was ihr Sohn brauche. Sie betont, welch besonderes, inniges Verhältnis beide zueinander hätten und dass sie »ihn immer vor den bösen Kindern und den ignoranten Lehrern« schützen werde, immerhin sei er ihr Ein und Alles, ihr »Püppchen«. In der Gegenübertragung ist die Enge, in der sich Mutter und Sohn befinden, immer mehr spürbar und nimmt geradezu bedrohliche Formen an. Die Therapeutin erlebt sich als Eindringling in diese Dyade, was die Mutter mit allen Kräften zu verhindern sucht.

Schließlich beendet die Mutter vorzeitig das Gespräch, nicht ohne hervorzuheben, dass die Therapeutin nicht hilfreich gewesen sei und genauso wenig wie die Schule und die Kollegin in der Erziehungsberatungsstelle verstehe, was ihr Sohn eigentlich brauche.

Kinder, die aus Angst vermeiden, zur Schule zu gehen, sei es aus Ängsten vor der Trennung von den Eltern, sei es aus Angst vor Beschämung durch Gleichaltrige oder Lehrer, setzen sich der Gefahr einer Chronifizierung der Ängste aus. Betroffene Kinder und Jugendliche schildern v. a. eine Erwartungsangst, also eine Art Angst vor der Angst, die sie daran hindere, den Schulbesuch wiederaufzunehmen. Mit der Schulvermeidung überwinden sie schwierige Situationen jedoch nicht, sondern versuchen, sie kurzfristig dadurch zu meistern, dass sie sich der Situation entziehen. Sie lernen dadurch, dass die Angst kurzfristig geringer wird, wenn sie »flüchten«. Langfristig geht ihnen darüber aber die Fähigkeit verloren, ihre Ängste auf Realitätsangemessenheit hin zu überprüfen. Ihnen fehlen dann die Gelegenheiten, sich im sozialen Kontext mit anderen Kindern auszuprobieren und darüber Kontaktängste zu reduzieren.

Im Falle von Schulverweigerung ist es sehr wichtig, schon in den Vorgesprächen darauf hinzuweisen, dass eines der ersten Therapieziele in der Wiederaufnahme des Schulbesuchs besteht, um eine dauerhafte Schulvermeidung zu verhindern. Dies kann so weit gehen, dass in Absprache mit der Schule betreffende Kinder und Jugendliche nur nach Hause gehen oder abgeholt werden dürfen, wenn danach ein Kinder- oder Hausarzt aufgesucht wird. Mitunter bietet sich auch die Zusammenarbeit mit einer Tagesklinik an, um den Schulbesuch sicherzustellen.

Andere Vermeidungen können der Besuch von Vereinen, der freiwilligen Nachmittagsbetreuung und sozialer Events wie Geburtstagsfeiern von Gleichaltrigen oder andere Gruppenaktivitäten sein. Auch hier zeigt sich meist, dass das Kind noch keine ausreichenden Fähigkeiten besitzt, mit ängstigenden Situationen umzugehen. Wahrscheinlich ist also, dass es auch hier mit Erwartungsangst und Vermeidungsverhalten bis hin zu sozialem Rückzug reagiert.

In der Therapie mit Kindern und Jugendlichen mit Angststörungen muss sich der Therapeut also vergegenwärtigen, wie wichtig es für die Entwicklung einer angemessenen Frustrationstoleranz ist, frustrierenden und kränkenden Erlebnissen Raum zu geben. Für das Kind oder den Jugendlichen bedeutet das innerlich großen Stress, und es bzw. er wird unbewusst versuchen, den Therapeuten zu beeinflussen, den Stress zu verringern. Der Therapeut muss im Gegenteil aber darauf fokussieren, dass sich das Kind mit den unangenehmen Gefühlen auseinandersetzt und im therapeutischen Raum einen neuen Umgang mit der Situation lernen kann (Probehandeln). Die Anforderungen an das Kind sind in der Realität viel höher, denn dort soll es funktionieren (siehe S. 113): im Kontakt mit Eltern, in der Kita oder der Schule, mit Verwandten, mit Freunden. Dann ist aber Teil der therapeutischen Beziehung, das Kind in der Beziehung zum Therapeuten erleben zu lassen, dass es hilft, sich gemeinsam mit Ängsten auseinanderzusetzen, statt diese bspw. unbewusst auf den Körper zu verschieben und nicht wahrzunehmen. Ziel ist es folglich, die Bewältigungsstrategien langfristig auf andere Lebensbereiche zu übertragen. Denn außerhalb des therapeutischen Raumes hat das Kind diesen Übungsraum nicht. Erfahrungsgemäß ist wahrscheinlich kein Erwachsener verfügbar, mit dem das Kind angstauslösende Situationen besprechen und einen anderen Umgang damit lernen kann.

In solchen Situationen, in denen der Therapeut das Kind mit einer bestimmten Anforderung konfrontiert, mag der Therapeut Zweifel spüren, ob er den Bogen überspannt und dem Kind zu viel zugemutet hat. Dies kann verstanden werden als Teil einer komplementären Gegenübertragung (siehe S. 153). So werden sich wahrscheinlich auch die Eltern mit ihrem Kind fühlen, wenn sie Anforderungen stellen, denen sich das Kind nicht gewachsen fühlt und die es vermeiden möchte. Dann ist es wichtig, in der nächsten Sitzung die Situation wieder aufzugreifen und mit dem Kind darüber zu sprechen. Erfahrungsgemäß wird das Kind in ähnlichen Situationen wahrscheinlich weiter Angst empfinden, aber sein Handlungsspielraum wird sich schon etwas vergrößert haben. Die meisten Kinder reagieren darauf mit Stolz und zunehmender Entschlossenheit, ihre Ängste anzugehen, da sie erstens eine Verringerung ihrer Ängste und damit ihres Leidensdrucks verspüren und sich zweitens als selbstwirksam erfahren. Der Therapeut sollte also keine Angst davor haben, das Kind mit Anforderungen zu konfrontieren, jedoch darauf achten, nicht überfordernd zu sein.

Neben dem offensichtlichen Ausfall von Stunden im Sinne einer Vermeidung der Konfrontation mit ängstigendem Material gibt es auch weniger offensichtliche Angriffe auf den Rahmen wie andauerndes leeres Gerede ohne emotionale Beteiligung, Verschweigen von Material bis hin zu Pseudofortschritten, die suggerieren, dass das Kind bzw. der Jugendliche keine Therapie mehr bräuchte. Auch diese sollten angesprochen werden, damit das Kind bzw. der Jugendliche in der Therapie gehalten werden kann.

Umgang mit Trennungsszenen

In der Regel findet das Erstgespräch gemeinsam mit zumindest einem Elternteil und dem Kind statt. Bei älteren Jugendlichen bietet es sich manchmal eher an, das erste Gespräch mit ihnen allein zu führen. Wenn die ersten Gespräche allein mit dem Kind oder dem/der Jugendlichen wahrgenommen werden und die Eltern im Wartebereich verbleiben, sollte der Therapeut die Trennungsszene im Wartebereich sehr genau beobachten. Wenn sich Kinder oder Jugendliche von ihren Eltern verabschieden, um mit einer relativ fremden Person ein Gespräch zu führen, verlassen sie gewohntes Terrain und begeben sich in eine fremdartige Situation. Diese würde auch bei Kindern und Jugendlichen ohne Angststörungen zu einer Aktivierung des Bindungssystems und damit zu Ängsten führen. Bei ängstlichen Kindern und Jugendlichen wird die Aktivierung vermutlich jedoch schneller und stärker erfolgen, da sie eher auf interpersonelle Regulation angewiesen sind und eine sichere Basis (noch) nicht ausreichend internalisiert haben (siehe S. 156). Bei Kindern und Jugendlichen kann sich der Versuch, sich selbst zu regulieren, gestisch äußern, etwa indem sie mit einem Fuß wippen oder ihre Hände dauerhaft beschäftigen (z. B. indem sie an einem Gegenstand, einer Kordel des Pullis, einem Reißverschluss oder Ähnlichem fummeln). Die Bewegungen verweisen auf ein Alter, in dem sich das Kind über Übergangsobjekte oder Stimulation des eigenen Körpers beruhigt hat (siehe S. 92 f.).

Der Therapeut kann diese Szenen insbesondere nutzen, um die

Dynamik der Familienmitglieder untereinander zu beobachten, um zu sehen, wie in dieser Familie Nähe und Distanz reguliert werden, und um sich einen Eindruck davon zu verschaffen, wie und ob sich das Kind von den Eltern trennen und dem Therapeuten zuwenden kann. Manche Kinder klammern sich an ein Elternteil und beginnen zu weinen, andere wirken scheu oder verschüchtert. Wieder andere geben sich betont gelassen, so als würde ihnen die Trennung nichts ausmachen. In jedem Fall macht es Sinn, die gezeigten Gefühle aufzugreifen und zu benennen. Auf diese Weise kann der Therapeut seine Wahrnehmung verdeutlichen, dass die Trennungssituation ungewöhnlich ist und welche Gefühle ausgelöst werden. Die Sprechstunde oder auch die einzelne Sitzung beginnt also nicht erst, wenn das Kind oder die Eltern die Schwelle zum Behandlungszimmer überschreiten, sondern schon weit davor.

Insbesondere die Momente vor und nach den Therapiestunden, in denen sich die Eltern von ihrem Kind trennen und dem Therapeuten ihr Kind anvertrauen, bedürfen guter Beobachtung und einfühlsamer Reaktion seitens des Therapeuten. Dann wird nicht nur dem Kind erleichtert, sich von den Eltern zu trennen, sondern auch den Eltern, ihr Kind gehen zu lassen.

Es hat sich als hilfreich erwiesen, sehr aktiv und affektiv markiert mit der Trennung umzugehen. Zum einen kann man so signalisieren, man habe als Therapeut gesehen, dass den Beteiligten die Trennung schwerfällt. Zum anderen hilft der spielerische Umgang mit der angstbesetzten Szene Kind und Eltern, die Trennung spielerisch aufzunehmen und zu ertragen. Daher sollte zu jedem einzeln Kontakt aufgenommen werden, jeder einzeln begrüßt und für die Zeit nach der Therapiestunde verabschiedet werden. Eltern und Kind brauchen den Therapeuten als jemanden, bei dem sie sich verankern können, um sich auf die Unsicherheiten der Therapie einlassen zu können. So beginnt sich der therapeutische Raum überhaupt erst zu öffnen. Manche, v.a. sehr junge und trennungsängstliche Kinder brauchen die Möglichkeit der Rückversicherung bei den Eltern im Sinne Mahlers (Mahler 2008; siehe S. 98), d.h., es hilft ihnen, wenn sie während der Stunde ins Wartezimmer gucken können, um sich zu überzeugen, dass die Eltern noch da sind.

Was bei den Eltern in der Trennungssituation vor der Therapiestunde mit dem Kind ausgelöst wurde, kann dann im nächsten Elterngespräch angesprochen und bearbeitet werden. Dadurch fühlen sich auch die Eltern in ihrer Angst wahrgenommen und angenommen. Der Therapeut wird dadurch zu einer hilfreichen Person, die die Trennungsschwierigkeiten sieht, mitträgt und besprechbar macht, statt als Rivale um die Liebe des Kindes zu erscheinen. Hierbei ist es gut, sich auch bei autonom wirkenden Eltern vor Augen zu halten, dass diese innerlich möglicherweise mit großen Ängsten kämpfen. Diese können aus unverarbeiteten realen ängstigenden Situationen rund um das Kind oder aus Situationen aus ihrer eigenen Kindheit stammen.

Auch in den Momenten, in denen das Kind nach der Stunde wieder auf die Eltern oder ein Elternteil trifft, ist es wichtig, sensibel zu reagieren und den Übergang entängstigend zu gestalten. Während das Kind in der Stunde mit dem Therapeuten spielte oder auf andere Weise den therapeutischen Raum nutzte, waren die Eltern wahrscheinlich im Warteraum oder außerhalb der Praxis allein. Nicht wenige Eltern denken in dieser Stunde intensiv über ihr Kind, die Beziehung zu ihm und eigene Ängste nach. Dadurch können bei den Eltern eigene »Gespenster« aktiviert werden, und sie befinden sich möglicherweise unvermittelt in einer längst vergessen geglaubten Szene aus ihrer eigenen Kindheit wieder (Fraiberg et al. 2011, S. 224).

Die begleitende Elternarbeit findet also nicht nur in den im Verhältnis von 1:4 stattfindenden Elterngesprächen statt, sondern auch in der Zeit dazwischen, explizit in der Zeit, in der das Kind in der Therapiestunde ist. Die Eltern möchten vielleicht wissen, worüber ihr Kind in der vergangenen Stunde gesprochen hat. Möglicherweise spielen Scham und die Vorstellung eine Rolle, das Kind könnte etwas gesagt haben, was sie als Eltern in einem schlechten Licht erscheinen ließe. Hier kann es helfen, mit Einfühlungsvermögen etwas zur Trennungssituation zu sagen, ohne Inhalte der Stunde preiszugeben oder Eltern und Kind zu beschämen. Beispielsweise lässt sich an die vorher stattgefundene Trennungssituation anknüpfen und damit eine Brücke schlagen, um den Eltern und dem Kind zu erleichtern, wieder zueinander zu finden.

Generell erfordert der Beziehungsaufbau mit ängstlichen Kindern, Jugendlichen und ihren Eltern zu Beginn der Psychotherapie sehr viel Aktivität und Support seitens des Therapeuten. Das ängstliche Kind muss erst einmal aus seinem »Schneckenhaus« gelockt werden. Dies gelingt mitunter besser, wenn dem Kind im Rahmen des Beziehungsaufbaus Hilfs-Ich-Funktionen wie die Fähigkeit, sich einzufühlen, eigene oder mentale Zustände anderer wahrzunehmen oder die eigenen Affekte zu steuern, zur Verfügung gestellt werden, mit denen es sich im Laufe der Therapie identifizieren und die es schließlich internalisieren kann (siehe S. 89 f. und 107 f.).

Dies betrifft zum einen die Verbalisierung von Trennungen, sei es die einfache Trennung zwischen zwei Therapiestunden, sei es durch Urlaubs- oder Ferienunterbrechung oder Krankheit. Hierbei ist es wichtig, die Trennung an sich als solche zu benennen und danach zu fragen, wie es dem Kind während dieser Zeit mit der Trennung ging. Es muss dabei in Betracht gezogen werden, dass die Abwesenheit der Therapeutin für eine gewisse Zeit dem Kind sehr lang – oder sehr kurz – vorgekommen sein kann, da Kinder im Allgemeinen und Kinder und Jugendliche mit strukturellen Einschränkungen und mangelnder Objektkonstanz im Speziellen erfahrungsgemäß ein anderes Zeitgefühl haben als Erwachsene. Umso jünger die Kinder bzw. umso schwerer die strukturellen Beeinträchtigungen sind und umso länger die Trennung dauert, desto schwerer wird es ihnen fallen, die Therapeutin innerlich präsent zu halten, da ihnen eine ausreichende Fähigkeit zur Objektkonstanz fehlt (siehe S. 97). Bei kleinen Kindern kann als Wiedereinstieg z. B. formuliert werden: »Wir haben uns ja ganz schön lange nicht gesehen, ich muss mal überlegen, wie viele Wochen waren das? Lass uns mal zählen. Drei Wochen! So eine lange Zeit? Wie hast du denn diese Zeit erlebt?« Damit kann der Therapeut zum Erleben des Kindes wechseln und gibt ihm den Raum, über die Trennung und die dadurch ausgelösten Gefühle zu sprechen. Bei Jugendlichen können ähnliche, altersadäquate Formulierungen gefunden werden, um es ihnen zu erleichtern, über die Trennung zu sprechen.

Schon zu Beginn der Therapie sollte der Rahmen feststehen, d. h., der Therapeut sollte eine klare innere Haltung dazu haben, wie er in Trennungssituationen mit den Eltern und dem Kind sprechen möchte und welchen Spielraum er zulässt. Manche Kinder werden sehr dominant, wenn es darum geht, die Trennungssituation zu gestalten. Wenn der Therapeut zu Beginn der Therapie zu nachgiebig ist, zu viel Raum gibt und sich den Ängsten unterwirft, wird er bei dem Kind wahrscheinlich starke Irritation auslösen, sollte er im Verlauf der Therapie seine Vorgehensweise plötzlich ändern und mehr Selbstständigkeit fordern. Vor allem jüngere, noch wenig erfahrene Kollegen neigen zu Beginn der Therapie dazu, zu schnell und zu sehr den Ängsten des Kindes nachzugeben, in der Annahme, es dem Kind zu erleichtern, eine Beziehung zu ihnen aufzubauen und sich als guter Therapeut zu erweisen. Damit verhalten sie sich aber wie die Eltern, die selbst die Trennung scheuen und dem Kind den Trennungsschmerz ersparen möchten. Eine vermeintlich schonende Haltung des Therapeuten kann zum Widerstand und Hemmnis von Behandlungsfortschritten werden.

Insofern wird es nötig sein, den Ängsten des Kindes nicht einfach nachzugeben, sondern darüber nachzudenken, wie und warum es mit seinem Verhalten die Ängste oder die Trennung vermeiden möchte. Auch brauchen die Eltern wahrscheinlich Hilfe dabei, das Kind gehen zu lassen. Unbewusst mögen die Eltern das Gefühl haben, die ganze Zeit für ihr Kind da sein und es unterstützen zu müssen. Dem Kind wird eine liebevolle, aber resolute Haltung des Therapeuten oder der Therapeutin helfen, sich von der Mutter oder dem Vater zu trennen. Denn einerseits wird so vermittelt, dass der Therapeut bzw. die Therapeutin einerseits für das Kind zur Verfügung steht, andererseits dem Kind aber auch zutraut, die Trennungssituation und Trennungszeit zu bewältigen.

Die sechsjährige Helene sitzt im Wartezimmer auf dem Schoss ihrer Mutter und hält sich an ihrem Hals fest. Die Therapeutin kommt, um das Mädchen zur Therapiestunde abzuholen. Das Mädchen versteckt ihren Kopf in der Halsbeuge der Mutter und drückt sich noch enger an sie. Die Therapeutin sagt: »Hallo Helene, kommst du mit mir mit ins Spielzimmer?« An die Mutter gerichtet sagt sie: »Mama, Helene und ich werden jetzt zusammen spielen gehen. Du kannst dich so lange ausruhen oder eine Zeitschrift lesen. Nachher kommen wir wieder.« Helene guckt die Therapeutin schüchtern und unentschlossen an. Die Therapeutin hält ihr einladend die Hand hin und winkt sie zu sich heran. Schließlich lässt sich das Kind vom Schoss der Mutter gleiten und folgt der Therapeutin. »Tschüss, Mama. Bis später«, sagt die Therapeutin winkend, wendet sich dann dem Kind zu und beginnt ein lockeres Gespräch, sodass das Kind den Weg ins Spielzimmer nicht schweigend und innerlich allein bewältigen muss.

Die Erfahrung zeigt, dass gerade zu Beginn der Therapie der Leidensdruck noch sehr hoch und die meisten Eltern eher bereit sind, etwas zu verändern und von dem Therapeuten anzunehmen. Wenn sich die Übertragungskonstellation erst manifestiert und sich Widerstände in der Therapie gezeigt haben, wird sich diese Bereitschaft verringern. Gerade die Anfangsphase der Therapie sollte insofern als Chance begriffen werden, die Weichen für die Behandlung zu stellen.

Das Arbeitsbündnis bzw. die tragfähige Beziehung

Das Arbeitsbündnis bezeichnet klassischerweise die Allianz, die Therapeut und Patient mit den gesunden Ich-Anteilen des Patienten schließen (Greenson 1986; Sterba 1934). Das Konzept hat einige Kritik erfahren, u.a. wird argumentiert, die Aufteilung in eine neurotische Übertragungsbeziehung auf der einen Seite und eine Arbeitsbeziehung auf der anderen Seite diene eher der Angstabwehr des Therapeuten, als dass sie es ermögliche, den Patienten zu verstehen (Körner 1989). Der Patient muss den Therapeuten als grundsätzlich hilfreich erfahren und davon überzeugt sein, auch in Zukunft durch die Therapie Hilfe zu bekommen. Jedoch ist die Herstellung des Arbeitsbündnisses Aufgabe des Therapeuten. Deserno formulierte in diesem Zusammenhang provokant, der Therapeut schließe mit niemand anderem als sich selbst das Arbeitsbündnis, und meinte damit, dass der Therapeut v.a. mit sich selbst den Pakt eingehe, alles, wodurch er die Übertragung ermögliche oder fördere, ebenfalls zum

Objekt der Analyse zu machen (Deserno 1990). D.h., der Therapeut muss innerhalb der Beziehung zwischen sich und seinem Patienten nicht nur die Übertragung erkennen und deuten, sondern auch ständig hinterfragen, was für Anforderungen er selbst an den Patienten stellt, also welchen Konventionen sich der Patient nach Überzeugung des Therapeuten unterwerfen soll, damit eine hilfreiche Beziehung entstehen kann.

Eine gute Beziehung zwischen Patient und Therapeut ist prognostisch ein wichtiger Faktor für den Behandlungserfolg. Sie zeichnet sich u.a. dadurch aus, dass es zu Beginn der Therapie zu einer v.a. positiv getönten Übertragung kommt und Therapeut und Patient gemeinsam die Behandlungsziele festlegen können. Nach Burchartz sind günstige Voraussetzungen für die Herstellung einer positiven Übertragungsbeziehung zum Therapeuten auf Seiten des Patienten, wenn stabile innere Objekte und eine sichere Bindung vorhanden sind (Burchartz 2015). Daran mangelt es Kindern und Jugendlichen mit Angststörungen aber meist. Therapeuten, die mit ängstlichen Kindern und Jugendlichen arbeiten, müssen diesem Umstand also Rechnung tragen und den Kindern im Sinne eines Hilfs-Ichs die entsprechenden Ich-Funktionen zur Verfügung stellen, bis die Kinder diese selbst ausgebildet haben. Mitunter bedarf es in der Therapie mit Kindern und Jugendlichen mit Angststörungen also Zeit und gemeinsamer analytischer Arbeit, bis sich eine tragfähige Beziehung herstellt. Dies sollte aber nicht zu der Schlussfolgerung führen, dass therapeutische Arbeit erst nach Herstellung einer positiven Übertragungsbeziehung stattfinden kann. Der Weg hin zu einer tragfähigen Arbeitsbeziehung, die auch krisenhaften Zuspitzungen der Behandlung standhält, ist bereits Ergebnis einer guten therapeutischen Arbeit und Veränderung im Leben des Patienten.

Die Herstellung einer tragfähigen Beziehung mit Jugendlichen ist erfahrungsgemäß schwieriger, da Jugendliche entwicklungsbedingt narzisstisch vulnerabel sind (Streeck-Fischer 2014). Die Ablösung von den Eltern ist einerseits eine Entwicklungsaufgabe, mit der jugendliche Patienten sehr häufig in Therapie kommen. Andererseits haben Jugendliche, die diesen Entwicklungsschritt gerade vor sich haben, Schwierigkeiten, eine positive Übertragung auf einen erwachsenen Therapeuten zu entwickeln, ihre Probleme zu benennen und zu bearbeiten. Mitunter kommt es auch vor, dass die Kinder als Symptomträger von Eltern in Therapie gebracht werden, obwohl die Mutter oder der Vater mehr Hilfe bräuchte. Kinder und Jugendliche äußern sich oft ärgerlich in der Therapie darüber, dass sie nicht kommen möchten, weil eigentlich ihren Eltern geholfen werden müsste. Besonders problematisch ist es dann, wenn das Kind bzw. der Jugendliche zusätzlich zwar klinisch relevante Ängste zeigt, diese aber nicht so stark ausgeprägt sind, dass das Kind oder der Jugendliche einen ausreichend starken Leidensdruck empfindet, etwas zu ändern.

Der 15-jährige Amos kommt zum Erstgespräch mit seiner Mutter. Sie beschreibt ihn sehr differenziert und liebevoll, stellt aber auch heraus, dass Amos ein eher ängstlicher und trauriger Junge sei, dem sie nicht mehr zu helfen wisse. Sie benennt Schwierigkeiten in sozialen Situationen, etwa dass er sich ungelenk verhalte und andere oft vor den Kopf stoße. Auch sagt sie, dass sie sich wünsche, ihr Sohn würde mehr Kontakte zu Gleichaltrigen haben und weniger allein sein. Der Jugendliche stiert schweigend vor sich hin und ringt sich im ersten Gespräch nur wenige Worte ab. Deutlich wird sein Ärger, als er wütend herausstößt, dass er nur auf Drängen seiner Eltern mit zu dem Gespräch gekommen sei und eigentlich seine Mutter Therapie brauche. Therapie sei »sowieso total sinnlos und was für Heulsusen und Jammerlappen«. In weiteren Gesprächen bestätigt der Vater den Eindruck der Mutter von Amos, räumt allerdings auch ein, dass Amos' Mutter, von der er seit langem getrennt lebe, selbst eher ängstlich sei und phasenweise unter Depressionen gelitten habe. Da die Motivation des Jungen fragwürdig ist, wird eine Kurzzeittherapie zur Klärung der Indikation begonnen. Amos hält sehr lange an dem Bild fest, dass er ein fröhlicher, glücklicher junger Mann sei, der keine Therapie brauche und nur komme, damit seine Mutter ihn in Ruhe lasse. Er beschreibt sich als »coolen« Jugendlichen mit vielen Freunden, der gern der Anführer sei. Als der Therapeut Amos darauf anspricht, berichtet der Jugendliche von den Depressionen seiner Mutter und wie sehr er das Gefühl habe, dass sie ihm traurige und ängstliche Gefühle unterstelle, die er nicht habe. Der Therapeut sei genauso und würde ihn als »krank« hinstellen, obwohl er keine Ahnung habe, so Amos. Als sich Amos mehr auf den Therapeuten einlassen kann, beginnt das Bild langsam zu bröckeln und Amos kann zulassen, sich mit seinen eigenen Ängsten und Sorgen zu zeigen. Er beschreibt, dass er gerne mehr Freunde hätte und wie unsicher er im Kontakt mit Gleichaltrigen sei. In den Gesprächen mit den Eltern kann besprochen werden, warum es für Amos wichtig ist, dass die Eltern ihn mit seinen Wünschen nach Selbstbestimmung ernst nehmen und wie sie ihm diesbezüglich mehr Freiheiten lassen können. Die Therapie wird nach Ende der Kurzzeittherapie beendet, der Therapeut macht Amos gegenüber jedoch deutlich, dass er gern auch später wiederkommen könne, um mit dem Therapeuten über seine Sorgen zu sprechen. Einige Monate später nimmt Amos von sich aus Kontakt zum Therapeuten auf, als er sich in der Schule in ein gleichaltriges Mädchen verliebt hat und sehr darunter leidet, dass er nicht weiß, wie er sie ansprechen soll. Nun kann Amos den Therapeuten nutzen und die Beziehung zu ihm als hilfreich erleben.

Die Voraussetzung, dass sich zwischen Amos und seinem Therapeuten eine tragfähige Beziehung entwickeln konnte, war, dass dieser die Ablösungswünsche des Jugendlichen ansprach und respektierte. Auch ließ sich der Therapeut durch die manifesten und latenten Entwertungen des Jugendlichen nicht entmutigen, sondern gab ihm Raum, seinen Ärger darüber auszudrücken, dass er von den Eltern zur Therapie gebracht wurde.

Fokusarbeit

Die Bearbeitung eines Fokus ist seit Anbeginn der Psychoanalyse der Behandlungstheorie und -technik psychodynamischer Therapien inhärent: »Stets bemühen wir uns, den Hintergrund dafür zu erspüren und einen Bezug zu unserem Konfliktfokus herzustellen, den wir aus der Auslösesituation erschlossen haben. Auf diese Weise versuchen wir, den unbewussten Konflikthintergrund durchzuarbeiten und der Störung dadurch den Boden zu entziehen.« (Ermann 2016, S. 434)

Der Arbeit mit einem oder mehreren Behandlungsfoki kommt in jeder psychodynamischen Therapie Bedeutung zu. In der konfliktzentrierten tiefenpsychologischen Psychotherapie liegt der Fokus auf der unbewussten Dimension von Konflikten, die eine Störung hervorrufen und aufrechterhalten. Wir verstehen das klinische Material der Patienten – Themen aus dem Alltag, Einfälle und Kommentare über Beziehungen, Familie oder den Beruf, Träume und Erinnerungen oder das Verhalten in der Therapie und die Beziehung zum Therapeuten – dabei als Assoziationen, die uns den Weg zum Unbewussten weisen. In der analytischen Psychotherapie werden normalerweise mehrere Konfliktfoki bearbeitet bzw. gleichzeitig eine strukturelle Veränderung im Sinne einer (Nach-)Reifung angestrebt. Doch auch in tiefenpsychologisch fundierten Psychotherapien kann ein Strukturfokus formuliert und zum Ziel der Behandlung gemacht werden. Dies können z. B. die Fähigkeit zur Bildung von differenzierten Selbst- und Objektrepräsentanzen sein, die bessere Fähigkeit zur Regulation innerer und äußerer affektiver Abläufe oder eine größere Bindungsfähigkeit, um nur einige zu nennen.

Luborsky unterteilt in ich-stützende und konfrontierende Anteile der Therapie, je nachdem, ob der Aufbau von strukturellen Anteilen oder eine Klärung von konflikthaften Anteilen angestrebt ist, um eine positive Veränderung zu bewirken (Luborsky 1999). Dies macht auch in Behandlungen von Kindern und Jugendlichen Sinn. Dabei sollten die stützenden Anteile so gewählt werden, dass sie im Sinne von Wygotskis »Zone der proximalen Entwicklung« dem Kind Sicherheit geben, es gleichzeitig aber auch fordern, mit Hilfe des Erwachsenen den nächsten Entwicklungsschritt gemeinsam zu gehen und es schließlich allein zu versuchen (Wygotski 1987).

Die Sprache ist das Vehikel über das therapeutische Veränderung möglich wird. Das Kind spielt symbolische Als-ob-Spiele und lernt dadurch Situationen, Gefühle, Gedanken auszudrücken und mit Worten zu benennen. So entwickelt es sich und seine innere Welt zunehmend vom Handlungsdialog zum Denkakt weiter. Die Sprache stellt dabei das Kontaktmittel dar, das sicherstellt, dass das Kind bei dieser Entwicklung nicht alleine bleibt. Nach und nach kann sich das Kind von sich selbst ab und dem anderen zuwenden und damit lernen, die Perspektive des anderen zu übernehmen (Lehmhaus & Reiffen-Züger 2017).

Das Material, das das Kind bzw. der Jugendliche dem Therapeuten erzählt und die Art, wie der Betreffende dieses in der Beziehung zum Therapeuten inszeniert, geben die nötigen Hinweise, um Hypothesen über die innere Welt und das Erleben des Kindes bzw. Jugendlichen aufzustellen. In den wichtigen Beziehungen – also dann auch mit dem Therapeuten – bilden sich typische Beziehungsmuster ab, nach denen der Betreffende immer und immer wieder handelt. Luborsky filtrierte drei Komponenten heraus, die er individuell für den jeweiligen Patienten zu einem sogenannten Zentralen Beziehungskonfliktthema (ZBKT) zusammenfasste (Luborsky 1999). Das ZBKT ist das Ergebnis des Versuchs, die Beziehungserfahrungen des Patienten als Subjekt-Objekt-Handlungsrelationen abbildbar und als inhaltsanalytisches Verfahren operationalisierbar zu machen (Albani et al. 2008).

Die drei Komponenten werden klassischerweise aus dem Wunsch des Patienten (W = Wunsch), der Reaktion seiner Umwelt (RO = Reaktion des Objekts) darauf sowie der darauffolgenden Reaktion des Patienten (RS = Reaktion des Subjekts) gebildet. In Bezug auf die Behandlung von Kindern und Jugendlichen lassen sich die drei Komponenten reformulieren (Lehmhaus & Reiffen-Züger 2017) als das motivationale Bedürfnis, das das Kind anderen gegenüber hat, als seine Erwartungshaltung, wie andere auf es und seine Bedürfnisse wahrscheinlich reagieren werden, und als die reaktive Handlung auf die erwartete Reaktion der anderen.

Grundlage für die Auswertung des ZBKTs sind Narrative des Kindes über Beziehungsepisoden mit wichtigen Anderen oder Geschichten, die im Rahmen der Anwendung projektiver Verfahren (z. B. das ProDiBez – siehe Kasten S. 186) erzählt werden. Bei Bedarf, ergänzt durch verschiedene Zeichen-, Bindungs-, Erzähl- und Spieltests, können so erste Formulierungen des ZBKT aufgestellt werden. Mittels Übertragung wiederholt das Kind sein unbewusstes Bezie-

Tabelle 11: Beispiele für den Aufbau des Zentralen Beziehungskonfliktthemas (ZBKT) bei unterschiedlichen Angststörungen

Angststörung	Motivationales Bedürfnis des Kindes/Jugendlichen als Wunschkomponente (W): Ich wünsche mir …	Erwartungshaltung des Kindes/Jugendlichen in Bezug auf die Resonanz der Anderen (RO): Aber die Anderen …	Handlung/Erleben des Kindes/Jugendlichen als Reaktion auf die antizipierte Reaktion des Anderen (RS): Dann mache ich …
Trennungsangst	Ich wünsche mir, dass meine Eltern immer bei mir sind.	Aber meine Eltern wollen, dass ich mich nachmittags alleine beschäftige und abends alleine einschlafe.	Dann fange ich an zu weinen und klammere, damit sie nicht weggehen.
soziale Phobie	Ich wünsche mir, dass Gleichaltrige mich mögen und beachten.	Aber andere machen mich schlecht und lachen über mich.	Dann ziehe ich mich zurück und mag lieber alleine sein.
spezifische Phobie	Ich wünsche mir, mutig zu sein und mich draußen wohlzufühlen.	Aber die Anderen schützen mich nicht vor gefährlichen Dingen, z. B. vor Hunden.	Dann fürchte ich mich und bleibe lieber zuhause.
generalisierte Angststörung	Ich wünsche mir, dass andere verlässlich sind und mir Sicherheit geben.	Aber die Anderen sind mit sich beschäftigt und finden, dass ich nerve.	Dann fühl ich mich unsicher, allein und bekomme Bauchschmerzen.
Panikstörung	Ich wünsche mir, selbstständig zu sein und bestimmte Tätigkeiten alleine zu können, z. B. Einkaufen.	Aber die Anderen machen mich abhängig von sich.	Dann kriege ich große Angst, zittere, kriege Herzklopfen und fühle mich hilflos ohne die Anderen.

hungsmuster, wenn auch maskiert, entstellt, verschoben etc. Durch Gegenübertragung und ihre Analyse können diese Prozesse diagnostisch-therapeutisch ausgewertet und nutzbar gemacht werden. Dabei ist nicht nur das gesprochene Wort interessant, sondern auch Gestik und Mimik, Intonation, Stimmung und Atmosphäre im Gespräch sowie Assoziationen, die der Patient mitbringt. So ergibt sich schließlich ein umfassendes Bild der intrapsychischen Dynamik und interpersonellen Beziehungsgestaltung des Kindes bzw. Jugendlichen, auf dessen Grundlage die Therapieziele formuliert werden können (Lehmhaus & Reiffen-Züger 2017).

ProDiBez – Projektives Diagnostikum zum Beziehungserleben von Kindern

Das ProDiBez ist ein neues, vielversprechendes Diagnostikinstrument von Sticker et al. Es eignet sich für 6- bis 12-jährige Kinder. Dem Kind werden verschiedene Bildtafeln vorgelegt, welche die zentralen Lebensbereiche der OPD-KJ-2 – Familie, Schule, Freizeit, Gesundheit/Krankheit/Tod – abdecken (Sticker et al. 2018). Die Auswertung erfolgt mit Hilfe eines Kodierschemas, das in die Bereiche Bedürfnisse, Resonanz/Verhalten der Umwelt und Verhalten/Erleben des Kindes entsprechend den Komponenten des ZBKTs von Luborsky und in Anlehnung an die motivationalen Systeme Lichtenbergs (Luborsky 1999; Lichtenberg et al. 2000; Lichtenberg et al. 2011) aufgeteilt ist. Damit ist es das erste Testverfahren, das das ZBKT für die Diagnostik mit Kindern operationalisiert nutzbar macht. Für die Interpretation können sogenannte »Teufels- und Engelskreise« herausgearbeitet werden, je nachdem, ob die Narrative des Kindes förderliche oder hinderliche Interaktionen beschreiben. Von diesen kann auf die unbewussten verinnerlichten Abbilder von Beziehungserfahrungen des Kindes geschlossen werden. Aus den Ergebnissen lassen sich damit zentrale Ziele sowohl für die Therapie als auch für Beratungssituationen ableiten. Die Durchführung dauert etwa 15 Minuten, die Kodierung und Interpretation der audiografierten Narrative des Kindes nehmen etwa 30 bis 45 Minuten in Anspruch.

In der Therapie mit Erwachsenen ist bereits in verschiedenen Forschungsarbeiten belegt worden, inwieweit sich das ZBKT oder einzelne Komponenten davon innerhalb einer Therapie ändern (Albani et al. 2008). Betrachtet man, inwiefern sich das ZBKT im Verlauf der Therapie mit Kindern und Jugendlichen mit Angststörungen verändert, kann man sowohl qualitative als auch quantitative Verschiebungen beobachten, die bisher aber noch nicht empirisch validiert wurden.

Es lassen sich vier Veränderungstypen unterscheiden: (1) Die gesamte Familiensituation verändert sich positiv, sodass sich das Thema verliert. Die Kinder finden es dann nicht mehr für sich passend oder sagen, es habe keine Bedeutung mehr für sie. (2) Am Bedürfnis, also am Beziehungswunsch anderen Menschen gegenüber ändert sich relativ wenig. Jedoch verringert sich die Rigidität, mit der die Erfüllung des Wunsches verfolgt wird, bzw. öffnet sich ein neuer Bereich, der bisher ausgespart wurde, beispielsweise, dass das Kind aggressive Tendenzen zeigt, widersprechen oder allein entscheiden möchte und dies den Eltern gegenüber deutlicher zeigen und einfordern kann. (3) Die Resonanz der Eltern verändert sich zum Positiven, indem die Eltern besser auf ihr Kind reagieren und ihm damit helfen, neue Erfahrungen im Rahmen der Beziehung zu ihnen zu machen. Die Voraussetzung ist eine gute Einbindung der Eltern in die Elternarbeit. (4) Der Wunsch bzw. das Bedürfnis bleibt bestehen, wird aber weniger bedeutsam, während sich gleichzeitig das Verhalten des Kindes als Reaktion auf das elterliche Verhalten zum Positiven hin verändert. Hierbei ist meist eine Änderung der Angstsymptomatik zu beobachten, die Kinder werden aktiver, trauen sich mehr zu, stehen mehr für sich ein oder drücken ihre Gefühle deutlicher aus. Sie schaffen es, ihre Bedürfnisse in Beziehungen besser zu äußern.

Insgesamt lässt sich feststellen, dass das ZBKT nach einer erfolgreichen Behandlung nicht mehr so konfliktträchtig ist. Es bestimmt das Leben und die Handlungen des Kindes bzw. Jugendlichen weniger. Andere Themen im Leben des Kindes werden in der Folge wichtiger.

Zentrale Beziehungskonfliktthemen haben mehr oder weniger bewusste Anteile. Je bewusster die Anteile sind, umso eher sind sie mit dem Patienten besprechbar. Für Kinder und Jugendliche eignet sich die Methode insofern, als sie erlaubt, mit dem Betreffenden über seine Wünsche und Bedürfnisse, die Resonanz anderer Menschen und sein daraus resultierendes Erleben und Handeln zu sprechen. Inwieweit sich das ZBKT innerhalb der Therapie verändert, ermöglicht auch, über den therapeutischen Prozess selbst und Fortschritte in der Therapie zu sprechen. Insbesondere Kinder und Jugendliche mit Ängsten oder Angststörungen brauchen eine stetige Rückmeldung, was sich in ihnen bzw. für sie verändert. So erfahren sie sich als selbstwirksam, und ihre Selbstwahrnehmung wird gestärkt. Dies ist wichtig, da sie sich gehäuft Gefühlen von Hilflosigkeit und Ohnmacht ausgesetzt fühlen und ihre Reaktionen auf das Verhalten anderer als defensiv erleben.

In ihrer Selbstwahrnehmung erleben sie sich dann immer wieder so, als würden sie auf eine bestimmte Art und Weise defensiv auf andere Menschen reagieren. Dass das, was das Kind oder der Jugendliche als seine Reaktion auf das Verhalten eines Anderen erlebt, gleichzeitig ein bestimmtes Beziehungsangebot darstellt, mit dem sich der Betreffende an seine Umwelt richtet, ist aus dem Erleben des Betreffenden ausgespart, also unbewusst, aber in der Beziehungsdynamik wirksam (Grande 2007; siehe S. 152 ff.). Mit der Gegenübertragung reagiert der Therapeut auf das unbewusste Beziehungsangebot des Patienten und kann nun überlegen, wie er dem entgegnen möchte. Das Beziehungsangebot wird inhaltlich über die Konfliktneigungen des Patienten, also von dem, was er sich wünscht und befürchtet, und von der Form entsprechend seiner strukturellen Voraussetzungen, also seinen Empfindlichkeiten und regulativen Fähigkeiten sowie seinem Selbst- und Objekterleben, bestimmt. Möchte der Therapeut genauso reagieren, wie es das Beziehungsangebot des Patienten nahelegt? Dann würde der Patient die Reaktion des Therapeuten wahrscheinlich als ebenso hinderlich wahrnehmen, wie er die Reaktionen anderer Personen in seinem Alltag erlebt. Der Teufelskreis würde bestätigt werden und der Therapeut ungewollt zu einer Aufrechterhaltung der Dynamik beitragen.

Handelt der Therapeut jedoch anders, kann das Kind oder der Jugendliche die Erfahrung machen, dass ihm nicht die unbewusst nahegelegte Antwort, sondern eine andere gegeben wird. Der Betreffende erlebt den Therapeuten anders, öffnet sich damit einem neuen Erleben und kann im Gespräch mit dem Therapeuten darüber reflektieren (mentalisieren), was neu und förderlich ist und welche neue Reaktion dies in dem Betreffenden daraufhin auslöst, was nach und nach wiederum sein Verhalten innerhalb und außerhalb der Therapie verändert und ihm neue Handlungsalternativen bietet.

Die Mitte der Therapie: Therapeutische Arbeit mit ängstlichen Kindern und Jugendlichen

Nachdem am Anfang der Therapie der Aufbau der therapeutischen Beziehung im Vordergrund stand, geht es im mittleren Teil der Therapie darum, die unterschiedlichen Themen durchzuarbeiten, die über die Analyse der Übertragung deutlich werden. Dabei zeigen Kinder und Jugendliche mit Angststörungen typische Abwehrformen bzw. -formationen, die sich einer Veränderung entgegenstellen. Auf diese Bereiche wird im Folgenden eingegangen.

Positive und negative Übertragung

Je jünger das Kind ist, desto mehr ist die Übertragung von aktuellen Beziehungen zu den Eltern und anderen wichtigen Bezugspersonen geprägt. Umso älter das Kind, desto mehr enthält die Übertragung Elemente aus früheren Beziehungserfahrungen. Die Analyse der Gegenübertragung ist das zentrale Mittel zum Verstehen der Psychodynamik. Je nach voraussichtlicher Länge der Therapie und ihrer inhaltlichen Ausrichtung – also ob Kurzzeit- oder Langzeittherapie, ob tiefenpsychologisch fundiert mit einem Konfliktfokus, analytisch mit mehreren Foki oder ob an einer Strukturänderung orientiert – ist die Entscheidung zu treffen, inwieweit die Übertragungsanalyse dem Patienten mitgeteilt und auf diese Art für die therapeutische Arbeit nutzbar gemacht wird.

In jedem Fall muss der Therapeut die Übertragung annehmen und die sich daraus entwickelnde Szene ein Stück weit mitspielen, sich also vom Kind oder Jugendlichen »benutzen« lassen. Denn in ihr zeigen sich die internalisierten Selbst-Objekt-Repräsentanzen insofern, dass sie in der Beziehung als typische Beziehungsmuster wiederholt werden (siehe S. 103 und S. 184). Diese können sich in der psychotherapeutischen Beziehung abbilden. Der psychodynamische Therapeut steht dabei nicht nur im Hintergrund, vielmehr spielen sich die Konflikte in der Behandlung mit dem Analytiker im Zuge von Übertragungs- und Gegenübertragungsprozessen ab (White 2016). Zugleich ist seine Position auch eine beobachtende und reflektierende, in der er seine Gegenübertragung ebenfalls genau beobachtet und analysiert.

Im Rahmen der Diagnostik kann sich der Therapeut mit Hilfe der Narrative des Kindes oder Jugendlichen in den Betreffenden hineinversetzen und aus dieser Perspektive heraus verstehen, wie der Betreffende empfindet und welche inneren und äußeren Aspekte dazu beitragen, dass das entsprechende Verhalten an den Tag gelegt wird (Benecke & Staats 2017). So lässt sich v. a. an das gerade im Vordergrund stehende, spezifische Konfliktthema eines Kindes oder Jugendlichen annähern, das auf dem Hintergrund einer aktuellen Lebenssituation aktiviert wurde. Der Therapeut kann erkennen, um welches innere Bedürfnis es dem Betreffenden geht und ob der Verarbeitungsmodus eher aktiv oder passiv ist. Eine Angststörung oder Angstsymptome können so verstanden werden als das Resultat der Hemmung eigentlich vorhandener Fähigkeiten.

Wenn der Therapeut das Verhalten des Kindes oder Jugendlichen jedoch weniger als spontane Reaktion, denn als zeitlich überdauernd und wenig variabel in Bezug auf beteiligte Personen und den situativen Kontext erlebt, wird er es wahrscheinlich weniger auf äußere Einflüsse als auf die spezifische Ich-Struktur des Patienten zurückführen. Er wird eine Angststörung dann eher so verstehen, dass der Betreffende bestimmte Ich-Fähigkeiten bisher nicht erwerben konnte oder verloren hat. Dabei kann allerdings auch ein früher einmal konfliktbedingtes Verhalten wie die Vermeidung von Trennungen bei Trennungsängsten oder die Vermeidung von sozialen Situationen bei sozialen Ängsten zu einem Verkümmern von Fähigkeiten führen, wenn dieses als Bewältigungsmechanismus der Angst immer wieder eingesetzt wird (Benecke & Staats 2017). Inwieweit die entsprechenden Aspekte strukturell oder konfliktbedingt oder als Mischform gewertet werden, ist also von der Perspektive des Therapeuten mit abhängig (Staats 2014; Benecke & Staats 2017).

Negative Übertragungen können die Entwicklungsschritte innerhalb der Therapie behindern oder, wenn sie entsprechend stark werden, sogar die gesamte Therapie gefährden. Sollte das Kind oder der Jugendliche den Therapeuten als feindselig, uninteressiert oder entwertend erleben, und sollte dieses Erleben nicht miteinander besprochen werden können, führt es oft dazu, dass sich das Kind vom Therapeuten zurückzieht und ihn seinerseits feindselig und verächtlich behandelt oder sich so gibt, als sei nichts von Interesse, was der Therapeut sagt. Dabei ist es für die therapeutische Arbeit unerlässlich, diese negative Übertragung zu verstehen und dem Kind oder Jugendlichen in verträglicher Dosis zu deuten. Die negative Übertragung kann unterschiedliche Funktionen haben. So kann das Kind oder der Jugendliche bspw. damit eine konkordante Gegenübertragung erzeugen, d.h., der Therapeut fühlt sich in dem Moment so abgelehnt und entwertet, wie sich das Kind von den Eltern behandelt fühlt.

Es kann aber auch sein, dass die negative Übertragung dazu dient, die Beziehung zu den Eltern bzw. zu einem Elternteil zu schützen, da das Kind oder der Jugendliche sich von diesen in besonderem Maße abhängig fühlt und häufig auch noch ist. Dann ist die negative Übertragung als Widerstand gegen Veränderungen in der Therapie zu verstehen, und es sollte versucht werden, diesen aufzulösen.

Die 15-jährige Stella kommt nur sehr widerwillig zum Erstgespräch. Die Mutter legt sehr umfassend dar, Stella habe verschiedene Ängste, die sich auf mehrere Bereiche erstreckten. So gehe sie nicht gerne in die Schule, da sie Angst vor Beschämung habe. Sie könne nachmittags nicht alleine sein und ihre Schwester müsse mit in ihrem Zimmer schlafen. Stella fühle sich in größeren Menschenmengen bedrängt und bekomme Panik. Auch mache sie sich große Sorgen um die Zukunft, sei perfektionistisch und überbewerte jeden ihrer Fehler. Die Mutter hat noch mehr Kinder. Sie ist relativ streng und erwartet, dass die Kinder sich an die Regeln halten. Stella versucht immer wieder, mit der Mutter über diese Regeln zu diskutieren und sie zu untergraben, was ihr jedoch nicht gelingt. Nun bringt die Mutter Stella gegen ihren Willen in die Therapie, was das Mädchen als extreme Entwertung erlebt. Sie fühlt sich von der Mutter bestraft. Sie schafft es jedoch nicht, diese Gefühle der Mutter gegenüber zu äußern, stattdessen richtet sich der Ärger gegen die Therapeutin. Stella entwertet diese, indem sie mehrfach betont, dass sie sie nicht brauche, und indem sie alles zurück weist, was die Therapeutin mit ihr besprechen möchte. Die Therapeutin fühlt sich in einem Katz-und-Maus-Spiel mit Stella gefangen und beschreibt die Stunden als sehr schwierig, sie müsse Stella jedes Wort »aus der Nase ziehen«. Für beide sind die Therapiestunden extrem mühsam. Nach einem knappen Jahr beendet die Familie die Therapie, während sich die Symptomatik von Stella kaum verändert hat. Der Ärger darüber richtet sich gegen die Therapeutin. Die Mutter reagiert sehr unzufrieden darauf, dass nicht einmal die Therapeutin tue, was sie von ihr verlange. Die Dynamik ist mit der Familie nicht besprechbar, die negative Übertragung nicht auflösbar. Die Familie geht unzufrieden und lässt die Therapeutin mit einem unangenehmen Gefühl, versagt zu haben, zurück.

Gerade ängstliche Kinder oder Jugendliche wie Stella, die noch sehr auf die reale Präsenz ihrer Eltern angewiesen sind, tun sich schwer damit, den Eltern gegenüber angemessen aggressive Gefühle zuzulassen. Sich auf den Therapeuten als hilfreiches Objekt einzulassen und altersadäquate Schritte der Ablösung von den Eltern zu unternehmen, kann für diese Jugendlichen noch zu gefährlich sein.

Spiel als Medium

Schon Freud maß dem kindlichen Spiel eine große Rolle bei: »Die liebste und intensivste Beschäftigung des Kindes ist das Spiel. Vielleicht dürfen wir sagen: Jedes spielende Kind benimmt sich wie ein

Dichter, indem es sich eine eigene Welt erschafft oder, richtiger gesagt, die Dinge seiner Welt in eine neue, ihm gefällige Ordnung versetzt. Es wäre dann unrecht zu meinen, es nähme diese Welt nicht ernst; im Gegenteil, es nimmt sein Spiel sehr ernst, es verwendet große Affektbeträge darauf. Der Gegensatz zu Spiel ist nicht Ernst, sondern – Wirklichkeit.« (Freud 1908, S. 214)

Im Spiel kann das ängstliche Kind seine affektive Lage darstellen, aber auch seine Phantasien in Bezug auf sich und andere. So bilden sich Übertragungsaspekte heraus, innere Konflikte, aber auch die strukturelle Ausstattung des Kindes. Das Kind erschafft sich im Spiel eine Welt, in der es jenseits der Realität folgenlos handeln und sich seine Wünsche erfüllen kann. Erwachsene, die mitspielen sollen, werden benutzt, wie es dem Kind beliebt, es gibt Regieanweisungen und verteilt die Rollen. Als Äquivalent zum Traum des Erwachsenen ist das Spiel des Kindes in der Therapie das zentrale Medium. Während Erwachsene in der psychodynamischen Therapie zum freien Assoziieren aufgefordert werden, werden Kinder ermutigt, frei zu spielen. Das freie Spiel bildet eine Möglichkeit zur Bewältigung und Verarbeitung innerer und äußerer Erfahrungen und schafft damit einen Übergangsraum zwischen Innen und Außen. Fehlt die Fähigkeit zum freien Spielen, mangelt es im Regelfall auch an einer ausreichenden Fähigkeit zur Symbolisierung, die dann in der Therapie erst entwickelt werden muss.

Kinder mit Angststörungen, die über eine ausreichende Fähigkeit zum Symbolisieren verfügen, können aber auch einfach sehr gehemmt sein, sich im Spiel zu zeigen. Oft ist die Spielsituation für gehemmte, ängstliche Kinder weniger bedrohlich, wenn erst der Therapeut einen Vorschlag macht, welches Spiel zusammengespielt wird. Nach und nach kann dem Kind dann immer häufiger die Entscheidung überlassen werden, was gespielt wird. Auf diese Weise stellt der Therapeut dem Kind ein Hilfs-Ich zur Verfügung, mit dem sich das Kind mit der Zeit identifizieren kann.

Die zehnjährige Inga lässt sich schüchtern nach einigen Therapiestunden darauf ein, mit der Therapeutin zu squiggeln (Winnicott 2006a; Vogt 2019). Die Therapeutin beginnt und malt einen Kringel, den Inga mit wenigen Strichen zu einem Fisch vollendet. Es folgen u. a. ein Schmetterling, eine Schnecke und ein Vogel. Ingas Vervollständigungen der Squiggle der Therapeutin bestehen aus sehr kleinen und vorsichtig wirkenden Anfügungen. Sie nehmen sich sehr harmonisch aus – etwas Gefährliches fehlt. Erst im letzten Squiggle der Reihe entsteht ein Hufeisen mit einem Nagel, wodurch Inga etwas Aggressives in die Zeichnung einbringt. In den nächsten Therapiestunden möchte Inga wieder squiggeln, zwischen den Stunden übt sie mit einer Freundin, probiert also Neues aus. Ihre Squiggle werden mit der Zeit raumgreifender und wilder. Inga nutzt inzwischen das ganze Blatt und malt eine größere Anzahl aggressiver Tiere mit Zähnen.

Gerade sehr rational geprägten Eltern fehlt es oft an innerer Freiheit, mit dem Kind auf einer kindlichen Ebene zu spielen und sich dafür benutzen zu lassen. Dann braucht es Sitzungen mit dem Kind und einem oder beiden Elternteilen für gemeinsame Spielinteraktionen. Wenn sie in den gemeinsamen Therapiestunden mit dem Therapeuten und ihrem Kind sehen, wie der Therapeut z. B. mit einer Handpuppe mit dem Kind spielt und der Handpuppe eine Stimme gibt, reagieren sie oftmals peinlich berührt und schämen sich, ein ähnliches Spiel mit dem Kind auszuprobieren. Daher ist es wichtig, dass der Therapeut diese Ängste und Schamgefühle aufnimmt und den Eltern zeigt, wie sie mit ihrem Kind in der Therapie spielen können. Ziel dabei ist, dass die Eltern nach und nach mutiger werden und beginnen, auf eine kindgerechtere Art und Weise mit ihrem Kind nicht nur in der Therapie zu spielen, sondern ihnen auch ein Transfer in den Familienalltag gelingt.

Vielen Eltern fällt es auch schwer, mit ihren Kindern unbelastet zu spielen, weil die Ängste des Kindes in der Familie einen entsprechend großen Raum einnehmen. Die Eltern haben dann v. a. den Wunsch, mit dem Kind problemfokussiert über die Ängste zu reden. Das Kind dagegen wird wahrscheinlich einfach nur spielen wollen.

Für den Therapeuten bedeutet das, dass er in der Therapie den Spagat zwischen dem Spiel, in dem das Kind unbewusstes Material spielerisch einbringen kann, und dem Reflexionsanteil, also dem Sprechen darüber, schaffen muss. Über die Differenzierung und Verbalisierung von Gefühlen im Spiel wird das aktuelle Konfliktgeschehen mit der Spielhandlung verknüpft und kann so vom Kind in seinem Sinn erfasst werden. Nur beim Spiel zu bleiben, würde zum Ausdruck bringen, dass sich der Therapeut dem kindlichen Lustprinzip oder seinem Wiederholungszwang unterwerfen würde. Ein Sprechen ohne Spiel wiederum würde bedeuten, sich den Ängsten der Eltern zu unterwerfen und nichts Kreatives, Neues entstehen zu lassen. Ein Sowohl-als-Auch erfüllt damit eine triangulierende Funktion. Das Verstehen der inneren Konfliktlage des Kindes durch den Therapeuten muss explizit gemacht, also dem Kind mitgeteilt werden – und dies in Häppchen, die das Kind psychisch gut verdauen, also mental verarbeiten kann (Bion 1998b).

Der achtjährige Anton hat große Schwierigkeiten, seine Affekte zu differenzieren und zu benennen. Er kann nicht alleine schlafen, grübelt häufig und macht sich viele Sorgen über Dinge, die noch nicht geschehen sind. In sozialen Situationen gibt er sich bewusst »cool« und unabhängig, insgeheim hat er aber große Ängste, von Gleichaltrigen abgelehnt oder wegen subjektiv empfundener äußerer Makel ausgelacht zu werden. Auch bei der Regulation anderer Gefühle tut er sich schwer. Wenn sein jüngerer Bruder etwas tut, was Anton missfällt, beginnt er ihn zu kneifen oder zu schlagen. Er ist sehr eifersüchtig, wenn die Eltern dem Bruder gegenüber liebevoll oder aufmerksam sind, und fängt dann an, unvermittelt zu weinen, wobei er keinen Grund für seine Tränen nennen kann. Als er seine Familie als Tiere malt, malt er sich, seine Eltern und seinen Bruder jeweils bunt und gibt ihnen Attribute verschiedener Tiere. So entstehen eine Schweineschlange oder ein Tigerfant. In der Therapie entwickelt er über viele Wochen hinweg eine Begeisterung für die Knete. Er nimmt immer wieder verschiedenfarbige Knete, macht daraus erst verschiedene Phantasietiere und verknetet diese dann solange, bis ein unansehnlicher graubrauner Haufen entsteht. Zum Ende der Stunde packt er den Knetehaufen dann in einen dafür vorgesehenen Plastikbecher, den er in seiner Kiste[14] verstaut. Die Therapeutin wird von ihm nicht mit einbezogen und darf auch nicht mit der Knete spielen. Wenn er beim Spielen nicht weiterkommt, wendet er sich nicht an sie, um Hilfe zu bekommen, sondern versucht es so lange, bis er es selbst geschafft hat. Die Therapeutin empfindet großes Mitgefühl mit dem Jungen, der auf sie einsam und ängstlich wirkt, und hat das Gefühl, ihn mit seinen bunten Gefühlen alleinzulassen, bis sie nichts mehr sind, als ein durchgekneteter, undefinierbarer Haufen. Sie sagt zu Anton: »Manchmal ist es mit Gefühlen wie bei der Knete, es ist gar nicht so einfach, die einzelnen Farben oder Gefühle auseinanderzuhalten. Manchmal weißt du vielleicht gar nicht, welche Gefühle du alle fühlst. Es fühlt sich an, als sei alles miteinander vermischt und als könne man die einzelnen Gefühle gar nicht mehr erkennen.« Mit der Zeit vermischt Anton die Knete immer weniger stark miteinander. Er kann es dabei belassen, dass verschiedenfarbige Knete nebeneinander liegen kann. Zum Ende der Therapie ist Antons Kiste voll mit mehr oder weniger verkneteter Knete in den einzelnen Behältern und Anton kann seine Gefühle und die anderer besser erkennen und zuordnen.

Ältere Kinder spielen weniger, basteln und malen dagegen mehr. Ihre Spiele werden mit der Zeit abstrakter und nehmen immer mehr ab. Jugendliche spielen kaum noch, empfinden die Aufforderung zum Spielen oder Gestalten mitunter sogar als kränkend. Auch Kinder mit generalisierten Ängsten haben häufig Schwierigkeiten damit, in der Therapie zu spielen oder zu malen. Sie sind häufig überkontrolliert und verkopft. Oft denken sie, sie müssen jedes Problem über Denken lösen und haben damit keine Kapazität für kreative Aspekte

14 In der analytischen Kindertherapie ist es üblich, dass jedes Kind eine Kiste bekommt, in der es Bilder, Zeichnungen, spezielles Spielzeug oder Basteleien aufbewahrt, anstatt diese nach der Therapiestunde mit nach Hause zu nehmen. Diese Kiste ist nur dem Kind zugänglich.

oder Gefühle. Diese Kinder wirken häufig wie kleine Erwachsene, kindliches Spiel ist ihnen verpönt. Wenn sie spielen, bevorzugen sie Regelspiele, die ihnen Sicherheit geben, weil sie – solange sie sich an die Regeln halten – aus ihrer Sicht nichts falsch machen können. Auch Malen und Basteln als offenes und zugleich regressives Angebot kann für ängstliche Kinder zu Beginn der Therapie zu bedrohlich sein.

Die zehnjährige Nele leidet sehr darunter, immer alles durchdenken zu müssen. Sie sagt: »Mein Kopf ist wie ein Computer, der keine Löschtaste hat. Der Kopf ist einfach voll, da ist kein freier Speicherplatz mehr da. Wenn man die Löschtaste drückt, gehen die guten Daten genauso wie die schlechten Daten verloren. Deshalb muss ich die Daten im Kopf ständig hin und her sortieren, in Kategorien ordnen und mir merken. Ich kriege die nicht aus dem Kopf raus!« Die Therapeutin versteht Neles Angst als Ausdruck einer noch mangelnden Objektkonstanz. Nele hat keine ausreichende, innere Sicherheit, dass sie innere Objekte bewahren und bei Bedarf wieder abrufen kann. Sie hat Angst, dass die guten Objekte auch verloren gehen, wenn sie die »Löschtaste« drückt. Die Therapeutin schlägt Nele spielerisch vor, die Gedanken aus dem Kopf heraus zu kriegen, indem sie sie auf ein Blatt Papier schreibt. Das tut Nele. Dann legt Nele das Blatt in ihre Kiste. Sie sagt erleichtert: »Ich muss nicht mehr dran denken, die Gedanken liegen irgendwo. Wenn ich dran denken will, kann ich das Blatt wieder rausholen und nachlesen.« Auf diese Weise ermöglicht die Therapeutin Nele in ihrem Beisein, die Gedanken zu ordnen, zu verschriftlichen und außerhalb des Kopfes abzulegen. Für Nele ist das sehr wichtig, da ihr ständiges Grübeln einen hohen Leidensdruck erzeugt. Um Nele zu erleichtern, auch alleine ihre Gedanken zu sortieren, besprechen beide, dass Nele beginnen sollte, zwischen den Therapiestunden ihre Gedanken, und wie sie damit umgehen kann, in ein Heft zu schreiben. »Da kann ich dann später, wenn ich nicht mehr zur Therapie gehe, nachlesen, was ich machen kann, sollten die Gedanken zu doll kreisen«, sagt sie.

Kinder, die sehr überreguliert sind, brauchen den Therapeuten also mitunter erst einmal, um sich selbst erlauben zu können, Lust und Freude an einem spielerischen Umgang mit Problemen zu finden. Wie in Neles Fall können diese Schritte sehr klein sein. Neles Handeln ist noch immer sehr an einem Erwachsenenhandeln orientiert: Wie eine Sachbearbeiterin schreibt sie ihre Gedanken auf, um sie dann abzulegen. Dennoch hat ihr Umgang mit ihren Gedanken schon etwas von einem spielerischen Als-ob, sie kann so tun, als seien ihre Gedanken raus aus ihrem Kopf und auf dem Papier gespeichert. Dies kann als ein erster Schritt hin zu einem freien, kreativeren Umgang mit sorgenvollen Gedanken verstanden werden.

Durcharbeiten: Die Arbeit mit den ängstlichen und aggressiven Affekten

Im mittleren Teil der Therapie müssen die konflikthaften Anteile durchgearbeitet werden. Durcharbeiten bedeutet, dass das Kind verschiedene Szenen gleichen Themas immer wieder, in unterschiedlichen Schattierungen in die Therapie einbringt und gemeinsam mit dem Therapeuten hier emotional noch einmal durchlebt.

Bei Kindern und Jugendlichen mit generalisierten Ängsten wird sich die Thematik darauf beziehen, wie andere Menschen zu wichtigen Objekten werden können auf Grundlage ihrer allgemeinen Unsicherheit und der inneren Überzeugung, dass von anderen keine wirkliche Sicherheit zu erwarten ist. Mit Kindern mit Trennungsängsten müssen immer wieder die Trennungen von anderen oder dem Therapeuten zwischen den Stunden, vor Urlauben, zum Ende der Therapie etc. zum Thema ihres Spiels oder ihrer Erzählungen gemacht werden. Kinder und Jugendliche mit sozialen Ängsten werden ein Sichzeigen thematisieren und es wird wahrscheinlich im Rahmen der Therapie viel um ein Gesehenwerden und Schamangst gehen.

Das Deuten allein wird, auch wenn es zum rechten Zeitpunkt erfolgt, in den meisten Fällen mehr zu einer kognitiven Einsicht beim Kind führen. Wenn es nicht möglich wird, innerhalb der Therapie in einem affektiven Zustand über die damit verbundenen

Affekte zu sprechen, werden emotionale Veränderungsprozesse nicht ausreichend angestoßen. Affekt und Kognitionen müssen miteinander verbunden und mit einer Bedeutung verknüpft werden.

Hier sind besonders Kinder und Jugendliche mit generalisierten Ängsten gefährdet, da sie dazu neigen, alles kognitiv zu durchdringen und zu antizipieren, was noch geschehen kann. Mit diesen Kindern und Jugendlichen stellt sich in der Therapie mitunter die Dynamik ein, dass sie sehr aufmerksam den Deutungen des Therapeuten folgen, sehr verständig sind und scheinbar problemlos annehmen, was der Therapeut sagt. Erst nach einer längeren Zeit fällt auf, dass diese Erkenntnisse keine Veränderung im Alltagsleben des Kindes bringen. Manche Kinder sagen direkt, dass sie endlich verstehen, was mit ihnen los ist, aber sich überhaupt nichts daran ändert, wie und was sie fühlen. Das kann einen starken Leidensdruck auslösen.

Mitunter braucht es also erst einmal eine längere Vorphase, in der die Kinder lernen, ihre Affekte zu spüren und auszudrücken, bevor sie in der Therapie gedeutet und reguliert werden können. Gerade bei klugen Kindern besteht die Gefahr, dass das Spielmaterial so dicht ist und es ihnen daher schwerfällt, einen affektiven Fokus zu finden, z. B. worauf sich die Hauptangst des Kindes in dieser Stunde richtet (Klein 2017). Das Spiel dieser Kinder zeichnet sich durch schnelle Wechsel zwischen den Themen aus und ist kognitiv überformt. Gerade Kinder mit generalisierten Ängsten wirken »verkopft«, sie geben sich sehr erwachsen, reden wie Erwachsene und drücken damit aber auch ihre Angst aus, nur ernst genommen zu werden, wenn sie sich wie Erwachsene verhalten. Sie wollen zeigen, wie gut sie abstrahieren und antizipieren können, was sie alles schon von der Welt verstanden haben. Sie stellen sich als autonom und sicher dar und versuchen, die latente Unsicherheit aktiv zu bewältigen und in ihren Ängsten etwas Gutes zu finden. So geben sie den Ängsten damit gewissermaßen einen Selbstzweck. Auch werten sie sich mit ihren Ängsten diesbezüglich auf, indem sie davon überzeugt sind, sie könnten etwas, was anderen nicht gelingt.

Die elfjährige Maren reagiert auf die Frage, ob und was sie an sich möge, offen und gibt auf ihre sozial angepasste Art und Weise sofort Antworten. Erst nennt sie oberflächliche Dinge wie: »Ich mag meine Haare und meine Augen. Ich kann gut malen.« Dann wird sie nachdenklicher und sagt: »Andere sagen mir oft, ich würde mir zu viele Gedanken machen. Das stimmt schon. Ich habe oft Angst vor ganz unterschiedlichen Dingen und das ist anstrengend und nervig. Aber das ist auch etwas, was ich viel besser kann als andere Kinder. Die anderen können sich nicht so gut Gedanken machen. Ich überlege mir immer vorher schon, was alles passieren kann. So bin ich vorbereitet und muss nicht überrascht sein, wenn wirklich etwas Schlimmes passiert. Ich habe immer einen Plan B und einen Plan C und einen Plan D.« Dabei lacht sie. Die Therapeutin sagt: »Das klingt, als seist du eigentlich stolz darauf, dass du dich dadurch von den anderen Kindern unterscheidest und immer vorbereitet bist, egal, was auch passiert.« Daraufhin ergibt sich ein Gespräch darüber, warum es Maren so wichtig ist, auf alle Eventualitäten vorbereitet zu sein, und inwiefern sie auch darunter leidet, anders zu sein, als die anderen Kinder. Sie beginnt in den nächsten Stunden, ihr Grübeln als ständiges Im-Zaum-Halten ihrer Gefühle zu verstehen, und bringt es nach und nach mit ihren Symptomen in Verbindung, dass sie ständig erschöpft, angespannt und nervös ist, sich schlecht konzentrieren kann und daher schlechtere Schulleistungen hat, was ihr wiederum Sorge macht.

Ängstliche Kinder sind häufig überreguliert, d. h. sie zeichnen sich dadurch aus, dass sie normale Gefühlszustände als gefährlich, krankhaft, verboten oder sozial nicht erwünscht empfinden und daraufhin versuchen, diese Gefühle zu unterdrücken. In der Zeit vor dem Einschlafen kommt es bei diesen Kindern vermehrt zu Ängsten und daraus resultierenden Ein- und Durchschlafproblemen.

Eine Mutter sagt über ihre zwölfjährige Tochter: »Lotta will eigentlich nie schlafen. Ausruhen ist okay, das würde sie eigentlich am liebsten den ganzen Tag machen. Aber Schlafen ist für sie bedrohlich. Sie hat auch häufig Alpträume. Grad gestern sagte sie zu mir, sie wolle nicht schlafen, weil sie so viel nachdenken müsse, damit das nicht in ihren Träumen vorkomme. Sie versucht, die Gedanken vorwegzunehmen, damit sie nicht in ihren Träumen auftauchen. Sie hat dann Sorge, dass ihr Unterbewusstsein die Themen im Traum durchkaut, dann würde sie im Schlaf mit ihren Ängsten konfrontiert werden. Deshalb hat sie Angst vor ihren Träumen. Da würden dann die Ängste, die sie tagsüber hat, im Traum wieder durchkommen. Die Angst ist so groß, dass Lotta abends vor dem Schlafen vermehrt Bauchschmerzen hat. Oder sie hält mich fest, wenn ich aus dem Raum gehen will und sagt: ›Mama, bleib noch, lass mich nicht allein!‹ Aber ich bin selbst so müde, ich kann einfach nicht so lange wachbleiben, wie meine Tochter. Ich brauche den Schlaf.«

Lotta hat große Ängste davor, von intensiven Gefühlen überflutet zu werden. Es gelingt ihr dann kaum, sich zu beruhigen. Sie wünscht sich die Anwesenheit der Mutter, die – selbst schon sehr erschöpft – ihrer Tochter keine ausreichende Beruhigung zur Verfügung stellen kann.

Eltern von ängstlichen Kindern und Jugendlichen haben es oft selbst schwer mit der Regulation ihrer Gefühle und begrenzen ihr Kind in Folge unnötig stark. Diese Kinder entwickeln dann unbewusst eine Angst davor, dass sie sich nicht mehr zurückhalten und die Kontrolle verlieren könnten, wenn sie erst einmal einem Gefühl nachgegeben haben. Sie stauen ihre Ängste innerlich auf und haben gleichzeitig die Sorge, dass der innere Damm brechen und die Angst sie überfluten könnte. Sich in der Therapie mit ihren Ängsten und anderen Gefühlen zu beschäftigen, ist für sie daher gefährlich, und sie müssen das Spiel und den Therapeuten lange kontrollieren, bevor sie nach und nach die Kontrolle aufgeben können. Deshalb brauchen sie Spiel- und Gesprächsangebote, in denen sie ausprobieren können, Lust an etwas zu haben, sich einem Spiel zu überlassen, ohne Angst haben zu müssen, was passieren könnte. In einem längeren Prozess brauchen sie Begleitung dabei, den Mut, ein Gefühl zu spielen oder darüber zu reden, erst einmal zu entwickeln.

Vor allem betrifft das aggressive Gefühle wie Wut und Ärger. Kinder und Jugendliche mit Angststörungen sind sehr häufig aggressiv gehemmt (siehe S. 153). Sie vermeiden, wütend zu werden, und versuchen, auch aus der Therapie jeden aggressiven Impuls herauszuhalten. Die Symptomatik verbessert sich jedoch oft schlagartig, wenn die Aggression Raum in der Therapie bekommt. Dafür brauchen viele Kinder eine Einladung, die der Therapeut aussprechen kann, indem er den Umgang mit aggressiven Gefühlen und den Spaß daran vormacht. Das Kind kann den Therapeuten auf diese Weise beobachten und vorsichtig beginnen ihn nachzuahmen.

Eine Therapeutin sagt dazu: »Mir ist wichtig, dass die Kinder sehen, dass man auch Freude an Aggressionen haben kann und aggressive Gefühle nicht immer schlecht sind. Ich benutze sehr gerne Wutkeulen aus Schaumstoff in den Therapien mit ängstlichen Kindern. Dann haue ich z. B. mit der Keule aufs Sofa und sage mit wütender Stimme: ›Ich fand es total blöd, dass der Bus mir heute vor der Nase weggefahren ist. Da war ich wütend.‹ Dabei ist mir wichtig, dass ich benenne, dass ich wütend bin und was der Auslöser ist, damit das Kind eine Verbindung zwischen dem Auslöser und meinem Gefühl knüpfen kann und die Wut nicht auf sich bezieht.«

Aggressionsgehemmte Kinder denken meist, sie dürfen nicht wütend sein. Für sie ist es verpönt, Wut zu empfinden. Oder sie haben die Erfahrung gemacht, dass insbesondere bei aggressiven Impulsen die Spiegelung ihrer Bezugspersonen besonders häufig nicht gelungen ist, weswegen sie aggressive Affektzustände besonders chaotisch zeigen mögen und damit im anderen Widerwillen auslösen, diese zu containen (Taubner 2015). Der Ärger wird dann externalisiert, woraufhin die Kinder ihr Gegenüber wütend empfinden und Angst vor diesem entwickeln. Angst ist dabei das Pendant zur Wut, das sie sich innerlich erlauben können. Gleichzeitig können sie unterschwellig andere dafür beneiden, ihre Wut zu zeigen und auf diese Art »Dampf abzulassen«. Hier ist ein wichtiges Therapieziel, den Kindern zu vermitteln, dass man auch wütend sein darf, wenn einem etwas Ärgerliches passiert! So lernen sie ihre Gefühle zu differenzieren, zu benennen und ihnen den richtigen Stellenwert zuzuordnen.

Bela ist ein Junge, der sehr darauf bedacht ist, dass alle sich gut verstehen. Der Neunjährige hat eine sehr enge Beziehung zu seiner Mutter, die ebenfalls sehr lieb, freundlich und verständnisvoll ist. Der enge Kontakt zwischen den beiden – der Junge schläft immer noch im Bett der Mutter – ist auf der einen Seite schön zu beobachten, weil die Therapiestunden sehr harmonisch sind. Auf der anderen Seite irritiert die absolute Harmonie. Mutter und Sohn scheinen sich mit Liebesbekundungen geradezu zu erdrücken und einzuengen. Die Familie erleben sie wie einen Schutzraum, in dem auch Bela nichts Gefährliches passieren kann. Hier soll er sich wohl fühlen, hier soll er sicher sein. Bela leidet unter schweren Trennungsängsten, ist sozial ängstlich und macht sich über verschiedenste Dinge, die noch in der Zukunft liegen, Sorgen. Er hat häufig Bauchschmerzen und überlegt, was andere über ihn denken. Innerhalb der Therapie geht es immer wieder auch darum, dass aggressive Gefühle nicht schlecht sind, sondern ihren Raum haben dürfen. Eine erste Auseinandersetzung mit seinen Aggressionen zeigt er, als er in der Stunde einen großen Drachenkopf auf ein DIN-A3-Blatt malt. Der Drache runzele seine Augenbrauen, was anzeigen solle, dass er sich ärgere, so Bela. Nachdem Bela den Drachen fertig gemalt hat, malt er eine Minifontäne Feuer von etwa drei Zentimetern vor das Maul des Drachens. Vor das Gesicht des Drachens malt Bela dann einen riesigen runden Schutzschirm, der die Umwelt vor dem Feuer bewahren soll. Bela spricht darüber, es müsse sicher sein, dass das Feuer (also seine Wut) niemanden zerstöre. In den folgenden Stunden malt er immer und immer wieder denselben Drachen, jedoch verschwindet mit der Zeit der Schutzschild, während die Feuerfontäne von Mal zu Mal etwas größer wird. In der Therapie ist es eines der Hauptziele, dass der Junge altersadäquat aggressive Affekte und Unzufriedenheit zum Ausdruck zu bringen lernt. Die Aggression findet in der Therapie zum ersten Mal einen Raum, in dem sie ausgelebt werden darf. Damit nimmt die Angst des Jungen ab und Bela beginnt sich seinem Alter entsprechend mit Gleichaltrigen und seinen Eltern auseinanderzusetzen.

Ängstliche Latenzkinder sind vermehrt in der Realität verhaftet. Sie grübeln viel, halten sich streng an Regeln, was sich, wie oben beschrieben, auch im Spielverhalten ausdrückt. In der Gegenübertragung zeigt sich oftmals die Gegenposition (siehe S. 193). Die oben genannte Therapeutin sagt dazu: »Ich merke dann bspw. im Spiel während der Therapiestunde, dass ich die Position des richtig trotzigen Schulkindes einnehmen möchte! Ich will nicht machen, was der Lehrer sagt, ich will auf dem Papier nur rumkritzeln. Ich will ein Kind sein, das die Zunge rausstreckt, das ›Blödmann‹ sagt – also alles machen, was nicht ›erlaubt‹ ist. Und das Interessante ist, dass die Kinder dann zuerst sehr erschrocken sind und mich mit großem Entsetzen angucken, wie ich das als Therapeutin wagen kann, ein verbotenes Wort in den Mund zu nehmen. Wie unerhört unerzogen ich sein kann! Eine, die sich nicht anpasst! Und dann bekommen die Kinder Lust, das auch zu machen und probieren sich aus. Es ist also wichtig, dass ich ihnen vorspiele, wie man auch sein könnte. Ich muss z. B. ganz oft Restaurant spielen und mich oral versorgen lassen – das wollen meist Kinder spielen, die mit feinen Antennen auf die Bedürfnisse der Eltern reagieren und selbst eher zu kurz kommen. Da spiele ich gerne einen ungezogenen Gast, der herumpöbelt und rülpst. Und nach dem ersten Erschrecken kichern die Kinder meist und freuen sich daran, dass ich etwas ›Verbotenes‹ mache. Hier zeigt sich das Abgewehrte, das Unkontrollierte, was die Kinder gerne mehr leben würden. Darüber können wir dann sprechen. Die Kinder machen auf diese Weise die neue Erfahrung, dass die Beziehung erhalten bleibt, obwohl das Abgewehrte, das vermeintlich Destruktive in die Beziehung kommt und thematisiert wird. Sie merken, ich als der Andere halte das aus. Ihnen geht es dadurch nicht schlechter, sondern sogar besser, wie sie oft erstaunt feststellen. Sie sind entlastet – und lernen, dass eine Beziehung nicht notwendigerweise dadurch kaputt geht, dass sie ihren Ärger ausdrücken.«

Das Kind macht in der Beziehung zum Therapeuten neue Beziehungserfahrungen, damit werden diese zu einem potenziell positiven Wirkfaktor in der Therapie. Der Therapeut reagiert auf die Beziehungsangebote »unkonventionell«, d. h. er zeigt Reaktionen, die das Kind nicht gewohnt ist, die es vielleicht gar nicht kennt, weil seine bisherigen Beziehungserfahrungen dem Verhalten des Therapeuten entgegenlaufen (Grande 2007). Hier ist die Aufgabe des Therapeuten, diese unkonventionellen Reaktionen als solche zu versprachlichen und das Kind danach zu fragen, welche Gefühle die unbekannten Reaktionen in ihm auslösen. Langfristig können über diese neuen Reaktionen die Objektrepräsentanzen des Kindes oder Jugendlichen und über eine Identifikation mit dem Therapeuten auch die Selbstrepräsentanzen moduliert werden. Diese Modulation schlägt sich in einer Veränderung der psychischen Struktur nieder. Je fragiler die Struktur ist, umso bedeutsamer sind strukturbildende Beziehungserfahrungen in der therapeutischen Beziehung.

Die neunjährige Paula entdeckt einen Handstaubsauger im Spielzimmer, mit dem z. B. Sand vom Sandspiel nach der Stunde aufgesaugt werden kann. Sie stellt fest, dass der Filter voll und verstopft ist. Ihr wird schnell klar, dass der Staubsauger vor der ersten Nutzung erst einmal sauber gemacht werden muss. Die Therapeutin fasst den Staubsauger mit ihren Händen an – für das Mädchen ein absolutes Tabu! Das Kind sieht, dass der Filter sich verhakt hat, aber die Therapeutin diesen nicht als Fehlerquelle erkennt und mit dem Staubsauger weiter herumhantiert. Nun ist Paula hin und her gerissen: Soll sie der Therapeutin zeigen, wo es hakt, und ihr helfen, um gemeinsam mit ihr weiterspielen zu können? Oder soll sie ihrem Ekel nachgeben und sich nicht die Finger schmutzig machen? Das Kind entschließt sich, unter mannigfaltigen, verbalen Ausbrüchen, wie eklig das sei, die Verhakung zu lösen. Therapeutin und Patientin ziehen am Staubsaugerbeutel, bis dieser sich schließlich löst und beide in einer größeren Staubwolke prustend und lachend mit staubigen Händen zurücklässt. Sie leeren den Beutel und setzen den Staubsauger wieder zusammen, saugen daraufhin das Zimmer sauber und spielen gemeinsam weiter.

Paula bringt hier unbewusst die massive Zwangssymptomatik ihres Vaters ein, die sie von zuhause kennt. Der Vater ist sehr penibel und fühlt sich durch Störungen seiner Routinen stark beeinträchtigt. Bisher war es jedoch nicht möglich, mit Paula über ihre häusliche Situation und ihre Beziehung zu ihren Eltern ausführlicher zu sprechen. Die Therapeutin versteht über das gemeinsame Spiel, worum es geht, und entwickelt mit dem Kind im gemeinsamen Raum eine neue, unkonventionelle Lösung. Beide vergessen über das gemeinsame Spiel, sich die Hände zu waschen, wie es ursprünglich Paulas Plan war. Nach dieser Stunde ist Paula der Therapeutin und auch sich selbst gegenüber viel offener und gelöster.

Wenn sich die Kinder in der therapeutischen Beziehung fühlen so wie Paula, werden sie eher geneigt sein, auch von Bereichen ihres Lebens zu erzählen, die möglicherweise sehr schambesetzt sind. Dazu gehören bspw. psychische Symptome der Eltern. Kinder und Jugendliche haben schnell das Gefühl, ihre Eltern zu »verraten«, wenn sie sich kritisch über sie äußern oder etwas ansprechen, worüber in der Familie normalerweise nicht gesprochen wird.

Deutungen müssen sich auch in der Therapie mit Kindern und Jugendlichen mit Angststörungen an den bewusstseinsnahen Bereichen orientieren. Erst wenn die Dynamik des aktuellen Konflikts verstanden wird, können tiefer gehende Konflikte bearbeitet werden. Speziell in der Arbeit mit ängstlichen Kindern und Jugendlichen muss der Therapeut in der Gegenübertragung darauf achten, sich nicht zu sehr mit der Angst des Kindes zu identifizieren und ihm Anforderungen abzunehmen. Ein Zutrauen in die Fähigkeiten des Kindes, ohne es zu überfordern, vermittelt ihm den notwendigen Mut, sich selbst etwas zuzutrauen und Neues auszuprobieren. Dabei ist zu beachten, dass gerade ängstliche Jugendliche sehr kränkbar sind (siehe S. 115) und es mitunter eher angebracht ist, von einer naheliegenden Deutung Abstand zu nehmen und die Patient-Therapeut-Beziehung zu stärken, als aus einer gewissen Ungeduld heraus, dem Jugendlichen sein Verhalten oder seine Gefühle zu deuten und ihn damit zu verschrecken oder anzugreifen. Hier ist im Sinne eines Handlungsdialogs (Klüwer 1983; Lachauer 1990) daran zu denken, dass der Jugendliche auch vom Therapeuten lernen kann und sich Identifikations-, aber auch Abgrenzungsprozesse entwickeln können. Wenn also der Therapeut in seinen Deutungen zu schnell vorgeht und damit zu aggressiv ist, wird das ängstliche Kind darauf wahrscheinlich mit einem Rückzug aus der therapeutischen Beziehung reagieren und einen Vertrauensverlust empfinden.

Gerade in Bezug auf ängstliche Kinder, die die Verantwortung für Autonomieschritte scheuen, ist es ein wichtiges Therapieziel, mehr Eigenverantwortung zu übernehmen und ihren eigenen Gefühlen und Einschätzungen eine Bedeutung beizumessen und ihnen zu vertrauen. Dazu, dass ein Patient die Verantwortung für sich, seine Gefühle und die Veränderung in der Therapie übernehmen kann, gehört auch, die Eltern sowie das Kind bzw. den Jugendlichen über die unterschiedlichen Abschnitte der Therapie und die damit einhergehende Veränderung aufzuklären. Veränderungen, die sich die Eltern oder ihr Kind nicht erklären können, werden sonst vielleicht nicht ausreichend wahrgenommen oder verstärken schon vorherrschende Ängste, das Kind könne sich irgendwie anormal oder komisch verhalten.

Die zehnjährige Inga, von der bereits die Rede war (siehe S. 194), befindet sich seit etwa einem halben Jahr in einer Psychotherapie. Sie kam mit einem hohen Leidensdruck und verschiedenen Ängsten in mehreren Lebensbereichen, insgesamt recht gehemmt und gleichzeitig sehr darum bemüht, der Therapeutin zu gefallen und eine perfekte Patientin zu sein. Ihre Eltern geben sich alle Mühe, ihr zu helfen, v. a. weil sie ihrer Tochter ermöglichen möchten, ihre Kindheit zu genießen. Die Ängste sehen sie als große Einschränkung, die dem Kind Lebensfreude nehme und es ernster und ängstlicher sein lasse, als es nötig sei. Es entwickelt sich eine stabile Patient-Therapeut-Beziehung, und die Familie kommt regelmäßig und pünktlich zu der Stunde. Der Vater berichtet, darauf angesprochen, was sich innerhalb der vergangenen paar Monate bei seiner Tochter verändert habe: »Zwischendurch hat Inga immer ganz gute Phasen. In einigen Bereichen traut sie sich selbst mehr zu, so will sie bspw. mit dem Fahrrad alleine zur Schule fahren, was wir begrüßen. In anderen Bereichen ist sie sehr ängstlich, und wir wundern uns darüber, ob sich da überhaupt etwas ändern wird. Und sie will sich unbedingt Sachen trauen, so hat sie in den vergangenen Ferien versucht, bei einer Freundin zu übernachten. Es hat dann aber doch nicht so geklappt, wie sie sich das vorstellte, und wir mussten sie abholen. Inga war sehr enttäuscht von sich und merkt in solchen Situationen gar nicht, wie sie sich überfordert.« Im weiteren Gespräch wird deutlich, dass der Vater unbewusst die Vorstellung hat, die Ängste würden sich in der Therapie quasi linear verbessern. Im Gespräch lässt sich klären, inwieweit Ingas mutiger Veränderungswille auf der einen Seite Selbstständigkeit und Fortschritte ermöglicht, auf der anderen Seite aber bei Inga Ängste verstärkt, die Kind und Eltern schon überwunden glaubten. Der Vater versteht, dass es in der mittleren Phase der Therapie immer wieder zu Auf und Abs kommen wird, in denen es für Inga wichtig sein wird, dass die Eltern nicht enttäuscht aufgeben, sondern die Schritte der Veränderung sehen und sie darin bestärken, sich mutig ihren Ängsten zu stellen und diese zu überwinden.

Im Rahmen der Veränderungen durch die Therapie kann es geschehen, dass depressive Einbrüche auftreten, bzw. können auch Kinder in die Therapie kommen, die mit einer Depression fehldiagnostiziert und daraufhin medikamentös eingestellt wurden. Die Angst als primäre Symptomatik wird nicht erkannt oder zeitweise von einer depressiven Symptomatik verdeckt. Für die Eltern sind die depressiven Phasen ihres Kindes oft nur schwer auszuhalten, weil sie ihr Kind so nicht leiden sehen können. Daher ist es von großer Bedeutung, sie vor Beginn der Therapie darüber aufgeklärt zu haben, dass es auch Phasen geben kann, in denen es ihrem Kind deutlich schlechter geht als aktuell.

In der Therapie handelt es sich bei solchen Episoden meist um Phasen, in denen sich die Abwehr lockert und die psychotherapeutische Arbeit greift. Kindern wird in diesen Phasen oftmals bewusst, dass sie anders und/oder weniger gut »funktionieren« als andere Kinder. Ihre Einschränkungen im sozialen, familiären oder schulischen Bereich mögen ihnen mehr auffallen. Besonders die Kinder und Jugendlichen, die sich und ihre Leistung realistisch einschätzen können, merken dies sehr deutlich. Betroffene formulieren das dann mit Sätzen wie: »Ich kann das nicht so gut wie die anderen. Ich werde das nie so gut können.« In der Therapie wird es dann einerseits relevant, sich mit den narzisstisch kränkenden Aspekten einer psychischen Störung zu beschäftigen. Andererseits geht es auch darum, um den Verlust von guten Zeiten, um verlorene Zeit oder um Verluste, unter denen ein Kind oder Jugendlicher leiden mag, trauern zu können.

Widerstand, Abwehr und Veränderung

Die klinische Erfahrung zeigt, dass ein Agieren umso stärker auftritt, je näher man der Konfliktlösung kommt. Unbewusst wehrt sich der Patient damit gegen die Auflösung des Konflikts, eine Lockerung der Abwehr und eine Änderung seiner Persönlichkeitsstruktur, da die bisherigen Verhaltensweisen einerseits zwar maladaptiv gewesen sein mögen, andererseits aber auch bekannt und damit einschätzbar. Eine sich anbahnende Veränderung, d. h. eine progressive Entwicklung, destabilisiert die psychische Struktur zeitweise. Der Patient versucht, sich über Agieren oder Regression in Teilbereichen wieder zu stabilisieren. Die Heidelberger Umstrukturierungsskala (HSCS) trägt diesem Umstand Rechnung (Rudolf et al. 2000).

Die Heidelberger Umstrukturierungsskala (HSCS)

Auf einer siebenstufigen Skala kann unterschieden werden, inwieweit sich im Patienten eine strukturelle Änderung vollzogen hat. Idealerweise führt eine Entwicklung von der Nicht-Wahrnehmung des Fokusproblems in Verbindung mit völliger Abwehr bzw. Vermeidung im Sinne von »es gibt kein Problem« über die ungewollte Beschäftigung mit den Symptomen oder den interpersonellen Schwierigkeiten des Patienten weiter zu einer vagen Wahrnehmung des Problems und des eigenen Anteils bis hin zu der Anerkennung und Erkundung des Fokus, also zu einem Punkt, an dem ein interessiertes Problemverständnis auf Grundlage der therapeutischen Arbeitsbeziehung eine Bewältigung nach sich ziehen kann. Die Bewältigung des Konflikts ermöglicht schließlich die strukturelle Veränderung über die Auflösung alter Strukturen. Dieser Punkt ist oft kritisch, da hier die Abwehr brüchig wird und sich der Patient Gefühlen ausgeliefert sieht, die er vorher so nicht wahrgenommen hat. Anschließend folgt eine Neustrukturierung, in der sich für den Patienten spontan neue Verhaltens- und Erlebensweisen einstellen. Letztendlich kommt es zur Auflösung des fokussierten Problems, zu einer Integration des als authentisch Erlebten und zu einer Neugestaltung im Leben. Mit Hilfe der HSCS können also Veränderungen in der Verarbeitung intrapsychischer Konflikte gemessen werden. Außerdem findet das Konzept der strukturellen Veränderung in der Skala eine Operationalisierung, denn das Instrument dient dazu, im Verlauf von psychodynamischen Psychotherapien die Stufen der Umstrukturierung der Persönlichkeit des Patienten zu erfassen.

Auch wenn die HSCS als ein Hilfsmittel für die Operationalisierung von Veränderung in der psychodynamischen Therapie von Erwachsenen gedacht ist und verwandt wird, kann sie bei Kindern und Jugendlichen ebenso eingesetzt werden, da die Veränderung von Konflikt- und Strukturbereichen bei diesen in ganz ähnlichen Bahnen verläuft. Das Wissen um die Dynamik dieser Veränderungen verhilft dem Therapeuten zu einem sichereren Umgang mit Agieren und Widerstand oder anderen Angriffen auf den Rahmen.

Gerade in der Therapie mit Kindern und Jugendlichen mit Ängsten kommt dem Rahmen auch die Funktion eines Modells zu, sodass das Kind bzw. der Jugendliche über die Wahrnehmung der haltgebenden äußeren Struktur ein erstes inneres Bild von einer haltgebenden inneren Struktur bekommt.

Bei generalisierten Ängsten bspw. haben die Grübeleien auch den Sinn, innere Bilder präsent zu halten. Für betreffende Kinder und Jugendliche ist es leichter, den Kontakt zu sich selbst und zum Objekt auf negative Art über die Ängste zu halten, als den Kontakt verloren gehen zu lassen und sich selbst- bzw. objektlos zu fühlen (siehe S. 156 f.). Der Leidensdruck, der durch die Grübeleien entsteht, ist meist sehr groß, aber betroffene Kinder und Jugendliche können sie nicht aufgeben, da ihnen das Grübeln auch Sicherheit gibt.

Der haltende Rahmen (siehe S. 168) in der Therapie hat damit auch ganz unzweifelhaft die Funktion, den Umgang mit inneren Selbst- und Objektrepräsentanzen zu vermitteln. Dazu bringt der Therapeut dem Patienten bspw. innerhalb der Stunde nahe: »Ich bewahre das, worüber wir gesprochen haben, und was du mir über deine Gefühle erzählt hast, bis zum nächsten Mal. Du gehst mir nicht verloren.« Das Kind bzw. der Jugendliche kann sich damit identifizieren und so langsam die Fähigkeit zur Objektkonstanz verbessern. Manchmal ist es für Kinder und Jugendliche auch von Vorteil, wenn sie sich einen kleinen Gegenstand bis zur nächsten Stunde ausleihen dürfen, der ihnen hilft, die Trennung im Sinne eines Übergangsobjekts (Winnicott 2006b) zu überbrücken.

Die 19-jährige Miriam hat große Schwierigkeiten, sich am Ende der Stunde vom Therapeuten zu trennen. In einer bereits mehrere Jahre dauernden Langzeittherapie beschreibt sie dem Therapeuten immer wieder, wie ihr innerlich der Kontakt zum Therapeuten verloren gehe, wenn sie nicht bei ihm sei. Auch Urlaubsunterbrechungen sind für Miriam schwierig. Sie wird regelmäßig suizidal und verletzt sich in dieser Zeit selbst. Über lange Zeit kann sie nicht über die Ängste sprechen, sondern wehrt diese ab und gibt sich betont autonom, als brauche sie den Therapeuten nicht. Ihr fällt im Gespräch mit dem Therapeuten auf, wie sie in wiederkehrenden Situationen, in denen sie sich von anderen zurückgewiesen und allein gelassen fühlt, den Kontakt meidet und sich bewusst autonom gibt, wenn diese keine Zeit für sie haben. Nachdem sie eine entsprechende Episode erzählt hat, fragt sie den Therapeuten scherzhaft: »Na, was meinen Sie, was ich dann gemacht habe?« Der Therapeut sagt zu ihr: »So, wie ich Sie kenne, reagieren Sie darauf, indem Sie sich von Ihrer Bekannten zurückziehen und behaupten, sie nicht zu brauchen.« Hier möchte der Therapeut die Patientin vorsichtig damit konfrontieren, dass die Patientin immer auf die gleiche Weise reagiert. Er hat gleichzeitig Sorge, dass die Patientin seine Äußerung als Kränkung versteht. Miriam reagiert jedoch überrascht und freut sich über den Kommentar des Therapeuten. Im weiteren Gespräch verstehen beide, dass es für Miriam neu war zu merken, dass der Therapeut ein inneres Bild von ihr hat, was er zwischen den Stunden und über längere Unterbrechungen hinweg innerlich präsent halten kann – etwas, was ihr noch schwerfällt. Sie kann sich daraufhin in den folgenden Stunden damit auseinandersetzen, inwieweit sie bereits selbst ein stabiles, inneres Bild von sich und anderen hat und wie dieses aussieht. Vor dem nächsten Urlaub des Therapeuten nimmt sie ein Blatt einer im Therapieraum stehenden Pflanze mit und steckt es in ihre Handyhülle. So trägt sie ein Stück der Therapie und des Therapeuten mit sich und erträgt damit die Trennung besser.

Miriam empfand die Konfrontation des Therapeuten nicht als kränkend, sondern als Bestätigung dafür, dass sie einen emotionalen Niederschlag im Therapeuten hervorgerufen hatte. Dies gab ihr die Sicherheit, die sie brauchte, um sich mit den wichtigen Fragen zu beschäftigen, ob sie selbst ein inneres Bild von sich und anderen hat und wie sie Trennungen empfindet und überbrücken kann. Die Beziehung zum Therapeuten intensivierte sich danach und wurde vertrauter. Die Stärkung der Objektkonstanz bildete hier die Voraussetzung dafür, dass sich in Miriam der Wunsch entwickelt, ihre Abwehr ein Stück weit aufzugeben, sich mutiger mit ihren Beziehungswünschen auseinanderzusetzen und neue Handlungsweisen zu erproben und einzuüben, statt sich zurückzuziehen.

Nach Lehmhaus und Reiffen-Züger lässt sich Abwehr verstehen als »eine regulative Ich-Leistung im Dienste der Selbsterhaltungs- und Überlebensstrategien. Sie ist zur Herstellung einer Balance zwischen individueller Psyche und sozialer Realität lebenslang wirksam und unverzichtbar. Sie differenziert sich im Entwicklungsverlauf und bemisst sich am Bewältigungsvermögen des Ich. Abwehrmechanismen sind also dazu da – vorübergehend –, unser als bedroht erlebtes Selbst vor dem Zusammenbruch zu bewahren, davor, überwältigt oder psychotisch zu werden. Gleichzeitig ermöglichen sie ein […] Kompensieren von unerträglichen Mängeln und Defiziten« (Lehmhaus & Reiffen-Züger 2017, S. 106).

Der Widerstand der Patienten wird sich bei ängstlichen Kindern und Jugendlichen mit Angststörungen v. a. als Vermeidung im Verhalten zeigen. Je nach Bindungsstatus zeigen die unsicher-ambivalent gebundenen Kinder und Jugendlichen eher Affektualisierung, während die unsicher-vermeidend gebundenen Kinder eher zu Desaffektualisierung und Bagatellisieren neigen. Intellektualisierungen, Rationalisierungen und Reaktionsbildungen sind bei Kindern mit generalisierten Ängsten häufig. Kinder mit spezifischer Phobie tendieren zur Verschiebung, während Trennungsangstkinder gehäuft mit Regression und Altruismus reagieren. Bei Kindern und Jugendlichen mit sozialer Phobie zeigen sich verstärkt Idealisierung und Entwertung. Daher müssen Widerstände, die die therapeutische Zusammenarbeit in Frage stellen, zeitnah aufgegriffen und geklärt werden. Vor allem bei den Eltern können unbearbeitete Widerstände die Therapie des Kindes gefährden, da sie – je jünger das Kind ist – entsprechenden Einfluss haben, die Therapie zu beenden.

Kinder und Jugendliche mit Angststörungen weisen z. T. eine sehr starre Abwehrformation auf, die nur schwer erkennbar ist. Bei ihnen findet sich mitunter ein falsches Selbst (Winnicott 2006b). Damit ist gemeint, dass eine Person ein falsches Selbst nach außen hin, für andere sichtbar zeigt, während das wahre Selbst nach innen gewendet, verborgen ist. Strukturell erscheinen die Betreffenden nur mäßig eingeschränkt. Dies ist jedoch eine Täuschung im Sinne einer Anpassungsleistung. Schon sehr früh haben sie sich an die unausgesprochene Anforderung ihrer Umwelt angepasst, ihre Gefühle größtenteils zu verbergen und sich nach außen sozialverträglich und angepasst zu geben. Das Kind scheint mitunter normal, aber es zeichnet sich durch besondere Fügsamkeit und Nachahmung anderer aus. Man kann sagen, es lebt nicht selbst, sondern kopiert das Leben von anderen, indem es eine Mimikry zeigt. Innerlich ist das Kind isoliert. Diese Kinder sind oft sehr unauffällig, und es ist lange Zeit nicht ersichtlich, unter welchen inneren Spannungen und Ängsten sie eigentlich leiden. Sie haben früh gelernt, ihre Affekte insofern selbst zu regulieren, als dass sie sie entweder gar nicht spüren, nur wenig davon spüren oder versuchen, diese sofort »weg zu machen«, wenn sie in einen emotionalen Zustand geraten. Sie haben oftmals eine große Abneigung dagegen, auch andere unangenehme Gefühle wie Angst, Wut oder Trauer zu spüren. Dennoch ist die Angst das eigentliche Gefühl, dass sie regelmäßig begleitet, während sie gleichzeitig versuchen, es nicht zu spüren.

> Die Mutter der zehnjährigen Lucy erzählt: »Es ist oftmals nicht sichtbar für mich, aber es kann sein, dass sie sich damit rumschlägt. Was sie beschäftigt, das lässt sie wirklich nicht nach außen – oder wenig. Schon so, dass sie sich bei Klassenarbeiten z.B. ärgert und das dann auch sagt. Es beschäftigt sie auch, was andere sagen oder über sie denken. Sie will keine schlechten Gefühle. Sie will auch keine Probleme haben. Körperlich ist sie sehr verspannt, aber als Gefühl ist ihr die Angst wohl nicht bewusst. Sie ist daran gewöhnt, sich in einem gewissen Maße immer angespannt zu fühlen. Sie kann überhaupt nicht runterkommen. Das Schlafengehen abends ist deshalb eine Katastrophe. Wir haben uns schon daran gewöhnt, dass es schwierig ist, und vermeiden jeden Stress. Sie ist dann ein richtiges Klammeräffchen. Sie sagt dann auch nicht, wie es ihr geht, ob sie Angst hat. Um keine Angst zu haben, muss Lucy immer beschäftigt werden, da darf keine Lücke zwischen Aktivitäten entstehen – nicht eine Minute. Sie will nicht alleine sein und will dann beschäftigt werden. Sie hält es auch nicht aus, wenn die Leute anders drauf sind als sie selbst. Auch die anderen dürfen nicht schlecht gelaunt sein. Das findet sie dann doof. Sie will dann selbst besonders fröhlich sein oder kommt mit Tipps, die sie gelesen hat, für gute Laune oder mit Witzebüchern. Also auf Teufel komm raus sollen die anderen aber bitte schön auch gute Laune haben.«

Kinder und Jugendliche mit einer Fassade im Sinne eines falschen Selbst schaffen es, nach außen hin eine sehr gut funktionierende Rolle zu spielen. Sie wirken sehr lange Zeit recht glücklich und erfolgreich. Sie sind oft sehr engagiert in der Klasse, z.B. als Klassensprecher in verschiedenen Arbeitsgemeinschaften oder in sozialen Projekten. Sie haben meist viele Freunde, gelten als sozial kompetent und stark. Nur wenn man eine sehr enge Beziehung zu ihnen aufbauen möchte, wie bspw. die Eltern es haben sollten oder wie der Therapeut es in einer therapeutischen Beziehung versuchen wird, wird offensichtlich, welch starken Druck sie innerlich haben und wie schwer es ihnen fällt, eine andere Person an sich heran zu lassen. Spontanität und Kreativität fallen ihnen schwer, stattdessen sind sie auf den Anderen ausgerichtet, haben sensible Antennen für dessen Stimmungen und Bedürfnisse, auf die sie dann reagieren. Statt selbst lebendig zu sein, versuchen sie, andere zu beleben.

Gemeinsam ist den Kindern und Jugendlichen auch, dass sie bemüht sind, diese Ängste selbst zu regulieren, und die Existenz derselben vor anderen verheimlichen müssen. Hédervári-Heller bringt den unsicher-vermeidenden Bindungsstil mit dem falschen Selbst in Verbindung und verweist auf das innere Arbeitsmodell der betreffenden Kinder als eines, durch das sie gelernt haben, ihre Gefühle zu verbergen, um eine Ablehnung von Seiten der Bindungsperson(en) zu vermeiden. Die Anpassungsleistung schützt sie seit der frühen Kindheit vor existenziell bedrohlichen Gefühlen des Ausgeliefert- und Alleinseins (Hédervári-Heller 2011). Mit der äußerlich fröhlich-glücklichen Fassade bei gleichzeitiger Angleichung an den Anderen fällt nicht auf, dass sie als-ob-haft eine Entwicklung nur imitieren.

Zum Ende des Schuljahrs hin nehmen die generalisierten Ängste der 15-jährigen Stella (siehe S. 191 ff.) sehr zu. Die anstehenden Sommerferien machen ihr insofern Angst, als sie nichts mit ihrer Zeit anzufangen weiß. Normalerweise sind ihre Tage mit Schule und Sport ausgefüllt. So ist Stella während der Schulzeit an sieben Tagen die Woche beschäftigt. Unter der Woche kommt sie nach dem Training meist erst zum Abendbrot nach Hause und geht danach gleich ins Bett. Am Wochenende nimmt sie an verschiedenen Veranstaltungen und Wettbewerben teil. In den Sommerferien findet nun regulär kein Training statt, Stella weiß sich also nicht zu beschäftigen. Die Ablenkung, die sie sonst hatte, fällt weg, und die Ängste treten in den Vordergrund. Stella beginnt sich über verschiedene Dinge zu sorgen, sie kann schlecht einschlafen oder leidet unter Früherwachen. Hinzukommt eine Beschäftigung mit Themen, die zeigen, dass Stella täglich davon ausgeht, etwas Schlimmes könnte geschehen. So beschäftigt sie bspw. ein Zeitungsartikel, den sie fast ein Jahr vorher gelesen hat. In dem Artikel wird von einer Wahrsagerin berichtet, die vorhersagte, dass innerhalb der nächsten Monate etwas Furchtbares auf der Welt passieren werde. Stella ist nun in ängstlicher Erwartung vor diesem Geschehen. Auch ein Internetartikel über einen Meteoriten beschäftigt sie sehr. Sie grübelt stundenlang über die Gefahr, die entstehen kann, wenn ein Meteorit auf die Erde fällt. Jedes Flugzeug, das sie hört, bringt sie mit dem Geräusch des niedersausenden Meteoriten in Verbindung. Stella kann es nicht erwarten, dass die Ferien vorbei sind und sie endlich wieder zur Schule und zum Training gehen kann.

Das falsche Selbst hat eine Abwehrfunktion, d. h., sein Zweck besteht darin, das wahre Selbst zu verbergen und zu beschützen. Auf einer narzisstischen Ebene brauchen Kinder und Jugendliche mit einem falschen Selbst die Fassade, um ihr Selbstbild aufrechtzuerhalten und sich auch in ängstigenden Situationen sicher und stark zu fühlen. Darin liegt der Krankheitsgewinn des Kindes bzw. Jugendlichen. Hinter der Fassade lässt sich ein Kind vermuten, dass sich sehr allein und verlassen fühlt und große Angst vor sozialen Beziehungen und vor Ablehnung hat. Hier findet sich der Leidensdruck. So lange jedoch das falsche Selbst seine narzisstische Funktion erfüllt und das Kind die Ängste vor Abhängigkeit abwehren kann, wird sich die Abwehr als Widerstand gegen Veränderung in der Behandlung zeigen.

Die elfjährige Luisa bekommt regelmäßige Wein- und Schreianfälle, wenn ihre Mutter sie von der Schule abholt. In der Schule ist sie ein absolut unauffälliges Kind. Sie hat Freunde, ist gut in der Schule und bei Lehrern beliebt. Außenstehende merken nicht, wie sich das Kind selbst unter Druck setzt. Die Mutter erzählt: »Meistens hole ich meine Tochter mit dem Fahrrad ab. Wir fahren dann mit dem Fahrrad nach Hause. Dies haben wir normalerweise schon morgens besprochen. Es gibt meiner Tochter Sicherheit, wenn sie weiß, wann genau ich komme. Vorgestern bspw. kam es unvermittelt zu einer Planänderung. Wir fuhren mit dem Fahrrad an einem Geschäft vorbei. Aus einer Laune heraus hielt ich an und sagte zu meiner Tochter: ›Guck doch mal, hier im Schaufenster, was für ein schönes Kleid!‹ Daraufhin begann meine Tochter zu schreien, sie zitterte und ließ sich kaum beruhigen. Ich nahm sie in den Arm und versuchte, sie zu trös-

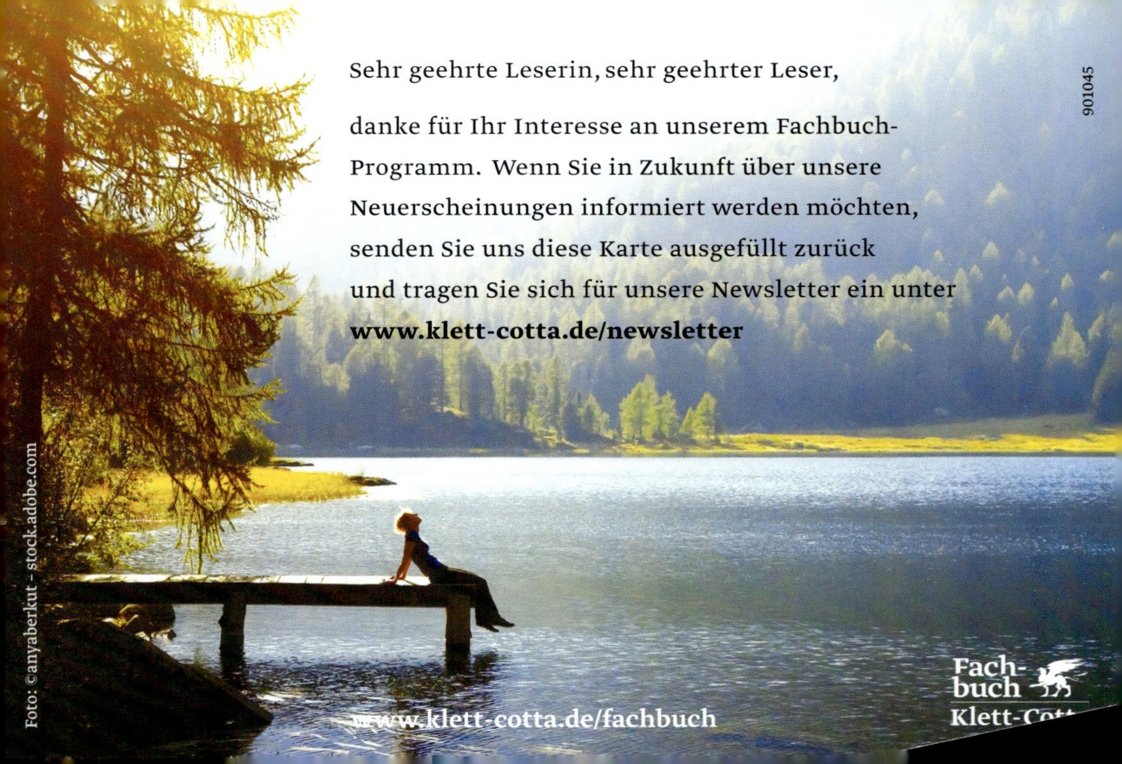

Sehr geehrte Leserin, sehr geehrter Leser,
danke für Ihr Interesse an unserem Fachbuch-Programm. Wenn Sie in Zukunft über unsere Neuerscheinungen informiert werden möchten, senden Sie uns diese Karte ausgefüllt zurück und tragen Sie sich für unsere Newsletter ein unter
www.klett-cotta.de/newsletter
901045
www.klett-cotta.de/fachbuch
Fach-buch
Klett-Cotta
Foto: ©anyaberkut – stock.adobe.com

ten, verstand aber gar nicht, was gerade ihr Problem war. Es stellte sich heraus, dass sie Angst hatte, mit mir in den Laden gehen zu müssen. Sie beschrieb mir daraufhin schluchzend, dass sie es geschafft hatte, sich den gesamten Tag in der Schule zusammenzunehmen. Nun wollte sie nur noch nach Hause. Dass ich die Idee äußerte, in den Laden zu gehen, war für sie so schlimm, dass sie weinend zusammenbrach. Ich weiß nicht, wie ich ihr da helfen soll.«

In der Therapie wäre es ein Ziel, einem solchen Kind oder Jugendlichen zu helfen, eine größere »Fähigkeit zum Alleinsein« als Fähigkeit zur Selbstregulation zu entwickeln, also in Anwesenheit des Therapeuten versunken zu spielen, ohne sich dessen Anwesenheit dauernd durch Fragen, Blickkontakt oder andere Kontrollversuche vergewissern zu müssen (Winnicott 2006b).

Solche Kontrollversuche zeigen sich mitunter auch in dramatischen Erzählungen, die den Therapeuten so in den Bann ziehen, dass die dahinterliegende Leere lange Zeit oder im schlimmsten Fall nie auffällt und einer therapeutischen Bearbeitung zugänglich gemacht wird.

Der Kontakt mit der Mutter der elfjährigen Sarah gestaltet sich schon im Vorfeld eines Gesprächs sehr dramatisch. Einige Tage vorher ruft sie mehrmals an, um den Termin wegen eines unvorhergesehenen Krankenhausaufenthalts der Tochter aufgrund einer Beinlähmung ohne neurologischen Befund erst ab- und dann wieder zuzusagen. Sarah erzählt dann beim ersten Treffen mit weit aufgerissenen Augen, sie habe vor etwa zwei Wochen in der Wohnung ihres Onkels eine »Frauengestalt mit dunklen Augen am Waschbecken« stehen sehen. Sie habe große Angst bekommen, als die Frau den Arm in ihre Richtung bewegt und sie mit dunklen Augen angeguckt habe. Die alleinerziehende Mutter beschreibt ein sehr enges Verhältnis zu ihrer Tochter. Sarah sei ein wunderbares Kind, dass immer fröhlich und glücklich sei. Allerdings habe sich Sarah noch nie freiwillig von ihrer Mutter getrennt.

Im Erstgespräch zeigt sich deutlich, wie Sarah unbewusst die dramatisierende Art der Mutter kopiert, um von ihr wahrgenommen zu werden. So hat sie die volle Aufmerksamkeit der Mutter, als sie von der halluzinierten Frauengestalt erzählt. So scheint sich zwischen beiden die Dynamik herzustellen, dass Sarah es über Affektualisierungen schafft, die Mutter an sich zu binden und verhindern zu können, dass die Mutter weggeht oder sich anderem zuwendet. Im Kontakt mit der Therapeutin ist Sarah dagegen zuerst recht affektarm. Die Therapeutin äußert, Sarahs Ängste seien zwar wohl klinisch relevant, wenn das Mädchen jedoch keinen Leidensdruck verspüre, sei eine Veränderungsmotivation wahrscheinlich eher als gering anzunehmen und fraglich, ob die Aufnahme einer Psychotherapie Sinn mache. Bis zu einem zweiten Gespräch solle Sarah sich dies überlegen. Im zweiten Gespräch erzählt das Mädchen der Therapeutin im Vertrauen, es habe Suizidgedanken und angefangen, sich zu ritzen. Die Therapeutin ist – ähnlich wie die Mutter ansonsten es war – alarmiert und beschäftigt sich intensiver mit Sarah und ihren Sorgen. Ein Antisuizidvertrag wird geschlossen und mit dem Mädchen ausführlich besprochen, an wen sie sich wenden kann, wenn es ihr schlecht geht. Sarah wirkt sichtlich erleichtert, dass sie es geschafft hat, sich der Fürsorge der Therapeutin zu versichern.

Sarah hat ein Problem, das sie mit vielen Kindern und Jugendlichen mit falschem Selbst teilt. Sie hat innerlich große Ängste, die sie lange Zeit versucht, selbst zu regulieren, indem sie sich glücklich und zufrieden gibt, solange sie in der Nähe der Mutter sein kann. Sie hat aber auch ein großes Bedürfnis, sich normal und angepasst zu geben, sodass ihr Leidensdruck zuerst auch von der Therapeutin nicht wahrgenommen wird. Daraufhin wählt sie unbewusst die einzige Strategie, die bei ihrer Mutter erfolgreich Trennung verhindert, nämlich die dramatische Schilderung einer schweren Symptomatik.

An dieser Stelle wäre es wünschenswert, wenn diagnostisch bessere Möglichkeiten entwickelt würden, ein falsches Selbst bei Kindern und Jugendlichen festzustellen. Die hohe Funktionsfähigkeit täuscht über die strukturellen Schwächen des Betreffenden und führt zu einer Unterschätzung ihrer Symptomatik. Die Angst ist dabei ein Symptom einer dahinterliegenden schwereren Störung der Ich-Struktur. Wird nur die Angst fokussiert, ohne die falsche Selbstentwicklung zu behandeln, wird es wahrscheinlich zu einer Symptomverschiebung und psychischen Auffälligkeiten oder somatischen Störungen im Jugend- oder Erwachsenenalter kommen.

Umgang mit Konkurrenz im Wartezimmer und zuhause

In der ambulanten Praxis kommt es auch immer wieder vor, dass Patienten vor und nach ihrer Stunde auf andere Patienten und ihre Eltern treffen. Die Kinder und Jugendlichen mögen sich kritisch beäugen, und ein Treffen mag Phantasien auslösen, ob der Therapeut das andere Kind lieber mag oder anders behandelt. Die Kinder werden erleben, dass der Therapeut unterschiedlich mit den Kindern umgeht: So kann er eine andere Körperhaltung haben, seine Intonation ist mitunter eine andere, er zeigt eine andere Mimik etc.

> Die zehnjährige Mila sitzt mit ihren Eltern im Wartebereich der Institutsambulanz. Die Therapeutin weiß von den Eltern, dass sich Mila unwohl fühlt, dort andere Patienten zu treffen und gesehen zu werden. Mila ist es peinlich, Ängste zu haben und darüber mit der Therapeutin zu sprechen. Bisher ergab sich noch keine Gelegenheit, mit Mila selbst darüber zu sprechen, da Mila alle Versuche der Therapeutin abschmetterte. Nun kommt die Therapeutin mit einer nachlässig gekleideten, schlurfenden Jugendlichen in den Wartebereich, verabschiedet diese herzlich und begrüßt dann Mila und ihre Eltern, bevor sie für einige Minuten im Büro verschwindet. Während die Jugendliche sich die Jacke anzieht und geht, sagt das Mädchen abschätzig zu ihren Eltern: »Na, da weiß man ja gleich, dass die Therapie braucht. So wie die aussieht!« Die Eltern sind erschrocken über die entwertende Äußerung ihrer Tochter und sprechen die Szene entschuldigend bei der Therapeutin an. Diese bespricht mit Mila und ihren Eltern, wie es für Mila war, die Therapeutin mit einer ande-

ren Patientin zu sehen, und wie es für Mila ist, therapeutische Hilfe zu brauchen. Auf diese Weise erfährt die Therapeutin zum ersten Mal von Mila selbst von ihren starken Schamgefühlen, die dadurch ausgelöst werden, dass Mila mit ihren Ängsten nicht mehr allein zurechtkommt und nun eine Therapie braucht. Gleichzeitig sieht Mila aber auf diese Weise auch, dass die Therapeutin ganz unterschiedliche Patienten hat, die sie mag und denen sie gerne hilft. Mit der Zeit verringern sich Milas Schamgefühle während ihre Fähigkeit zunimmt, sich auf die Beziehung zur Therapeutin einzulassen.

Den Kindern und Jugendlichen wird über Kurzkontakte im Wartezimmer ein wichtiger Schritt zur Triangulierung vermittelt, nämlich, dass verschiedene Personen einen Platz bei dem Therapeuten haben: Der Therapeut kann eine Beziehung zu mehreren Kindern haben und sie innerlich präsent halten, ohne dass er eines der Kinder bevorzugt oder benachteiligt. Dies gibt den Kindern zusätzliche Sicherheit, um sich auf die Therapie einlassen zu können.

Vor allem Kinder und Jugendliche mit Angststörungen, die Geschwister haben, fällt es schwer zu akzeptieren, dass auch andere Kinder und Jugendliche zu dem Therapeuten gehen und einen Platz bei ihm haben. Hier sollte dringend exploriert werden, wie sich die Dynamik der Geschwister zuhause untereinander darstellt. Nicht selten findet sich eine manifeste oder latente Geschwisterrivalität, die umso stärker ist, je größer die Angewiesenheit des Kindes auf die Regulation der Ängste durch die Eltern ist (Gennrich 2018). Geschwister können als schwere Bedrohung erlebt werden. Die Geschwisterrivalität hat dabei einerseits die Absicht, sich selbst die Fürsorge der Eltern zu sichern, statt diese zu teilen. Andererseits können damit aggressive Impulse aus der Beziehung zu den Eltern herausgehalten und auf die Beziehung zu dem/den Geschwister/n verschoben werden (Sohni 2011).

Das Ende der Therapie: Die Abschlussphase

Im besten Fall wird die Therapie des Kindes oder Jugendlichen beendet, wenn die Symptomatik verschwunden und das Kind sich insgesamt stabilisiert hat und neue krisenhaft zugespitzte Situationen souverän ohne Rückfälle meistern kann. Die Kinder werden dann merken, wie die Eltern mit ihnen und dem Therapeuten sicherer werden und sich vermehrt mit den Eltern auseinandersetzen und ihnen mehr zumuten. An dieser Stelle merkt der Therapeut, dass seine Aufgabe erfüllt ist. Er kann darauf vertrauen, dass sich die mit dem Kind, Jugendlichen oder den Eltern erlebten Situationen innerlich als Teile von Selbst- und Objektrepräsentanzen niedergeschlagen haben und das Kind sowie seine Eltern auf den Therapeuten als gutes, verinnerlichtes Objekt zurückgreifen können, wenn sie auf ihrem Lebensweg erneut ängstigenden Situationen ausgesetzt sind. In Folge können sie mehr altersadäquate Autonomieschritte unternehmen.

Rückfallprophylaxe: Die gemeinsame Reflexion des Erreichten

In der Abschlussphase einer Therapie wird das Thema Trennung und Trennungsangst sowie Trauer wieder besonders relevant. Einerseits bietet sich damit die Möglichkeit, neu erlerntes Verhalten und einen anderen Umgang mit der eigenen Angst auszuprobieren, andererseits reaktiviert es möglicherweise die alte Angst. So kann es zu einer plötzlichen Symptomverstärkung kommen, auf die das Kind und/oder die Eltern ängstlich oder frustriert reagieren und dem Therapeuten Vorwürfe machen, dass das doch alles nichts gebracht habe. Es ist wichtig, dem Kind und den Eltern zu erklären, dass diese Angst ganz normal ist und es auch bei Kindern ohne Angststörung häufig zu einer kurzzeitigen Symptomverstärkung vor dem Abschied kommt. Wenn gemeinsam über den anstehenden Abschied und die damit verbundenen Gefühle gesprochen werden kann, bietet der Abschied aber auch Chancen, das zu festigen, was in der Therapie gemeinsam erarbeitet wurde.

Nicht wenige Kinder machen die entscheidenden Ablösungsschritte erst, wenn die Therapie zu Ende ist und es keine regelmäßigen Termine mehr gibt. Gerade diese Kinder zeigen häufig zum Ende der Therapie noch eine klinisch relevante oder subklinische Symptomatik. Wichtig ist hier, den Leidensdruck in der Familie in den Blick zu nehmen. Viele Eltern sind begeistert über die Veränderungen ihres Kindes und stolz darauf, wie selbstständig es ist. Andere sehen die Fortschritte, haben aber das Gefühl, dass noch nicht alles erreicht sei. Zur Einschätzung, wie stark die aktuelle Angstsymptomatik ausgeprägt ist, hilft es, die Eltern zu fragen, ob sie auch zum jetzigen Zeitpunkt eine Therapie beginnen würden. Dann kann gemeinsam überlegt werden, ob und wie die Therapie verlängert werden kann.

In den meisten Fällen, in denen der Abschied nicht von den Eltern oder dem Kind ausgeht, sondern die Therapie aufgrund einer befristeten Dauer endet, gibt die Krankenkasse die Höhe des Stundenkontingents vor. Dies kann von den Eltern so verstanden werden, als würden sie vom Gesundheitssystem allein gelassen werden. Hier ist es wichtig, die Alternativen zu klären. Auch hilft es vielen Eltern und ihren Kindern, wenn sie wissen, dass sie den Therapeuten bei neu auftauchenden Schwierigkeiten wieder kontaktieren können.

Einerseits geht es in der Abschlussphase der Therapie darum, das Erreichte zu würdigen. Andererseits sollten das Kind und die Eltern in den Bereichen, die sich verändert haben, stabilisiert werden. Die gemeinsame Reflexion des therapeutischen Prozesses und der gemeinsamen Zeit kann helfen, die neuen, positiven Beziehungserfahrungen mit dem Therapeuten zu internalisieren. Dem Abschied wird der Raum gegeben, den es braucht, damit Kind und Eltern sich lösen können. Viele Eltern und Kinder empfinden es als hilfreich, wenn sie verstehen, dass es ganz normal ist, vor einem Abschied traurig zu sein. Auch finden es viele Eltern sinnvoll, wenn zukünftige Entwicklungsaufgaben noch gemeinsam vor Ende der Therapie mit dem Therapeuten vorbereitet werden. Sie gehen dann sicherer in die Zeit ohne Therapie und können die besprochenen Inhalte und damit den Therapeuten innerlich präsent halten.

Ängstliche Kinder mit einem eher aktiven Modus der Konfliktverarbeitung (siehe S. 138) neigen zum Ende der Therapie manchmal zu einer entgegengesetzten Reaktion und geben sich besonders unabhängig. Dann ist es wichtig, ihnen zu zeigen, dass auch der Therapeut das Ende der Therapie bedauert und es schade findet, das Kind nicht mehr regelmäßig zu sehen. Wenn nicht über den Abschied gesprochen werden kann, ist das stets ein Zeichen dafür, dass die Angst nicht ausreichend bewältigt wurde.

Am Ende der Therapie sollte ausreichend Raum gegeben werden, die Veränderungen zu würdigen. Dabei sollte dem Kind gegenüber ausgedrückt werden, in welchen Schritten es mutiger geworden ist, wo die Angst sich verringert hat und was das Kind dadurch neuerdings tun kann und sich traut. Oftmals hilft dieses Erinnern, dem Kind eigene Fortschritte erst vor Augen zu führen. Besonders bei selbstunsicheren, sehr kritischen Kindern ist das von Bedeutung, da sie dazu neigen, eigene Fortschritte klein zu reden oder zu bagatellisieren. Wenn der Therapeut der Besprechung der Fortschritte einen entsprechenden Raum gibt, wird sich der Patient eher darauf einlassen können, den Fortschritten ebenfalls Bedeutung beizumessen. Als visuelle Hilfe hat es sich als geeignet erwiesen, das Kind einen Koffer malen zu lassen, in den es dann die Sachen schreibt oder malt, die es in der Therapie gelernt hat. Das Bild kann das Kind zum Ende der Therapie mit nach Hause nehmen und in Situationen, in denen es mit Angst konfrontiert ist, anschauen. Der gemalte Koffer dient dazu, die Ängste zu regulieren, das Kind an die gelernten Fähigkeiten zu erinnern und es ihm damit zu erleichtern, die Ängste zu bewältigen – hierbei handelt es sich also um ein Übergangsobjekt im Sinne Winnicotts (Winnicott 2006b; siehe S. 92 f.).

Umgang mit Therapieabbrüchen

Nicht immer wollen Familien die Therapie eines Kindes oder Jugendlichen erst dann beenden, wenn die Symptomatik abgeklungen ist und sich das Familiensystem ausreichend geändert hat. Solange die Abbruchwünsche offen besprochen werden, können sie für die therapeutische Arbeit nutzbar gemacht werden. Die Aufgabe des Therapeuten ist es dann, der Familie im Sinne einer Aufklärung mitzuteilen, welche Vermutungen er zu den Abbruchwünschen hat und welche Nachteile sich bei einer vorzeitigen Beendigung der

Therapie ergeben können. Er sollte aber weder den Patienten noch die Eltern überreden, die Therapie trotzdem fortzusetzen, sondern die Entscheidung akzeptieren. Bei Abbruchwünschen ist davon auszugehen, dass die Patient-Therapeut-Beziehung bzw. die Beziehung zu den Bezugspersonen nicht ausreichend stabil ist oder dass es sich an dieser Stelle der Therapie gerade krisenhaft zuspitzt, weil ein innerer Konflikt in den Fokus rückt.

Wird die Therapie auf diese Weise »vorzeitig« beendet, sollte eine ausreichende Würdigung der bisherigen gemeinsamen Arbeit stattfinden. Dazu gehört das Ansprechen, welche Teilziele bis zu diesem Zeitpunkt erreicht sind, eine Anerkennung der Bemühungen des Kindes und der Eltern, aber auch der Hinweis, was an Unbearbeitetem noch vorhanden ist.

Ausgewählte Aspekte der Familiendynamik und Elternarbeit bei ängstlichen Kindern und Jugendlichen

In der therapeutischen Arbeit mit Kindern und Jugendlichen muss in besonderer Weise der äußeren und inneren Abhängigkeit der Patienten von den Eltern als primären Bezugspersonen Rechnung getragen werden (Burchartz 2015). Im Unterschied zur Psychotherapie mit Erwachsenen sind die Eltern der Patienten normalerweise in einem wesentlich stärkeren Maße reale Personen im Leben ihrer Kinder. Sie verbringen einen wesentlichen Teil ihrer täglichen Zeit gemeinsam. Bei Kindern mit Trennungsängsten ist dies besonders auffällig, da diese Kinder kaum ertragen, von ihren Eltern getrennt zu sein, wie wir schon gesehen haben.

Die frühen Beziehungserfahrungen mit den Eltern als primäre Bezugspersonen haben sich als Selbst- und Objektrepräsentanzen innerlich im Kind niedergeschlagen (siehe S. 103, S. 111 und S. 153 f.) und werden in Übertragung und Gegenübertragung deutlich. So zeigen sich bei sozial ängstlichen Kindern oder Jugendlichen, die oft aus Familien stammen, in denen Scham, Angst vor Demütigung oder Verachtung häufige Themen sind, ähnliche Themen in der Therapie.

Ähnlich ist es bei Kindern mit generalisierten Ängsten, in deren Herkunftsfamilien erfahrungsgemäß gehäuft traumatisierende Bedingungen, Entwurzelungen oder chronische Erkrankungen als Ursache für ein grundlegendes Gefühl der Unsicherheit herrschen.

Aber auch das Kind ist in den Eltern innerlich repräsentiert: Es kann als narzisstische Verlängerung eingesetzt werden oder bspw. Projektionsfläche elterlicher Ängste oder für Beziehungswünsche sein. Das Kind wird möglicherweise funktionalisiert, um das Selbst der Eltern zu stabilisieren und sie vor eigenen Ängsten zu schützen. Damit wird es in einer bestimmten Rolle fixiert, und möglicherweise wird seine Entwicklung in bestimmten Bereichen gehemmt. Was Eltern an Wünschen an ihr Kind delegieren, sollte in der Elternarbeit aufgedeckt und parallel dazu in der Therapie mit dem Kind bearbeitet werden. Wird diesem Bereich nicht die entsprechende Aufmerksamkeit gewidmet, wird die Therapie des Kindes bzw. Jugendlichen stagnieren, vielleicht sogar von den Eltern abgebrochen werden und/oder die Angstsymptomatik des Kindes aufrechterhalten. Diese Gefahr besteht auch, wenn die Eltern sich vom Therapeuten angegriffen oder entwertet fühlen. Feinfühligkeit im Kontakt mit den Eltern der ängstlichen Kinder bzw. Jugendlichen ist also unerlässlich. Auch kommt es häufig vor, dass Paarkonflikte auftauchen, wenn die Symptomatik des Kindes bzw. Jugendlichen abnimmt. Hier wird deutlich, inwieweit das Kind als Symptomträger der Dynamik des Elternpaars bzw. der Familie fungiert. (Letzteres tritt allgemein häufig in der Therapie mit Kindern und Jugendlichen auf.) Einige Anmerkungen sollen diese Punkte verdeutlichen (s.u.).

Dies bedeutet, dass ein Einbezug der Eltern in die Therapie ihres Kindes und eine Betrachtung der Paardynamik in den Elterngesprächen unerlässlich ist. Je jünger das Kind ist, umso mehr sollte die Elternarbeit in den Fokus genommen werden. Bei jugendlichen Patienten richtet sich die Einbeziehung nach dem Grad der Abhängigkeit des Jugendlichen von den Eltern und der Familiendynamik insgesamt. Mitunter bieten sich in der Behandlung von Jugendlichen regelmäßige Familiengespräche eher an als Einzelgespräche mit den Eltern. In jedem Fall sollte auf je vier Sitzungen mit dem Kind eine

Sitzung mit den Angehörigen eingeplant werden. Bei Jugendlichen können Elterngespräche seltener stattfinden.

Ängstlichkeit der Eltern

Kinder ängstlicher Eltern zeigen selbst ein höheres Maß an Angst (Lebowitz & Omer 2016). Sie rückversichern sich häufig über Blicke zu ihren Eltern, ob eine Person oder Situation ängstigend ist oder nicht. Oft ist dieses nonverbale Abstimmungsverhalten zwischen Kind und Elternteil schon im Erstgespräch zu beobachten. Auch andere Hinweise, wie Jacken oder Mäntel, die anbehalten werden, oder die Tasche, die ein Elternteil während des gesamten Erstgesprächs auf dem Schoß behält und schützend mit den Armen umgreift, können Hinweise darauf geben, dass die Eltern selbst eher ängstlich sind. Ängstliche Kinder passen sich sehr häufig solchen Verhaltensweisen an oder suchen im Erstgespräch die räumliche Nähe der Eltern, indem sie auf ihren Schoß klettern, sich anlehnen, sich hinter ihnen verstecken oder verstohlen ihre Hand nehmen.

Gerade bei ängstlichen Kindern sollte in der Elternarbeit daher darauf geachtet werden, mögliche Ängste der Eltern zu thematisieren. Viele Eltern von Kindern mit Angststörung sprechen schon innerhalb der Erstgespräche an, dass sie selbst unter Ängsten oder einer Angststörung leiden oder als Kind gelitten haben und die Ängste ihres Kindes daher gut verstehen können. Andere Eltern bemerken erst im Verlauf der Therapie ihres Kindes, dass sie selbst wohl ein sehr ängstliches Kind waren. Wenn es Hinweise darauf gibt oder Eltern sich entsprechend äußern, sollten diese Ängste der Eltern unbedingt im Rahmen der Elterngespräche besprochen werden. Bleiben diese Ängste verborgen, kann es passieren, dass den Eltern nicht bewusst wird, wie weit sie durch ihr eigenes ängstliches Verhalten die Symptomatik ihres Kindes aufrechterhalten. Manchmal lässt sich auch beobachten, dass Eltern, die sich sehr unabhängig geben, in Wirklichkeit abhängig von der Anwesenheit ihres Kindes sind. Sie verkehren unbewusst die eigene Angst in eine Sorge um das Kind und begründen ihr eigenes Verhalten damit, dass sie dem Kind eine Trennung nicht zumuten wollen.

Samira, ein neunjähriges Mädchen, kommt wegen ausgeprägter Trennungsängste in Therapie. So habe sie bspw. noch nie allein geschlafen und vermeide grundsätzlich, allein zu sein. Nach einem Brand im Nachbarhaus hätten sich Samiras Ängste verstärkt. Sie habe ständig das Gefühl, ein Feuer könne ausbrechen, weswegen sie sich nicht mehr alleine in der elterlichen Wohnung aufhalten könne und ihrer Mutter von Raum zu Raum folge. Samira hat zwei erwachsene Geschwister, die bereits eigene Familien mit Kindern haben. Ihre Mutter hat nach eigenen Angaben ein sehr enges Verhältnis zu ihr und betont immer wieder, wie nah ihr Samira sei und wie sehr das Kind sie brauche. Sie beschreibt, dass Samira nicht schlafen könne, wenn sie nicht eng an den Arm der Mutter gekuschelt liege. Oftmals könne die Mutter nicht aufstehen oder sich umdrehen, weil Samira den Arm so festhalte. Im Rahmen der Probatorik wird die eigene Belastung der Mutter deutlich. Die Mutter ist aufgrund der chronifizierten Symptome einer Posttraumatischen Belastungsstörung frühberentet. Der Vater gehe in den frühen Morgenstunden zur Arbeit und komme erst spät wieder. Deutlich werden schwerwiegende Paarkonflikte, in denen Samira wie ein Puffer zwischen den Eltern wirkt und immer wieder zu vermitteln versucht. Samira kann sich gut auf die Beziehung zum Therapeuten einlassen und macht innerhalb weniger Monate große Fortschritte. Ihre Trennungsangst nimmt ab, sie wird mutiger und möchte erste Versuche unternehmen, alleine zum nahegelegenen Supermarkt zu gehen und abends alleine einzuschlafen. Als Samira stolz davon berichtet, wie gut sie inzwischen allein sein könne, beginnt die Mutter in einem sehr säuselnden Ton das Kind zu umschmeicheln: »Samira, meine liebe Tochter, du wirst immer mein kleines Mädchen bleiben. Ich weiß doch, wie sehr mein kleines Mädchen ihre Mama braucht. Ohne meinen Arm kannst du nicht einschlafen. Das weiß ich und das weißt du auch.« Samira versucht, der Mutter zu widersprechen: »Nein, Mama, du brauchst mich. Ich würde mich das alleine trauen. Aber ich will dich nicht traurig machen, deswegen schlafe ich noch nachts bei dir.« Die Mutter verneint die Autonomiebestrebungen ihrer Tochter erneut, bis das Kind aufgibt, schweigt und starr vor sich auf den Boden blickt, während die Mutter noch redet. In der konkordanten Gegenübertragung entsteht das sehr bedrückende Gefühl, eingesperrt zu sein. Es wird deutlich, wie sehr die Mutter Samira in Abhängigkeit halten und darauf bestehen muss, dass ihre Tochter sie braucht. Wenige Wochen später trennen sich die Eltern endgültig, es geht der Mutter emotional sehr schlecht, während sich der Vater komplett entzieht. Samira kümmert sich aufopferungsvoll um ihre Mutter und stellt ihre eigenen Bedürfnisse zurück, um für die Mutter da und ihr nah zu sein. Die Therapie stagniert eine Weile, bis es der Mutter etwas besser geht und Samira weitere, kleine Autonomieschritte wagen kann.

Hier zeigt sich der enge Zusammenhang zwischen elterlichen Ängsten und der Symptomatik. Bowlby benennt in diesem Zusammenhang verschiedene Muster familiärer Interaktion, u.a. eine chronische (Trennungs-)Angst einer Bezugsperson, womit das Kind an das Zuhause gebunden wird (Bowlby 2006b). Das Kind muss Autonomiewünsche unterdrücken und aggressive Tendenzen abwehren. Trennungsangst kann die Folge sein.

Überfürsorglichkeit

Ähnlich ist der Fall bei überfürsorglichen Eltern gelagert. Diese tendieren dazu, ihrem Kind in Anforderungssituationen wenig zuzutrauen und ihm schnellere und größere Hilfestellungen zu geben als andere Eltern (Lebowitz & Omer 2016). So lässt sich beobachten, dass Eltern von trennungsängstlichen Kindern den Wünschen und Ängsten ihrer Kinder schnell nachgeben, z.B. bereit sind, im Bett neben ihrem Kind zu schlafen, es bei ihnen im Bett schlafen zu lassen, es von einer Klassenfahrt frühzeitig abzuholen etc. Das Kind wird die Nähe zu den Eltern einerseits genießen, andererseits aber auch internalisieren, dass ihm die Eltern nicht zutrauen, die Anforderungen in Trennungssituationen ohne ihre Hilfe zu bewältigen, und sich in der Folge klein und hilflos fühlen. In ähnlichen Situationen wird es wahrscheinlich ebenfalls Trennungen vermeiden und

Hilfe einfordern, die die Eltern dann wiederum bereitstellen, sodass die Dynamik zwischen Eltern und Kind die kindlichen Ängste verfestigen kann. Das Verhalten überfürsorglicher Eltern wird in der Therapie oft als Reaktion(sbildung) auf einen Mangel oder Konflikt in der eigenen Biografie verständlich, etwa in und mit der Elternrolle (»mein Kind soll es einmal besser haben als ich«).

Wenn den Ängsten des Kindes übermäßig viel Aufmerksamkeit geschenkt wird, können diese persistieren oder sich sogar verstärken, da das Kind – erschrocken von der starken Reaktion der Eltern auf Angst als gezeigte Emotion – annehmen muss, dass seine Ängste realitätsbezogen und angemessen sind, auch wenn die Eltern überzogen reagieren.

Dies zeigt sich erstaunlich oft bei Eltern, die sich durch ein hohes Maß an Erwartung an ihre eigene Erziehungskompetenz auszeichnen, oft sehr belesen sind, was die aktuelle pädagogische Ratgeberliteratur betrifft, oder selbst im pädagogischen Bereich als ErzieherInnen, LehrerInnen oder SozialpädagogInnen arbeiten. Schon im Erstgespräch mögen sie damit imponieren, dass sie eine Reihe an psychologischen Fachtermini beherrschen. Sie kommen oft mit der Haltung, ihr Kind sei hochsensibel oder hochbegabt oder beides, und haben nicht selten einen Stapel an psychologischen Befunden bei sich, der darauf schließen lässt, dass das Kind bereits eine Odyssee an psychologischer und psychiatrischer Diagnostik hinter sich hat.

Wenn ein Kind trotz all ihrer Bemühungen Ängste entwickelt, sind die Eltern oftmals sehr verzweifelt und versuchen nun vielleicht sogar, jedes potenziell ängstigende Moment von ihrem Kind fernzuhalten, ihm jeden Wunsch zu erfüllen und überhaupt jegliche Frustration zu vermeiden. Das »Good-enough« im winnicottschen Sinne beinhaltet, salopp gesagt, aber auch »bad enough« zu sein und dem Kind bestimmte Frustrationen zuzumuten, damit es bestimmte Ich-Funktionen und innere Repräsentanzen überhaupt erst entwickeln kann (siehe S. 91; Winnicott 2008). Ohne Frustration, z. B. im Sinne einer Trennung von den Eltern, wird es nicht lernen, auf diese verzichten zu können, und braucht in Folge die Eltern interpersonell weiterhin als regulative Instanz, statt sich selbst intrapsychisch regulieren zu können und innere Spannung in einem gesunden Maße auszuhalten. Werden altersangemessene Autonomieschritte nicht gefördert, kann es passieren, dass das Kind in eine übermäßige Abhängigkeit gerät.

Die Eltern brauchen dann einen Therapeuten, der sie genau über diese Bereiche aufklärt, ihre Angst und die Versuche, perfekte Eltern zu sein, als magisches Denken erkennt, ihnen ihre eigenen Ängste und Wünsche verständlich macht und die möglicherweise abgewehrten Aggressionen dem Kind gegenüber anspricht und ihnen Raum gibt. In Folge erleben sich die Eltern dann als sehr entlastet, dass sie nicht immer perfekte Eltern sein können und müssen, und es normal ist, dass sie sich von den Ängsten des Kindes eingeschränkt, genervt, tyrannisiert etc. fühlen. Oft sind sie selbst sehr streng erzogen worden und können sich nicht vorstellen, dass es langfristig die Entwicklung ihres Kindes fördert, wenn sie dieses frustrieren oder Eigenständigkeit fördern und fordern. Hier müssen die Eltern mitunter mit den »Gespenstern« aus ihrer eigenen Kindheit im Sinne Fraibergs konfrontiert werden (Fraiberg et al. 2011).

Über die Arbeit mit Familienbrettern lässt sich die Familiendynamik visualisieren (Lehmhaus & Reiffen-Züger 2017). Als etwas Drittes, das auf dem Tisch steht und auf das man sich beziehen kann, kann den Eltern so geholfen werden, Verbindungen und Bedeutung herzustellen, die ansonsten womöglich verborgen geblieben wären.

Überkritische Eltern

Überkritische Eltern sind im Kontakt mit ihren Kindern häufig kühler, haben implizit oder explizit hohe Erwartungen daran, wie ihr Kind zu sein hat, und vermitteln dem Kind damit eher, dass es nur akzeptiert wird, wenn es sich den Erwartungen der Eltern entsprechend verhält (Lebowitz & Omer 2016). Vor allem Kinder und Jugendliche mit generalisierten Ängsten äußern sich vermehrt, dass sie Angst hätten, die Eltern würden sie nicht so annehmen oder akzeptieren, wie sie sind.

Die zehnjährige Philippa kommt gemeinsam mit ihren Eltern zum Erstgespräch. Sie selbst möchte in der Anwesenheit ihrer Eltern nichts sagen, so berichten die Eltern abwechseln von den verschiedenen Ängsten der Tochter, die sie sehr genau charakterisieren können. Es entsteht der Eindruck, dass die Eltern ihre Tochter und deren Ängste sehr genau studiert haben und dezidiert benennen können, welche Ängste wann entstehen. Allerdings ist der Blick der Eltern eher kritisch als emphatisch, die Eltern beschreiben die Ängste und die auslösenden Situationen sehr genau, der Therapeutin vermittelt sich aber kein Gefühl dafür, dass die Eltern ein emotionales Verständnis der Ängste ihrer Tochter haben oder dass sie sich in ihr Kind ausreichend einfühlen können. Während die Eltern eine Begebenheit nach der anderen erzählen und die Aufzählung von Philippas Ängsten damit lang und länger wird, malt das Mädchen mit Buntstiften einen hübschen, lächelnden Mädchenkopf, welchen sie mit heftigen Hin-und-Her-Strichen ausmalt. Der Vater ist sichtlich irritiert, unterbricht mitten im Satz und wendet sich an seine Tochter mit den Worten: »Philippa, würdest du bitte leiser malen?!« Das Kind unterbricht die Aktivität und nimmt sich zurück. Einige Minuten vor Ende bittet sie darum, allein mit der Therapeutin sprechen zu dürfen. Während die Eltern draußen warten, erzählt das Mädchen selbst von ihren Ängsten und Sorgen. Dabei malt sie ein neues Bild. Diesmal ist es wieder ein Mädchengesicht, aber diesmal mit einer vor Wut verzerrten Fratze. Die Therapeutin versteht die zwei Bilder als zwei Seiten in Philippa: Das nach außen lächelnde Mädchen, das versucht, es den Eltern recht zu machen, und das wütende Mädchen, das erst zum Vorschein kommen darf, wenn die Eltern den Raum verlassen haben.

Hier haben wir ein Paradebeispiel für die im zweiten Teil besprochenen Ambivalenzkonflikte und die mit ihnen verbundenen Emotionen. Weil Philippa im Familiengefüge offenbar ihre Wünsche nach Autonomie, Auseinandersetzung und Eigenbestimmung (mit Aggression und Ärger verbunden) nicht adäquat artikulieren kann, verlegt sie sich unbewusst auf das Ausagieren ihrer angepasst-abhängigen Seite (mit Angst verbunden). Der manifesten Angststörung kommt dabei die zusätzliche Funktion zu, ihre Eltern auf diese Art zu »nerven« und zu kontrollieren (ein sogenanntes »passiv-aggressives« Verhalten). Im häuslichen Kontext dominieren die Kinder ihre Eltern sehr mit ihrer Angst. In der Therapie sehen sie den Therapeuten anders mit dem Kind umgehen. Hier haben sie die Möglichkeit, neue Handlungsalternativen auszuprobieren und zu besprechen, welche Gefühle dies in ihnen und vermutlich in ihrem Kind auslöst. Das Ziel der Therapie ist es, dass die Eltern ihrem Kind liebevoll und frei von eigenen neurotischen Verzerrungen zur Verfügung stehen können, während das Kind je nach Entwicklungsstand von der elterlichen Fürsorge Gebrauch machen, sich aber gleichzeitig als eigenständiger Menschen mit eigenen Bedürfnissen und Abgrenzungswünschen fühlen und von den Eltern als solcher anerkannt werden kann. In der Praxis geht es dann freilich »nur« um die situativ bestmögliche Annäherung an diese Konstellation.

Paarkonflikte

Das Erleben eines realen, verlässlichen Elternpaars trägt wesentlich dazu bei, dass ein Kind stabile, innere Objekte entwickelt. Dies ist bei Eltern von Kindern und Jugendlichen mit Angststörungen jedoch häufig nicht der Fall. Verringert sich die Symptomatik des Kindes in der Therapie und gelangt das Kind zu mehr Autonomie, brechen häufig die Konflikte der Eltern durch, die unbewusst durch die Ängste des Kindes in Schach gehalten wurden. Dann kommt es vermehrt zu Paarkonflikten.

Die siebenjährige Laura, von der bereits die Rede war (siehe S. 37), zeigt sich im Erstgespräch sehr schüchtern und gehemmt. Sie rückt auf ihrem Stuhl so nah es geht an ihre Mutter heran und hält ihre Hand, wobei etwas unklar bleibt, ob nun die Mutter die Tochter oder die Tochter die Mutter beruhigt. Nach Ermutigung durch die Therapeutin geht sie zum Sandtisch und schaut sich wortlos die Spielfiguren und -tiere an. Sie platziert verschiedene Tierfamilien verteilt im Sand: Die Tierkinder befinden sich jeweils nah bei mindestens einem Elterntier. In der Mitte steht eine Löwenfamilie, alle Tiere gucken in eine Richtung: Vater und Mutter stehen so eng neben dem Kind, dass es fast gar nicht mehr zu sehen ist. Als die Mutter erzählt, welche Belastungen durch die Trennungsangst der Tochter in der Familie entstünden, dass Laura schon geäußert habe, sie sei wegen ihrer Angst vor dem Alleinsein eine »Plage«, nimmt das Mädchen den kleinen Löwen aus der Mitte der Eltern heraus und vergräbt ihn etwas abseits vollständig im Sand. In der Therapie kann Laura im Spiel ausdrücken, wie stark ihr Wunsch ist, den Eltern nah zu sein und von ihnen beschützt zu werden. Gleichzeitig werden die Schuld- und Schamgefühle des Mädchens, die sich im Erstgespräch bereits über das vergrabene Löwenkind andeuteten, besprechbar. Es zeigt sich, inwieweit Laura das Gefühl hat, für ihre sowieso schon psychisch belastete Mutter und den oft auswärts arbeitenden Vater eine zusätzliche Last zu sein. Nun ändern sich die Spielinhalte. Laura zeigt sich aggressiv und bestimmend. Sie kommandiert die Therapeutin herum und reagiert beleidigt, wenn diese sich nicht bedingungslos ihren Spielwünschen unterwirft. Sie entwickelt Wünsche nach Selbstbestimmung und Autonomie, möchte sich selbstwirksam erfahren. In den Elterngesprächen werden die Paarprobleme der Eltern deutlich. Die Mutter wird sich ihrer engen Beziehung zur eigenen Mutter bewusst und inwieweit sie von dieser gebraucht wurde, um sich zu beruhigen; eine Konstellation, die sie aus ihrer eigenen Beziehung zu Laura kenne, wie sie schmerzlich feststellt. Es fällt ihr schwer, Laura unabhängiger werden zu lassen und ihr eigene Sichtweisen zuzugestehen, da sie merkt, dass sie selbst nun wesentlich mehr Ängste spürt. Sie will sich um eine eigene Therapie bemühen. Der Vater, der sich durch berufliche Abwesenheiten entzog, wird in der Familie präsenter und ermöglicht Laura, selbstständiger zu werden, indem er sie ermutigt, sich mit eigenen Wünschen deutlicher zu zeigen.

Zum Teil mögen die Paarkonflikte der Eltern so erdrückend sein, dass eine Therapie mit dem Kind keinen Sinn macht, solange die

Eltern die Paardynamik nicht klären oder sich trennen. Trennung oder Scheidung, aber auch anhaltende elterliche Konflikte sind Risikofaktor für eine psychopathologische Entwicklung des Kindes. Kommt es in der Therapie zur Trennung, muss zeitweise mit dem Kind v.a. haltend und stützend gearbeitet werden.

ANHANG

Literaturverzeichnis

Albani, C., Pokorny, D., Blaser, G. & Kaechele, H. (2008): Beziehungsmuster und Beziehungskonflikte. Theorie, Klinik und Forschung. Göttingen (Vandenhoeck & Ruprecht).

Adler, A. (1973 [1914]): Zur Kritik der Freudschen Sexualtheorie des Seelenlebens. In: Adler, A. & Furtmüller, C. (Hg.): Heilen und Bilden. Frankfurt am Main (Fischer), 94–102.

Adler, A. (1979 [1931]): Wozu leben wir? Frankfurt am Main (Fischer).

Adler, A. (2007 [1927]): Menschenkenntnis. Göttingen (Vandenhoeck & Ruprecht).

Adler, A. (2008 [1908]): Das Zärtlichkeitsbedürfnis des Kindes. Z. f. Individualpsychologie 33 (4), 369–372.

Ainsworth, M. D. S., Blehar, M. C., Waters, E. & Wall, S. (1978): Patterns of Attachment. Hilssdale, N. J. (Erlbaum).

Ainsworth, M. D. S. & Wittig, B. A. (1969): Attachment and the Exploratory Behavior of One-Year-Olds in a Strange Situation. In: Foss, B. M. (Hg.): Determinants of Infant Behavior. London (Methuen), 111–136.

Altmeyer, M. (2005): Innen, Außen, Zwischen. Paradoxien des Selbst bei Donald Winnicott. Forum Psychoanal 21, 42–57.

American Psychiatric Association (2013): Diagnostic and Statistical Manual of Mental Disorders. DSM-5. Washington D. C. (American Psychiatric Publishing).

Arbeitskreis OPD-KJ-2 (2013): Operationalisierte Psychodynamische Diagnostik im Kindes- und Jugendalter. Grundlagen und Manual. Bern (Hans Huber).

Argelander, H. (1987): Das Erstinterview in der Psychotherapie. Darmstadt (Wissenschaftliche Buchgesellschaft).

Bacal, H. A. & Newman, K. M. (1994): Objektbeziehungstheorien. Brücken zur Selbstpsychologie. Stuttgart-Bad Cannstatt (Frommann-Holzboog).

Balint, M. (1997): Therapeutische Aspekte der Regression. Die Theorie der Grundstörung. Stuttgart (Klett-Cotta).

Balint, M. (2009 [1959]): Angstlust und Regression. Stuttgart (Klett-Cotta).

Bateman, A. & Fonagy, P. (2008): Psychotherapie der Borderline-Persönlichkeitsstörung. Ein mentalisierungsgestütztes Behandlungskonzept. Gießen (Psychosozial-Verlag).

Bayer, S. & Logé, C. (2018): Anna Freud. Ich-Psychologie, Abwehr und Kinderanalyse. In: Streeck-Fischer, A. (Hg.): Die frühe Entwicklung.

Psychodynamische Entwicklungspsychologien von Freud bis heute. Göttingen (Vandenhoeck & Ruprecht), 66–81.

Bayer, S. & Streeck-Fischer, A. (2018): Entwicklungstheoretische Ansätze von Sigmund Freud. In: Streeck-Fischer, A. (Hg.): Die frühe Entwicklung. Psychodynamische Entwicklungspsychologien von Freud bis heute. Göttingen (Vandenhoeck & Ruprecht), 12–31.

Becker, N. (2014): Vom Ganzwerden, Ich-selber-Werden und In-der-Realität-Ankommen. Donald W. Winnicott und Masud Khan. In: Kögler, M. & Busch, E. (Hg.): Übergangsobjekte und Übergangsräume. Winnicotts Konzepte in der Anwendung. Gießen (Psychosozial-Verlag), 187–206.

Beebe, B. & Lachmann, F. M. (2004): Säuglingsforschung und die Psychotherapie Erwachsener. Wie interaktive Prozesse entstehen und zu Veränderung führen. Stuttgart (Klett-Cotta).

Beesdo, K., Knappe, S. & Pine, D. S. (2009): Anxiety and Anxiety Disorders in Children and Adolescents. Developmental Issues and Implications for DSM-V. Psychiatr Clin North Am 32 (3), 483–524.

Benecke, C. (2014): Klinische Psychologie und Psychotherapie. Ein integratives Lehrbuch. Stuttgart (Kohlhammer).

Benecke, C. & Brauner, F. (2017): Motivation und Emotion. Psychologische und psychoanalytische Perspektiven. Stuttgart (Kohlhammer).

Benecke, C. & Staats, H. (2017): Psychoanalyse der Angststörungen. Modelle und Theorien. Stuttgart (Kohlhammer).

Benz, M. & Scholtes, K. (2012): Von der normalen Entwicklungskrise zur Regulationsstörung. In: Cierpka, M. (Hg.): Frühe Kindheit 0–3. Beratung und Psychotherapie für Eltern mit Säuglingen und Kleinkindern. Berlin, Heidelberg (Springer), 147–158.

Bilz, L. (2008): Schule und psychische Gesundheit. Risikobedingungen für emotionale Auffälligkeiten von Schülerinnen und Schülern. Wiesbaden (VS Verlag für Sozialwissenschaften).

Bion, W. R. (1962): Lernen durch Erfahrung. Frankfurt am Main (Suhrkamp).

Bion, W. R. (1998a [1957]): Zur Unterscheidung von psychotischen und nicht-psychotischen Persönlichkeiten. In: Spillius, E. B. (Hg.): Melanie Klein Heute. Entwicklungen in Theorie und Praxis. Bd. 1: Beiträge zur Theorie. München, Wien (Verlag Internationale Psychoanalyse), 75–99.

Bion, W. R. (1998b [1962]). Eine Theorie des Denkens. In: Spillius, E. B. (Hg.): Melanie Klein Heute. Entwicklungen in Theorie und Praxis. Bd. 1: Beiträge zur Theorie. München, Wien (Verlag Internationale Psychoanalyse), 225–235.

Birmaher, B., Khetarpal, S., Brent, D., Cully, M., Balach, L., Kaufman, J., Neer, S. & Neer, S. M. (1997): The Screen for Child Anxiety Related Emotional Disorders (SCARED). Scale Construction and Psychometric Characteristics. Journal of the American Academy of Child & Adolescent Psychiatry 36 (4), 545–553.

Bohleber, W. (2008): Adoleszenz. In: Mertens, W. & Waldvogel, B. (Hg.): Handbuch psychoanalytischer Grundbegriffe. Stuttgart (Kohlhammer), 25–30.

Borowski, D., Hopf, H. & Hüller, T. (2018): Angst. In: Adler-Corman, P., Röpke, C. & Timmermann, H. (Hg.): Psychoanalytische Leitlinien der Kinder- und Jugendlichen-Psychotherapie. Frankfurt am Main (Brandes & Apsel), 53–84.

Bovensiepen, G. (2007): Theoretische Grundlagen der psychoanalytischen Therapie bei Kindern und Jugendlichen. In: Hopf, H. & Windaus, E. (Hg.): Lehrbuch der Psychotherapie. Bd. 5: Psychoanalytische und tiefenpsychologisch fundierte Kinder- und Jugendlichenpsychotherapie. München (CIP Medien), 195–212.

Bowlby, J. (1988): Bindung als sichere Basis. Grundlagen und Anwendung der Bindungstheorie. München (E. Reinhardt).

Bowlby, J. (2006a [1969]). Bindung und Verlust. Bd. 1: Bindung. München, Basel (Reinhardt-Verlag).

Bowlby, J. (2006b [1973]): Bindung und Verlust. Bd. 2: Trennung. Angst und Zorn. München, Basel (Reinhardt-Verlag).

Bowlby, J. (2006c [1980]): Bindung und Verlust. B. 3. Verlust. Trauer und Depression. München, Basel (Reinhardt-Verlag).

Brückl, T. M., Wittchen, H.-U., Höfler, M, Pfister, H., Schneider, S. & Lieb, R. (2007): Childhood Separation Anxiety and the Risk of Subsequent Psychopathology. Results from a Community Study. Psychother Psychosom 76 (1), 47–56.

Burchartz, A. (2015): Psychodynamische Psychotherapie bei Kindern und Jugendlichen. Das tiefenpsychologisch fundierte Verfahren: Basiswissen und Praxis. Stuttgart (Kohlhammer).

Carr, A. (1999): The Handbook of Child and Adolescent Clinical Psychology. London (Routledge).

Cartwright-Hatton, S., McNicol, K. & Doubleday, E. (2006): Anxiety in a Neglected Population. Prevalence of Anxiety Disorders in Pre-Adolescent Children. Clin. Psychol. Rev. 26 (7), 817–833.

Caspar, F., Pjanic, I. & Westermann, S. (2018): Diagnostik und Klassifikation. In: Caspar, F., Pjanic, I. & Westermann, S. (Hg.): Klinische Psychologie. Wiesbaden (Springer), 15–25.

Compton, S. N., Nelson, A. H. & March, S. J. (2000): Social Phobia and Separation Anxiety Symptoms in Community and Clinical Samples of Children and Adolescents. Journal of the American Academy of Child & Adolescent Psychiatry 39 (8), 1040–1046.

Davis, M. & Wallbridge, D. (2015 [1983]): Eine Einführung in das Werk von D. W. Winnicott. Frankfurt am Main (Klotz).

Delmo, C., Weiffenbach, O., Gabriel, M., Stadler, C. & Poustka, F. (2001): Kiddie-Sads-Present and Lifetime Version (K-SADS-PL), deutsche Forschungsversion erweitert um ICD-10-Diagnostik, 5. Aufl. Klinik für Psychiatrie und Psychotherapie des Kindes- und Jugendalters, Frankfurt am Main (Zugang am 24.09.2019 über: http://www.adhs-essen.com/PDF/K-SADS_Fragebogen.pdf).

Deserno, H. (1990): Die Analyse und das Arbeitsbündnis. Eine Kritik des Arbeitsbündniskonzepts. München, Wien (Verlag Internationale Psychoanalyse).

Diem-Wille, G. (2015): Latenz. Das »goldene Zeitalter« der Kindheit. Psychoanalytische Entwicklungstheorie nach Freud, Klein und Bion. Stuttgart (Kohlhammer).

Diez Grieser, M. T. D. & Müller, R. (2019): Mentalisieren mit Kindern und Jugendlichen. Stuttgart (Klett-Cotta).

Dilling, H. & Freyberger, H. K. (1994): Taschenführer zur ICD-10-Klassifikation psychischer Störungen. Bern (Verlag Hans Huber).

Dornes, M. (1993): Der kompetente Säugling. Frankfurt am Main (Fischer).

Dulz, B. (2004): Psychoanalytische Beziehungsarbeit. In: Sachsse, U. (Hg.): Traumazentrierte Psychotherapie. Stuttgart (Schattauer), 121–137.

Eckhardt-Henn, A., Heuft, G., Hoffmann, S. O. & Hochapfel G. (2004): Hoffmann & Hochapfel. Neurotische Störungen und psychosomatische Medizin. Mit einer Einführung in Psychodiagnostik und Psychotherapie. Stuttgart, New York (Schattauer).

Ekman, P. (1972): Universals and Cultural Differences in Facial Expression of Emotion. In: Cole, J. R. (Hg.): Nebraska Symposium on Motivation. Bd. 19. Lincoln (University of Nebraska Press), 207–283.

Erikson, E. (1966 [1959]): Identität und Lebenszyklus. Frankfurt am Main (Suhrkamp).

Ermann, M. (2012): Angst und Angststörungen. Psychoanalytische Konzepte. Stuttgart (Kohlhammer).

Ermann, M. (2016): Psychoanalytische Konfliktpsychologie – obsolet oder aktuell? Forum Psychoanal 32, 431–442.

Essau, C. (2014): Angst bei Kindern und Jugendlichen. München, Basel (Reinhardt).

Essau, C., Conradt, J. & Reiss, B. (2004): Klassifikation, Epidemiologie und diagnostisches Vorgehen. In: Schneider, S. (2004): Angststörungen bei Kindern und Jugendlichen. Grundlagen und Behandlung. Berlin, Heidelberg (Springer), 79–102.

Feurer, M. (2011): Psychoanalytische Theorien des Denkens. S. Freud – D. W. Winnicott – P. Aulagnier – W. R. Bion – A. Green. Würzburg (Königshausen & Neumann).

Focke, I., Pioch, E. & Schulze, S. (2018): Neid. Zwischen Sehnsucht und Zerstörung. Stuttgart (Klett-Cotta).

Fonagy, P., Gergely, G., Jurist, E. L. & Target, M. (2004): Affektregulierung, Mentalisierung und Entwicklung des Selbst. Stuttgart (Klett-Cotta).

Fonagy, P. & Target, M. (2002): Neubewertung der Entwicklung der Affektregulation vor dem Hintergrund von Winnicotts Konzept des »falschen Selbst«. Psyche – Z Psychoanal 56 (9–10), 839–862.

Fraiberg, S., Adelson, E. & Shapiro, V. (2011): Gespenster im Kinderzimmer. Probleme gestörter Mutter-Säugling-Beziehungen aus psychoanalytischer

Sicht. In: Fraiberg, S. (Hg.): Seelische Gesundheit in den ersten Lebensjahren. Studien aus einer psychoanalytischen Klinik für Babys und ihre Eltern. Gießen (Psychosozial-Verlag), 227–272.
Freud, A. (1969 [1936]): Das Ich und die Abwehrmechanismen. München (Kindler).
Freud, S. (1895): Über die Berechtigung, von der Neurasthenie einen bestimmten Symptomenkomplex als »Angstneurose« abzutrennen. GW 1, 313–342.
Freud, S. (1898): Zur Sexualität in der Ätiologie der Neurosen. GW 1, 491–516.
Freud, S. (1905): Drei Abhandlungen zur Sexualtheorie. GW 5, 27–145.
Freud, S. (1908): Der Dichter und das Phantasieren. GW 7, 213–223.
Freud, S. (1909): Analyse der Phobie eines fünfjährigen Knaben. GW 7, 241–377.
Freud, S. (1920): Jenseits des Lustprinzips. GW 13, 1–69.
Freud, S. (1923): Das Ich und das Es. GW 13, 237–289.
Freud, S. (1926): Hemmung, Symptom und Angst. GW 14, 111–205.
Freud, S. (1933): Neue Folge der Vorlesungen zur Einführung in die Psychoanalyse. GW 15, 62–86.
Friedrich, S. & Friebel, V. (2011): Kindern Mut machen. Hilfe bei Schüchternheit und Ängsten. Bonn (BALANCE Buch + Medien Verlag).
Gennrich, M. K. (2018): Geschwisterdynamik und Angststörungen bei Kindern. Eine qualitative Untersuchung. Unveröffentlichte Bachelorarbeit im Rahmen des Studiengangs B. Sc. Psychologie der IPU Berlin.
Gloger-Tippelt, G. & König, L. (2009): Bindung in der mittleren Kindheit. Das Geschichtenergänzungsverfahren zur Bindung 5- bis 8-jähriger Kinder (GEV-B). Weinheim, Basel (Beltz Verlag).
Grande, T. (2007): Wie stellen sich Konflikt und Struktur in Beziehungen dar? Z Psychosom Med Psychother 53, 144–162
Greenson, R. (1986): Technik und Praxis der Psychoanalyse. Stuttgart (Klett-Cotta).
Groß, S. (2012): Zur Diagnostik der Regulationsstörung. In: Cierpka, M. (Hg.): Frühe Kindheit 0–3. Beratung und Psychotherapie für Eltern mit Säuglingen und Kleinkindern. Berlin, Heidelberg (Springer), 148–158.
Hartmann, H. (1997): Ich-Psychologie. Stuttgart: Klett-Cotta.
Hasenöhrl, B. (2019): It's Complicated. Ödipus 2019. Z. f. Individualpsychologie 44 (4), 369–380.
Hédervári-Heller, É. (2011): Emotionen und Bindung bei Kleinkindern. Entwicklung verstehen und Störungen behandeln. Weinheim, Basel (Beltz-Verlag).
Heim, N. (2018): Melanie Klein. Von der Analyse des Kindes zur Begründung der Objektbeziehungstheorie. In: Streeck-Fischer, A. (Hrsg.): Die frühe Entwicklung. Psychodynamische Entwicklungspsychologien von Freud bis heute. Göttingen (Vandenhoeck & Ruprecht), 82–103.

Hensel, K. (2018): Zur Differenzialdiagnostik der Generalisierten Angststörung und Depression im Kindesalter. Unveröffentlichte Bachelorarbeit im Rahmen des Studiengangs B.Sc. Psychologie der IPU Berlin.

Hoekzema, E., Barba-Müller, E., Pozzobon, C., Picado, M., Lucco, F., García-García, D., Soliva, J.C., Tobeña, A., Desco, M., Crone, E.A., Ballesteros, A., Carmona, S. & Vilarroya, O. (2017): Pregnancy Leads to Long-Lasting Changes in Human Brain Structure. Nat. Neurosci. 20 (2), 287–296.

Hopf, H. (2007): Angst und Angststörungen. In: Hopf, H. & Windaus, E. (Hg.): Lehrbuch der Psychotherapie, Bd. 5, Psychoanalytische und tiefenpsychologisch fundierte Kinder- und Jugendlichenpsychotherapie. München (CIP Medien), 273–290.

Hopf, H. (2009): Angststörungen bei Kindern und Jugendlichen. Diagnose, Indikation, Behandlung. Frankfurt am Main (Brandes & Apsel).

Ihle, W. & Esser, G. (2002): Epidemiologie psychischer Störungen im Kindes- und Jugendalter: Prävalenz, Verlauf, Komorbidität und Geschlechtsunterschiede. Psychologische Rundschau 53, 159–169.

In-Albon, T. (2011): Kinder und Jugendliche mit Angststörungen. Erscheinungsbilder, Diagnostik, Behandlung, Prävention. Stuttgart (Kohlhammer).

Juen, F., Benecke, C., von Wyl, A., Schick, A. & Cierpka, M. (2005): Repräsentanz, psychische Struktur und Verhaltensprobleme im Vorschulalter. Prax. Kinderpsychol. Kinderpsych. 54 (3), 191–209.

Jung, C.G. (2015): Die Beziehungen zwischen dem Ich und dem Unbewussten. München (dtv).

Kächele, H., Buchheim, A., Schmücker, G. & Brisch, K.H. (1999): Entwicklung, Bindung und Beziehung. Neuere Konzepte zur Psychoanalyse. In: Helmchen, H., Henn, F.A., Lauter, H. & Sartorius, N. (Hg.): Psychiatrie der Gegenwart. Bd. 1. Berlin, Heidelberg (Springer), 605–630.

Kaiser, J. (2018): Rainer Krause. Die Rolle der Affekte in der neueren analytischen Entwicklungspsychologie. In: Streeck-Fischer, A. (Hg.): Die frühe Entwicklung. Psychodynamische Entwicklungspsychologien von Freud bis heute. Göttingen (Vandenhoeck & Ruprecht), 208–232.

Kaufman, J., Birmaher, B., Brent, D.A., Ryan, N.D. & Rao, U. (2000): K-SADS-PL. Journal of the American Academy of Child & Adolescent Psychiatry 39 (10), 1208.

Kernberg, O. (2001): Affekt, Objekt und Übertragung. Aktuelle Entwicklungen der psychoanalytischen Theorie und Technik. Gießen (Psychosozial-Verlag).

Kessler, R.C., Berglund, P., Dempler, O., Jin, R., Merikangas, K.R. & Walters, E.E. (2005): Lifetime Prevalence and Age-of-Onset Distributions of DSM-IV Disorders in the National Comorbidity Survey Replication. Archives of General Psychiatry 62, 593–602.

Klasen, F., Petermann, F., Meyrose, A.-K., Barkmann, C., Otto, C., Haller, A.-C., Schlack, R., Schulte-Markwort, M. & Ravens-Sieberer, U. (2016): Verlauf psychischer Auffälligkeiten von Kindern und Jugendlichen. Ergebnisse der BELLA-Kohortenstudie. Kindheit und Entwicklung 25 (1), 10–20.

Klein, M. (2006 [1962]): Das Seelenleben des Kleinkindes und andere Beiträge zur Psychoanalyse. Stuttgart (Klett-Cotta).

Klein, M. (2017): Lectures on Technique by Melanie Klein. New York (Routledge).

Klüwer, R. (1983): Agieren und Mitagieren. Psyche – Z Psychoanal 37 (9), 828–840.

Kluge, F. (1899): Ethymologisches Wörterbuch der deutschen Sprache. Straßburg (Deutscher Verlag).

Knollmann, M., Reissner, V., Kiessling, S. & Hebebrand, J. (2013): Differentielle Klassifikation schulvermeidenden Verhaltens. Zeitschrift für Kinder- und Jugendpsychiatrie und Psychotherapie 41 (5), 335–345.

König, K. (1981): Angst und Persönlichkeit. Anwendungen des Konzepts vom steuernden Objekt. Göttingen (Vandenhoeck & Ruprecht).

Körner, J. (1989): Kritik der »therapeutischen Ich-Spaltung«. Psyche – Z Psychoanal 43 (5), 385–396.

Kohut, H. (1976): Narzißmus. Eine Theorie der psychoanalytischen Behandlung narzißtischer Persönlichkeitsstörungen. Frankfurt am Main (Suhrkamp).

Kossowsky, J., Pfaltz, M. C., Schneider, S., Taeymans, J., Locher, C. & Gaab, J. (2013): The Separation Anxiety Hypothesis of Panic Disorder Revisited. A Meta-Analysis. Am J Psychiatry 170 (7), 768–781.

Krause, R. (2012): Allgemeine Psychoanalytische Krankheitslehre. Grundlagen und Modelle. Stuttgart (Kohlhammer).

Krause, R. (2016): Über die unbewusste Handhabung affektiver Austauschprozesse zur Regulierung der primären Autonomie. Einige behandlungstechnische Überlegungen speziell für die Behandlung von Kindern und Jugendlichen. Analytische Kinder- und Jugendlichen-Psychotherapie 170 (2), 225–235.

Kronmüller, K.-T., Hartmann, M., Postelnicu, I., Stefini, A., Geiser-Elze, A., Gerhold, M., Horn, H. & Winkelmann, K. (2005): Zur Wirksamkeit psychodynamischer Kurzzeitpsychotherapie bei Kindern und Jugendlichen mit Angststörungen. Praxis der Kinderpsychologie und Kinderpsychiatrie 54 (7), 559–577.

Krüger, A. & Reddemann, L. (2009): Psychodynamisch imaginative Traumatherapie für Kinder und Jugendliche. PITT-KID – Das Manual. Stuttgart (Klett-Cotta).

Kruska, L. (2018): Donald W. Winnicott. Good enough is good enough! In: Streeck-Fischer, A. (Hg.): Die frühe Entwicklung. Psychodynamische Entwicklungspsychologien von Freud bis heute. Göttingen (Vandenhoeck & Ruprecht), 104–118.

Kruska, L. & Streeck-Fischer, A. (2017): Mein Kind hat Angst! Ängste im Kindesalter verstehen. Frühe Kindheit 17 (3), 6–13.

Lachauer, R. (1990): Die Bedeutung des Handlungsdialogs für den therapeutischen Prozeß. Psyche – Z Psychoanal 44 (12), 1082–1099.

Largo, R. (2010): Babyjahre. Entwicklung und Erziehung in den ersten vier Jahren. München, Zürich (Piper).

Last, C. & Strauss, C. (1990): School Refusal in Anxiety-Disordered Children and Adolescents. Child and Adolescent Psychiatry 29 (1), 31–35.

Lebowitz, E. R. & Omer, H. (2016): Der elterliche Einfluss auf Kinderängste. Zugrundeliegende Mechanismen und Konsequenzen für die Behandlung. Familiendynamik 41 (2), 114–128.

Lehmhaus, D. & Reiffen-Züger, B. (2017): Psychodynamische Diagnostik in der Kinder- und Jugendlichen-Psychotherapie. Die Praxis projektier Tests. Probatorik, Indikation und OPD-KJ. Frankfurt am Main (Brandes & Apsel).

Lenzen, C., Fischer, F., Jentzsch, A., Kaess, M., Parzer, P., Carli, V., Wassermann, D., Resch, F. & Brunner, R. (2013): Schulabsentismus in Deutschland. Die Prävalenz von entschuldigten und unentschuldigten Fehlzeiten und ihre Korrelation mit emotionalen und Verhaltensauffälligkeiten. Praxis der Kinderpsychologie und Kinderpsychiatrie 62 (8), 570–582.

Lewis, M. (2008): The Emergence of Human Emotions. In: Lewis, M. & Haviland-Jones, J. M. (Hg.): Handbook of Emotions. New York (Guilford Press), 304–319.

Lichtenberg, J. D., Lachmann, F. M., Fosshage, J. L. & Fehlhaber, H. (2000): Das Selbst und die motivationalen Systeme. Zu einer Theorie psychoanalytischer Technik. Frankfurt am Main (Brandes & Apsel).

Lichtenberg, J. D., Lachmann, F. M. & Fosshage, J. L. (2011): Psychoanalysis and Motivational Systems, a New Look. London (Routledge).

Lieb, R., Mastaler, M. & Wittchen, H.-U. (1998): Gibt es somatoforme Störungen bei Jugendlichen und jungen Erwachsenen? Erste epidemiologische Untersuchung einer bevölkerungsrepräsentativen Stichprobe. Verhaltenstherapie 8, 81–93.

List, E. (2014): Psychoanalyse. Geschichte, Theorien, Anwendungen. Wien (facultas.wuv).

Loewald, H. W. (1980): Das Dahinschwinden des Ödipuskomplexes. In: Loewald, H. W.: Psychoanalyse. Aufsätze aus den Jahren 1951–1979. Stuttgart (Klett-Cotta), 377–400.

Lorenzer, A. (1973): Sprachzerstörung und Rekonstruktion. Frankfurt am Main (Suhrkamp).

Lorenzer, A. (2006): Szenisches Verstehen. Zur Erkenntnis des Unbewussten. Marburg (Tectum Verlag).

Luborsky, L. (1999): Einführung in die analytische Psychotherapie. Ein Lehrbuch. Göttingen, Zürich (Vandenhoeck & Ruprecht).

Mahler, M. (2008 [1975]): Die psychische Geburt des Menschen. Symbiose und Individuation. Frankfurt am Main (Fischer).

Mentzos, S. (1984): Deskriptive und psychodynamische Definition sowie Differentialdiagnostik manifester Angstzustände. In: Mentzos, S. (Hg.): Angstneurose. Psychodynamische und psychotherapeutische Aspekte. Frankfurt am Main (Fischer), 11–24.

Mentzos, S. (1992): Neurotische Konfliktverarbeitung. Eine Einführung in die psychoanalytische Neurosenlehre unter Berücksichtigung neuer Perspektiven. Frankfurt am Main (Fischer).
Merten, J. (2003): Einführung in die Emotionspsychologie. Stuttgart (Kohlhammer).
Mertens, W. & Waldvogel, B. (Hg.) (2000): Handbuch psychoanalytischer Grundbegriffe. Stuttgart (Kohlhammer).
Meyer, G. (2005): Konzepte der Angst in der Psychoanalyse. Bd. 1: 1895–1950. Frankfurt am Main (Brandes & Apsel).
Mielke, R. (2001): Psychologie des Lernens. Eine Einführung. Stuttgart (Kohlhammer).
Mittenzwei, K. (2013): The Screen for Child Anxiety Related Emotional Disorders (SCARED). Eine deutsche Übersetzung und erste empirische Anwendung des Fragebogens für Angststörungen im Kindes- und Jugendalter (SCARED-D). Dissertation, Universität Hamburg.
Moser, U. & von Zeppelin, I. (1996): Der geträumte Traum. Wie Träume entstehen und sich verändern. Stuttgart (Kohlhammer).
Muratori, F., Picchi, L., Bruni, G., Patarnello, M. & Romanogli, G. (2003): A two Year Follow up of Psychodynamic Psychotherapy for Internalizing Disorders in Children. Journal of the American Academy of Child & Adolescent Psychiatry 42 (3), 331–339.
Oerter, R. & Montada, L. (2002): Entwicklungspsychologie. Weinheim (Beltz Verlag).
Panksepp, J. (1998): Affective Neuroscience. The Foundations of Human and Animal Emotions. New York (Oxford University Press).
Pap, G. (2011): Bindungstheorie und Individualpsychologie. In: Rieken, B. (Hg.). Alfred Adler heute. Zur Aktualität der Individualpsychologie. Münster, New York, Münster, Berlin (Waxmann), 183–194.
Papoušek, M. (2004): Regulationsstörungen der frühen Kindheit: Klinische Evidenz für ein neues diagnostisches Konzept. In: Papoušek, M., Schieche, M. & Wurmser, H. (Hg.): Regulationsstörungen der frühen Kindheit. Frühe Risiken und Hilfen im Entwicklungskontext der Eltern-Kind-Beziehungen. Bern (Huber), 77–110.
Petermann, F. (2005): Handbuch der Klinischen Psychologie und Psychotherapie. Göttingen (Hogrefe).
Petermann, U., Essau, C. A. & Petermann, F. (2000): Angststörungen. In: Petermann, F. (Hg.). Lehrbuch der klinischen Kinderpsychologie und Kinderpsychotherapie. Göttingen: (Hogrefe), 227–270.
Piaget, J. (1975 [1937]): Der Aufbau der Wirklichkeit beim Kinde. Gesammelte Werke. 2. Studienausgabe. Stuttgart (Klett-Cotta).
Plänkers, T. (2003): Trieb, Objekt, Raum. Veränderungen im psychoanalytischen Verständnis der Angst. Psyche – Z Psychoanal 57 (6), 487–522.
Reed, V. & Wittchen, U. (1998): DSM-IV Panic Attacks and Panic Disorder in a Community Sample of Adolescents and Young Adults. How Specific are Panic Attacks? Jounal of Psychiatric Research 32 (6), 335–345.

Remschmidt, H., Schmidt, M. & Poustka, F. (2001): Multiaxiales Klassifikationsschema für psychische Störungen des Kindes- und Jugendalter nach ICD-10 der WHO. Bern (Huber).
Richter, H. E. (1972): Patient Familie. Reinbek (Rowohlt).
Ricking, H. (2006): Wenn Schüler dem Unterricht fernbleiben. Schulabsentismus als pädagogische Herausforderung. Bad Heilbrunn (Klinkhardt).
Rohde-Dachser, C. (1987): Ausformungen der ödipalen Dreieckskonstellation bei narzißtischen und bei Borderline-Störungen. Psyche – Z Psychoanal 41 (9), 773–799.
Rudolf, G., Grande, T. & Oberbracht, C. (2000): Die Heidelberger Umstrukturierungsskala. Ein Modell der Veränderung in psychoanalytischen Therapien und seine Operationalisierung in einer Schätzskala. Psychotherapeut 45, 237–246.
Saß, H., Wittchen, H.-U. & Zaudig, M. (1996): Diagnostisches und Statistisches Manual für psychische Störungen DSM-IV. Göttingen (Hogrefe).
Scheibe, G., Tress, W. & Reister, G. (1997): Psychoanalytische Modellvorstellungen und die DSM-IV-Klassifikation von Angststörungen. Widerspruch oder Ergänzung? Zeitschrift für Psychosomatische Medizin und Psychoanalyse 43 (2), 138–152.
Schneider, S. (2004a): Angststörungen bei Kindern und Jugendlichen. Grundlagen und Behandlung. Berlin, Heidelberg (Springer).
Schneider, S. (2004b): Spezifische Phobien. In: Schneider, S. (2004): Angststörungen bei Kindern und Jugendlichen. Grundlagen und Behandlung. Berlin, Heidelberg (Springer), 133–164.
Schneider, S. (2004c): Panikstörung und Agoraphobie. In: Schneider, S. (2004): Angststörungen bei Kindern und Jugendlichen. Grundlagen und Behandlung. Berlin, Heidelberg (Springer), 237–273.
Schneider, S. (2010): Psychotherapie bei Kindern und Jugendlichen. In: Lutz, W. (Hg.): Lehrbuch Psychotherapie. Bern (Huber), 175–194.
Schneider, S. & In-Albon, T. (2004): Störung mit Trennungsangst. In: Schneider, S. (2004): Angststörungen bei Kindern und Jugendlichen. Grundlagen und Behandlung. Berlin, Heidelberg (Springer), 105–131.
Schuck, K. & Schneider, S. (2017): Kinderängste. Erscheinungsbild, Diagnostik, Ursachen und Behandlungsmöglichkeiten. Frühe Kindheit 17 (3), 14–21.
Simons, M. & Herpertz-Dahlmann, B. (2012): Angststörungen. Therapie bei Kindern und Jugendlichen. In: Rupprecht, R. & Kellner, M. (Hg.). Angststörungen. Klinik, Forschung, Therapie. Stuttgart (Kohlhammer), 288–311.
Sohni, H. (2011): Geschwisterdynamik. Gießen (Psychosozial-Verlag).
Solms, M. & Turnbull, O. (2010): Das Gehirn und die innere Welt. Neurowissenschaft und Psychoanalyse. Mannheim (Walter-Verlag).
Staats, H. (2014): Feinfühlig arbeiten mit Kindern. Psychoanalytische Konzepte für die Praxis in Kita und Grundschule. Göttingen (Vandenhoeck & Ruprecht).

Steinhausen. H.-C. (2005a): Fragenbogen für Angststörungen – Kinderversion (FAS-K). Deutsche Version des SCARED. Unveröffentlichtes Manual. (Zugang am 24.09.2019 über: https://www.pukzh.ch/default/assets/File/Downloads/FAS_K.pdf).

Steinhausen, H.-C. (2005b): Fragenbogen für Angststörungen – Elternversion (FAS-E). Deutsche Version des SCARED. Unveröffentlichtes Manual. (Zugang am 24.09.2019 über: https://www.pukzh.ch/default/assets/File/Downloads/FAS_E.pdf).

Sterba, R. (1934): The Social Construction of Therapeutic Action. Psychoanalytic Inquiry 16, 265–293.

Sticker, E., Willerscheidt, J. & Fooken, I. (2018): ProDiBez. Projektives Diagnostikum zum Beziehungserleben von Kindern. Manual. Bern (Hogrefe).

Streeck-Fischer, A. (2014): Trauma und Entwicklung. Adoleszenz – frühe Traumatisierungen und ihre Folgen. Stuttgart (Schattauer).

Streeck-Fischer, A. (2018): Margaret Mahler und ihr Entwicklungsmodell. In: Streeck-Fischer, A. (Hg.): Die frühe Entwicklung. Psychodynamische Entwicklungspsychologien von Freud bis heute. Göttingen (Vandenhoeck & Ruprecht), 48–65.

Sturzbecher, D. & Großmann, H. (2007): Die Erzieherin-Kind-Beziehung aus Sicht des Kindes im Vergleich zur Eltern-Kind-Beziehung. In: Becker-Stoll, F. & Textor, M. (Hg.): Die Erzieherin-Kind-Beziehung. Zentrum von Bildung und Erziehung. Berlin, Düsseldorf, Mannheim (Cornelsen Verlag).

Suppiger, A., In-Albon, T., Hendriksen, S., Hermann, E., Margraf, J. & Schneider, S. (2009): Acceptance of Structured Diagnostic Interviews for Mental Disorders in Clinical Practice and Research Settings. Behavior Therapy 40, 272–279.

Taubner, S. (2015): Konzept Mentalisieren. Eine Einführung in Forschung und Praxis. Gießen (Psychosozial-Verlag).

Thomä, H. (2002): Sitzt die Angst in den Mandelkernen? In: Roth, G. & Polka, U. (Hg.): Angst, Furcht und ihre Bewältigung. Oldenburg (BIS-Verlag), 87–123.

Tyson, P. & Tyson, R. (2009): Lehrbuch der psychoanalytischen Entwicklungspsychologie. Stuttgart: (Kohlhammer).

van Loh, J. (2018): Digitale Störungen bei Kindern und Jugendlichen. Stuttgart (Klett-Cotta).

Vogt, K. (2019): Das Squiggle-Spiel in der psychodynamischen Fokaltherapie bei Kindern mit Angststörungen. Darstellung anhand eines Fallbeispiels. Unveröffentlichter Praktikumsbericht im Rahmen des Studiengangs B. Sc. Psychologie der IPU Berlin.

Warwitz, S. (2016): Sinnsuche im Wagnis. Leben in wachsenden Ringen. Erklärungsmodelle für grenzüberschreitendes Verhalten. Baltmannsweiler (Verlag Schneider).

Weitkamp, K., Daniels, J. K., Baumeister-Duru, A., Wulf, A., Daubmann, A., Romer, G. & Wiegand-Grefe, S. (2019): Wirksamkeit analytischer Psycho-

therapie bei Kindern und Jugendlichen mit klinischen Angstsyndromen im naturalistischen Behandlungssetting. Prax. Kinderpsychol. Kinderpsychiatr. 68, 209–218.
Weigand, F. (1909a): Deutsches Wörterbuch. Bd. 1: A bis K. Gießen (Töpelmann).
Weigand, F. (1909b): Deutsches Wörterbuch. Bd. 2: L bis Z. Gießen (Töpelmann).
Wengler, B. (2009): Sicherheitsstreben/Sicherungstendenz. In: Stumm, G. & Pritz, A. (Hg.): Wörterbuch der Psychologie. Wien (Springer), 644.
WHO (1993): Internationale Klassifikation psychischer Störungen. ICD-10 Kapitel V (F): Klinisch-diagnostische Leitlinien. Bern (Huber).
WHO (1994): Internationale Klassifikation psychischer Störungen. ICD-10 Kapitel V: (F). Diagnostische Kriterien für Forschung und Praxis. Bern (Huber).
Winnicott, D. W. (1991): Die Angst vor dem Zusammenbruch. Psyche – Z Psychoanal 45 (12), 1116–1126.
Winnicott, D. W. (2001 [1957]): The Child, the Family and the Outside World. Oxon (Routledge).
Winnicott, D. W. (2006a [1971]): Die therapeutische Arbeit mit Kindern. Die Technik des Squiggle oder Kritzelspiels. Karlsruhe (Gerardi).
Winnicott, D. W. (2006b [1974]): Reifungsprozesse und fördernde Umwelt. Gießen (Psychosozial-Verlag).
Winnicott, D. W. (2008 [1976]): Von der Kinderheilkunde zur Psychoanalyse. Gießen (Psychosozial-Verlag).
Winter, S., Jelen, A., Pressel, C., Lenz, K. & Lehmkuhl, U. (2011): Klinische und empirische Befunde zur OPD-KJ. Praxis der Kinderpsychologie und Kinderpsychiatrie 60, 41–59.
Wittchen, H.-U., Jacobi, F. (2005): Size and Burden of Mental Disorders in Europe. A Critical Review and Appraisal of 27 Studies. Eur. Neuropsychopharmacol 15 (4), 357–376.
Wittchen, H.-U., Jacobi, F., Mack, S., Gerschler, A., Scholl, L., Gaebel, W., Zielasek, W., Maier, W., Wagner, M., Hapke, U., Siegert, J. & Höfler, M. (2012): Was sind die häufigsten psychischen Störungen in Deutschland? Erste Ergebnisse der »Zusatzuntersuchung psychische Gesundheit« (DEGS-MHS). Bundesgesundheitsblatt (55), 988–989.
White, K. (2016): Der Konfliktbegriff in der Praxis der individualpsychologischen Psychoanalyse heute. Z. f. Individualpsychologie 41 (3), 235–244.
Wolke, A. (2008): Wenn Schüler nicht mehr in die Schule gehen. Expertise aus psychologisch/psychiatrischer und kriminologischer Sicht. ASJFORUM 2–3, 4–6.
Wygotski, L. (1987): Ausgewählte Schriften. Bd. 2: Arbeiten zur psychischen Entwicklung der Persönlichkeit. Köln (Pahl-Rugenstein).
Zerbe, K. J. (1990): Through the Storm. Psychoanalytic Theory in the Psychotherapy of the Anxiety Disorders. Bulletin of the Menninger Clinic 54 (2), 171–183.

Tabellenverzeichnis

Die Autorin

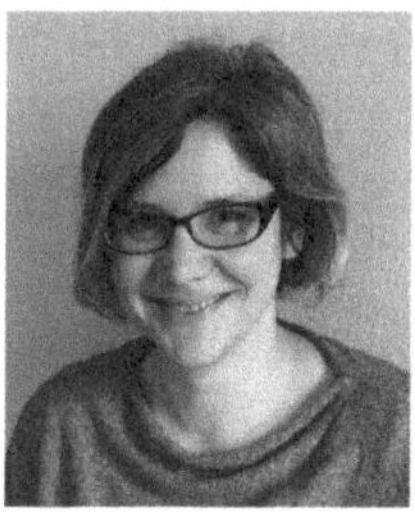

Lydia Kruska, M. A., Psychologin und Dipl.-Pädagogin (Rehab.), wissenschaftliche Mitarbeiterin an der International Psychoanalytic University Berlin (IPU) in den Bereichen Psychotherapieforschung, psychoanalytische Entwicklungspsychologie und Diagnostik, Mitglied im Arbeitskreis OPD-KJ, zurzeit in Ausbildung zur psychologischen Psychotherapeutin und Kinder- und Jugendlichenpsychotherapeutin.